国家级精品课程
2007002

流行病学实习指导

（预防、临床、口腔、妇幼、卫管、检验、全科专业使用）

·第4版·

主　编　叶冬青

副主编　姚应水　黄　芬

中国科学技术大学出版社

·合　肥·

内 容 简 介

本书编写以突出“三基”为主，注重培养学生独立思考能力、知识创新能力和实际工作能力，书中除编排少量必须掌握的基础指标外，大多数以典型的流行病学研究实例为课题进行讨论分析，让学生掌握流行病学的思维方式。此外，还增加了实验内容，培养学生实验操作能力。本书共设20个实习内容，可供预防、临床、口腔医学、妇幼、卫生管理、检验等专业使用，另外，还可以作为非预防专业研究生的流行病学课程实习用书。

图书在版编目(CIP)数据

流行病学实习指导/叶冬青主编. —4版. —合肥：中国科学技术大学出版社，2013.9
(2017.7重印)
ISBN 978-7-312-03323-0

Ⅰ.流…　Ⅱ.叶…　Ⅲ.流行病学—实习—医学院校—教材　Ⅳ.R18

中国版本图书馆CIP数据核字(2013)第222091号

责任编辑：张善金
出 版 者：中国科学技术大学出版社
　　　　　地址：合肥市金寨路96号　　邮编：230026
　　　　　网址：http://www.press.ustc.edu.cn
　　　　　电话：发行部 0551-63606086-8808
印 刷 者：安徽省瑞隆印务有限公司
发 行 者：中国科学技术大学出版社
经 销 者：全国新华书店
开　　本：787mm×1092mm　1/16
印　　张：14
字　　数：350千
版　　次：2002年8月第1版　　2013年9月第4版
印　　次：2017年7月第10次印刷
印　　数：50001—55000册
定　　价：30.00元

《流行病学实习指导(第 4 版)》

编 写 委 员 会

主　编　叶冬青

副主编　姚应水　黄　芬

编　委（以姓氏笔画为序）

叶冬青　朱继民　苏　虹　李　静　吴学森

芈　静　沈　冲　汪　娟　冷瑞雪　张志华

张秀军　武　松　杨林胜　姚应水　袁　慧

黄　芬　喻荣彬　潘海峰

秘　书　冷瑞雪

第4版前言

时光荏苒,《流行病学实习指导》迄今已出版 11 年,印数已超 30 000 册。2001 年底,根据流行病学教学的需求,结合各校的实际情况,我牵头组织了南京医科大学、安徽医科大学、蚌埠医学院、皖南医学院和安徽中医学院(现为安徽中医药大学)五所学校联合编写了《流行病学实习指导》。2007 年,安徽医科大学"流行病学"课程获得国家级精品课程,该书是国家级精品课程一个重要的组成部分。本书以案例为中心,将实习与课堂教学结合起来,让不同专业的学生广泛地理解和接受流行病学及其思维方法。从第 1 版开始,一直深受使用单位和各校师生的喜爱,促进了教学相长,推动了流行病学课程教学改革。

针对各使用单位和学者所提的建议,结合流行病学近年来的学科进展和教学中存在的问题,我们决定对第 3 版部分内容进行修改和补充。第 4 版基本保持前 3 版的体系和结构。全书共设计 20 个实习内容,保留第 3 版中的 17 个实习内容;根据第 7 版《流行病学》教材的内容,本版书将第 3 版的实习 12"血清流行病学"和实习 13"分子流行病学"合并为实习 12"分子流行病学";鉴于现实工作中不可忽视的医院感染状况,增加了实习 16"医院感染";为提高学生发现问题、解决问题的能力,增加了实习 20"综合性实验"。考虑到职业医师考试和研究生考试的需求,本版继续保留前 3 版中的流行病学思考题,并进行了修改和补充,供报考同学参考。

本书以预防医学专业学生为主要授课对象,兼顾非预防医学专业(临床、口腔、妇幼、卫管、检验等专业)的使用。各个学校可根据各自的实际情况,酌情增减学习内容。

本书的审稿和定稿过程中,我们特别邀请了安徽医科大学流行病与卫生统计学系孙业桓教授，他的丰富专业知识和严谨的科学态度使书稿增色不少。安徽省卫生监督所的徐庆华主任医师和浙江省绍兴市疾病预防控制中心的方益荣博士，也在审稿过程中为此书提出了一些积极的建议。此外，本书的编写得到了安徽医科大学教务处的大力支持，我在此一并表示感谢。

尽管各位编委做了最大的努力，但是在编写过程中难免有不尽如人意和疏漏错误之处，诚恳希望各院校老师和同学提出宝贵意见。

叶冬青

2013 年 8 月于合肥

前　言

20 世纪 80 年代初，我刚从事流行病学教学工作。当时用的《流行病学实习指导》是由安徽医学院、天津医学院、南京医学院、山东医学院等院校流行病学教研室协编的内部教材。一晃 20 年过去了，原有的医学院都已更名为医科大学，我也从一名助教成为教授和博士生导师，看着许多年轻教师仍在使用沿用多年的实习指导，深感不安，毕竟教材的许多内容，亟需更新，所以我放下手头工作，牵头组织南京医科大学、安徽医科大学、蚌埠医学院、皖南医学院、安徽中医学院的年轻教师编写实习教材，与此同时，在得到安徽省教育厅重点建设课程项目基金资助和中国科学技术大学出版社的支持下，《流行病学实习指导》正式出版。参加编写的作者多数是近年从事流行病学教学工作的老师，尽管他们年轻，教龄亦不长，但他们勤奋好学，善于思考，勇于开拓、创新。本书内容基本上是针对各校实际情况确定的，相信本书的出版，有益于教学相长，对各校的流行病学课程教学改革起到一定的推动作用。

本书编写以突出“三基”为主，注重培养学生独立思考和独立工作能力，书中除编排少量必须掌握的基础指标外，大多数以典型的流行病学研究实例为课题进行讨论、分析，使学生由浅入深、由表及里地掌握流行病学的思维方式。在强调重视现场工作的同时，还加强对学生实验操作动手能力的培养，使学生不仅能了解现场工作方法，而且能熟练掌握实验室基本技能，满足培养 21 世纪“复合人才”的需要。

本书共设十八个实习内容，以预防医学专业为主，兼顾临床、口腔、护理、全科、妇幼、卫生管理等专业的使用。鉴于执业医师资格考试中有流行病学内容，我们增加了一些流行病学测试题，供报考研究生和执业医师的同志参考。各学校可根据实际情况酌情增减学习内容。另外，本书还可以作为非预防专业研究生的流行病学课程实习用书。

本书在编写过程中得到了南京医科大学公共卫生学院、安徽医科大学教务处和公共卫生学院的支持，得到了安徽省重点建设课程基金的资助，我在此深表谢意。

由于主编水平有限，书中可能存在很多缺陷和不足，诚恳地希望流行病学界同仁给予批评和指正。

安徽医科大学教授、博士生导师　叶冬青　博士

2002 年 4 月于安徽医科大学

目　录

第 4 版前言 …………………………………………………………………… (ⅰ)

前言 …………………………………………………………………………… (ⅲ)

实习 1　疾病频率的测量 ………………………………………………………… (1)

课题 1　某人群某病发病频率 ………………………………………………… (1)

课题 2　广东 SARS 病情 ……………………………………………………… (2)

课题 3　某市结核病监测 ……………………………………………………… (2)

课题 4　某地城乡急性细菌性痢疾疫情分析 ………………………………… (4)

课题 5　口服避孕药与细菌尿发病率的研究 ………………………………… (4)

课题 6　使用雌激素与冠心病发病密度的研究 ……………………………… (5)

实习 2　疾病的分布 …………………………………………………………… (6)

课题 1　糖尿病的流行病学研究 ……………………………………………… (6)

课题 2　食管癌的流行病学研究 ……………………………………………… (7)

课题 3　肾综合征出血热的流行病学分析 …………………………………… (8)

课题 4　流行病学的时点流行问题 …………………………………………… (9)

课题 5　道路交通伤害的预防与对策 ………………………………………… (9)

课题 6　婴幼儿死亡率问题的流行病学调查 ………………………………… (10)

课题 7　癌症发病率与种群关系的流行病学研究 …………………………… (13)

实习 3　现况调查 ……………………………………………………………… (17)

课题 1　某省部分地区自然人群乙型肝炎的现况调查 ……………………… (17)

课题 2　调查表的设计 ………………………………………………………… (20)

实习 4　筛检及诊断试验的评价 ……………………………………………… (24)

课题 1　糖尿病筛检试验 ……………………………………………………… (24)

课题 2　脑血管血液动力学检测与脑卒中发病率研究 ……………………… (25)

课题 3　血清学检验与某慢性病筛检研究 …………………………………… (25)

课题 4　心电图运动试验研究 ………………………………………………… (25)

课题 5　幽门螺杆菌感染的检测研究 ……………………………………………… (26)

课题 6　一种肝癌诊断指标方法研究 ……………………………………………… (26)

课题 7　血糖判断标准的研究 ……………………………………………………… (27)

课题 8　疾病诊断的 ROC 曲线………………………………………………………… (27)

课题 9　采用尿糖和血糖试验筛检糖尿病 ………………………………………… (28)

实习 5　病例对照研究 ……………………………………………………………… (29)

课题 1　吸烟和肺癌关系的病例对照研究 ………………………………………… (29)

课题 2　分层分析:病例对照研究中混杂作用和交互作用的识别及分析 …… (32)

课题 3　Logistic 回归模型及其流行病学研究中的应用………………………… (36)

实习 6　队列研究 …………………………………………………………………… (43)

实习 7　偏倚及其控制 ……………………………………………………………… (47)

课题 1　选择偏倚 …………………………………………………………………… (47)

课题 2　混杂偏倚与信息偏倚 ……………………………………………………… (48)

课题 3　失访偏倚 …………………………………………………………………… (50)

课题 4　偏倚及其控制 ……………………………………………………………… (51)

实习 8　病因未明疾病的调查 ……………………………………………………… (52)

实习 9　预防接种效果的评价 ……………………………………………………… (58)

课题 1　流行病学现场试验的设计评价 …………………………………………… (58)

课题 2　预防接种效果评价 ………………………………………………………… (61)

实习 10　暴发调查…………………………………………………………………… (66)

实习 11　遗传流行病学……………………………………………………………… (73)

课题 1　Hardy-Weinberg 定律的应用 …………………………………………… (73)

课题 2　传递/不平衡检验…………………………………………………………… (74)

课题 3　估计复杂疾病的遗传度 …………………………………………………… (75)

课题 4　基于基因的交互作用分析 ………………………………………………… (77)

实习 12　分子流行病学……………………………………………………………… (81)

课题 1　分子流行病学研究常用实验技术 ………………………………………… (81)

课题 2　案例讨论 …………………………………………………………………… (92)

实习 13　消毒及效果评价…………………………………………………………… (96)

课题 1　基本概念 …………………………………………………………………… (96)

课题 2　消毒剂现场消毒效果鉴定 ………………………………………………… (96)

课题 3 医疗卫生机构的消毒灭菌 …………………………………………………… (100)

实习 14 疾病监测 ………………………………………………………………… (104)

课题 1 我国疾病监测系统简介 …………………………………………………… (104)

课题 2 杭州市男—男性接触者艾滋病与梅毒监测分析 ………………………… (109)

实习 15 临床试验 ………………………………………………………………… (113)

课题 1 根除幽门螺杆菌临床实验 ………………………………………………… (113)

课题 2 白芍总苷治疗类风湿关节炎 ……………………………………………… (115)

课题 3 间质流膏治疗特发性间质性肺炎 ………………………………………… (118)

实习 16 医院感染 ………………………………………………………………… (121)

课题 1 新生儿肺炎克雷伯菌感染某院感染科 …………………………………… (121)

课题 2 烧伤整形科病人腹泻 ……………………………………………………… (122)

课题 3 羊肠线吸收不良与术后伤口感染 ………………………………………… (124)

实习 17 医学文献的评阅 ………………………………………………………… (126)

课题 1 医学文献的阅读 …………………………………………………………… (126)

课题 2 医学文献的评价 …………………………………………………………… (127)

实习 18 Epi Data 软件在流行病学调查中的应用简介 …………………………… (143)

课题 1 建立调查表文件 …………………………………………………………… (144)

课题 2 生成数据库文件 …………………………………………………………… (146)

课题 3 数据录入的控制 …………………………………………………………… (149)

实习 19 Review Manager 5.1 软件在 Meta 分析中的应用 ………………………… (156)

课题 1 计算合并效应大小 ………………………………………………………… (158)

课题 2 实际事例及 RevMan 5.1 软件实现 ………………………………………… (160)

课题 3 实际事例及 Stata 软件实现 ……………………………………………… (166)

实习 20 综合实验——砷中毒的环境流行病学调查 ……………………………… (169)

课题 1 环境中砷污染状况的调查 ………………………………………………… (169)

课题 2 人群体内生物学砷暴露水平的调查 ……………………………………… (170)

课题 3 居民健康效应的调查 ……………………………………………………… (171)

课题 4 防治砷中毒的效果评价 …………………………………………………… (175)

复习思考题……………………………………………………………………………… (177)

复习思考题参考答案…………………………………………………………………… (210)

参考文献………………………………………………………………………………… (212)

实习1 疾病频率的测量

【目的】 掌握流行病学研究中疾病频率测量的常用指标概念、应用条件和具体计算方法。

【时间】 3学时。

课题1 某人群某病发病频率

某单位有500人，在2010年、2011年、2012年三年中发生某病20例，在此500人中有5人是2010年初发病的，病后可获得持久免疫力。三年中某病的发病情况见图1.1。

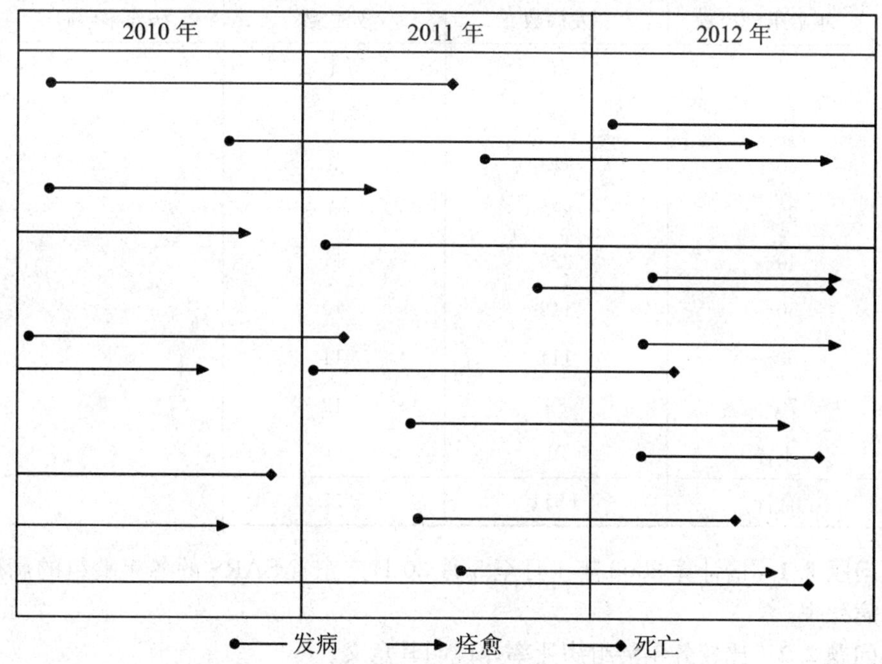

图1.1 某人群某病2010年～2012年发病情况

问题1.1 根据图1.1的疾病资料，请计算各年的发病率、各年的期间患病率、各年年初时点患病率并填入表1.1中。

问题1.2 患病率和发病率的分子、分母有何区别？试描述其在流行病学研究中的意义。

问题 1.3 此例为何不用罹患率而用发病率？

表 1.1 三年中每年发病率、期间患病率及年初时点患病率

年份	发病率(%)	期间患病率(%)	年初时点患病率(%)
2010			
2011			
2012			

课题 2 广东 SARS 病情

广东省是最早报告 SARS(传染性非典型肺炎)病例的地区，自 2003 年 1 月首次报告 SARS 病例后，至 5 月 30 日止，共报告 SARS 病例 1 511 例，死亡 57 例，各年龄组发病及死亡情况列于表 1.2。

表 1.2 SARS 各年龄组发病及死亡情况

年龄组(岁)	发病数	死亡数	病死率(%)
0～	50	1	
10～	98	1	
20～	418	3	
30～	350	8	
40～	225	11	
50～	149	10	
60～	111	11	
70～	89	12	
不详	21	0	
合计	1511	57	

问题 2.1 请计算 2003 年 1 月至 5 月 30 日广东省 SARS 的各年龄组的病死率及总病死率。

问题 2.2 比较各年龄组病死率并说明其意义。

课题 3 某市结核病监测

(1) 为全面了解结核病防治工作进展，科学评价结核病防治规划实施现状，及时准确地对疫情监测相关数据进行分析和总结，为下一步工作作指导，现对 2010 年～

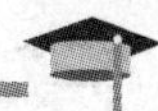

2012年某市结核病监测数据进行简要分析，共结果如表1.3所示。

表1.3　某市2010年～2012年结核病发病与死亡情况

年份	平均人口数	原登记病例数	新登记病例数	总病例数	死亡数
2010	4312193	2331	2965	5296	491
2011	4276532	2793	1956	4749	453
2012	4393187	2318	2257	4575	432

问题3.1　计算结核病各年的发病率、死亡率、患病率。

问题3.2　上述各指标对控制结核病有何启示？

(2) 为了解城乡结核病发病与死亡的差异，该市对2010年登记活动性肺结核按城市及郊区发病和死亡情况监测结果进行统计分析，资料见表1.4。

问题3.3　请计算2010年该市城市和郊区人群活动性肺结核发病率、死亡率、病死率，将结果填入表中相应栏内，并进行比较。

表1.4　某市2010年活动性肺结核发病率和死亡率

	人口数	新登记病例数	原登记病例数	发病率[1/(10万)]	死亡数	死亡率[1/(10万)]
城市	3022111	1804	1253		298	
郊区	1399928	1161	1078		193	
合计	4422039	2965	2331		491	

(3) 为了解儿童结核病感染情况，该市CDC对某社区3个月至15岁儿童进行结核菌素试验，采用结核菌素纯蛋白衍化物(purified protein derivative of tuberculin，简称PPD)，每人皮内注射0.1 mL(含5个结核菌素单位)，72小时查验反应，凡无硬结或硬结平均直径小于5 mm者为阴性，硬节平均直径5～15 mm者为阳性，15 mm以上为强阳性。结果见表1.5。

表1.5　不同年龄儿童结核菌素试验72小时检出结果

年龄	检测人数	阳性人数	感染率(%)
3个月～	115	16	
4岁～	167	36	
8岁～	260	53	
13～15岁	295	59	

问题3.4　请计算不同年龄组感染率，并填入表1.5内。

(4) 为了解结核病在人群中的危害程度和造成的疾病负担，该市2010年40岁以上因结核病造成的生命损失见表1.6。

问题3.5　请计算各年龄组的PYLL，并说明其意义。

表 1.6　某地 2010 年因结核病造成的生命损失[①]

年龄组（岁）	组中值	男性		女性		总 PYLL
		死亡数	PYLL	死亡数	PYLL	
40～		10		12		
50～		32		28		
60～		68		65		
70～		118		98		
合计		228		203		

① 期望寿命为 70 岁。

课题 4　某地城乡急性细菌性痢疾疫情分析

某卫生防疫部门对城乡急性细菌性痢疾续发率进行了调查，对每个研究病例接诊后及时做家庭访视，并定期随访，对家庭密切接触者观察有无发病并留粪便做志贺氏分离，分析家庭中续发率情况，资料见表 1.7。

问题 4.1　请计算城乡家庭急性细菌性痢疾续发率，填入表 1.7 中，并进行比较。

表 1.7　城乡家庭细菌性痢疾续发率

		病家及人口								
		1	2	3	4	5	6	7	8	合计
城市	A. 家庭数	2	9	108	76	21	5	2	0	223
	B. 人口数	2	18	324	304	105	30	14	0	797
	C. 原发病例	2	9	108	76	21	5	2	0	223
	D. (B−C)									
	E. 续发病例	0	0	5	3	0	1	0	0	9
	F. 续发率(%)									
农村	A. 家庭数	3	35	151	93	26	11	2	1	322
	B. 人口数	3	70	453	372	130	66	14	8	1 116
	C. 原发病例	3	35	151	93	26	11	2	1	322
	D. (B−C)									
	E. 续发病例	0	4	9	6	4	2	0	1	26
	F. 续发率(%)									

课题 5　口服避孕药与细菌尿发病率的研究

某人进行口服避孕药(oral contraceptive，简称 OC)与细菌尿的队列研究，选择 5

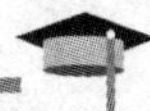

800名15～50岁无细菌尿的妇女，其中口服OC者940名，于2008年进行追踪观察。结果于2009年发现，口服OC的妇女中，发生细菌尿52人；未服用OC的妇女中，发生细菌尿143人。

问题5.1　试计算服用OC妇女与未服用OC妇女三年间细菌尿的累积发病率。

课题6　使用雌激素与冠心病发病密度的研究

某人进行绝经后的妇女使用雌激素与冠心病（CHD）危险的队列研究，随访了32 317名绝经后的妇女，资料见表1.8。

表1.8　绝经后妇女使用雌激素与冠心病危险的队列研究

绝经后雌激素使用情况	冠心病病例数	观察人年数	发病密度
是	30	54 308.7	
否	60	51 477.5	
合计	90	105 786.2	

问题6.1　试计算参加此项研究的人群中冠心病的发病密度是多少？

（蚌埠医学院　芈　静）

实习2 疾病的分布

【目的】 掌握疾病三间分布的基本内容、描述方法和研究意义。熟悉影响疾病分布的因素。

【时间】 3学时。

基础练习

课题1 糖尿病的流行病学研究

据国际糖尿病联盟((International Diabetes Federation,IDF)2013年报告,我国的糖尿病患者迅速增加,死亡人数为全球之最,约占全球的1/4,糖尿病对我国居民健康的危害日趋严重。根据卫生统计年报资料,对我国1990年～1999年糖尿病死亡率进行流行病学分析,我国城市和农村居民糖尿病死亡率变化见表2.1,年龄分布特点见图2.1。

表2.1 1990年～1999年我国城市农村居民糖尿病死亡率(1/(10万))

年份	城市			农村		
	男性	女性	合计	男性	女性	合计
1990	6.24	10.12	8.12	2.75	3.25	3.00
1991	6.43	10.41	8.36	1.59	3.21	2.77
1992	7.48	11.94	9.65	2.70	3.78	3.32
1993	8.01	12.76	10.33	2.45	3.25	2.84
1994	8.67	13.95	11.24	2.85	3.75	3.29
1995	9.22	14.72	11.90	3.30	4.26	3.77
1996	10.35	16.08	13.71	3.64	4.81	4.21
1997	10.97	16.74	13.80	4.01	5.18	4.58
1998	12.22	18.87	15.45	4.15	5.82	4.98
1999	12.13	18.74	15.37	4.45	5.84	5.13

(李 锐,等.2002.)

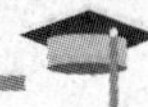

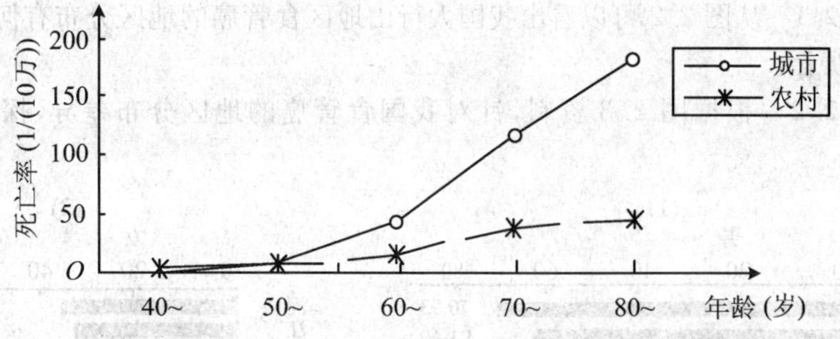

图 2.1　1990 年～1999 年我国城市农村不同年龄组糖尿病死亡率

问题 1.1　我国居民糖尿病死亡率呈现何种趋势？城市与农村有何差异？试解释其原因。

问题 1.2　我国居民糖尿病死亡率的年龄分布有何特点？

问题 1.3　结合我国糖尿病死亡率的城乡和年龄分布特点，你认为影响糖尿病发生的可能因素有哪些？可采取哪些措施降低糖尿病的发生和死亡率？

课题 2　食管癌的流行病学研究

食管癌是我国高发的恶性肿瘤之一，其发病呈明显的地区差异，我国太行山地区食管癌病情分布如图 2.2 所示(1979 年)，各省、市、自治区食管癌年龄调整死亡率见图 2.3。

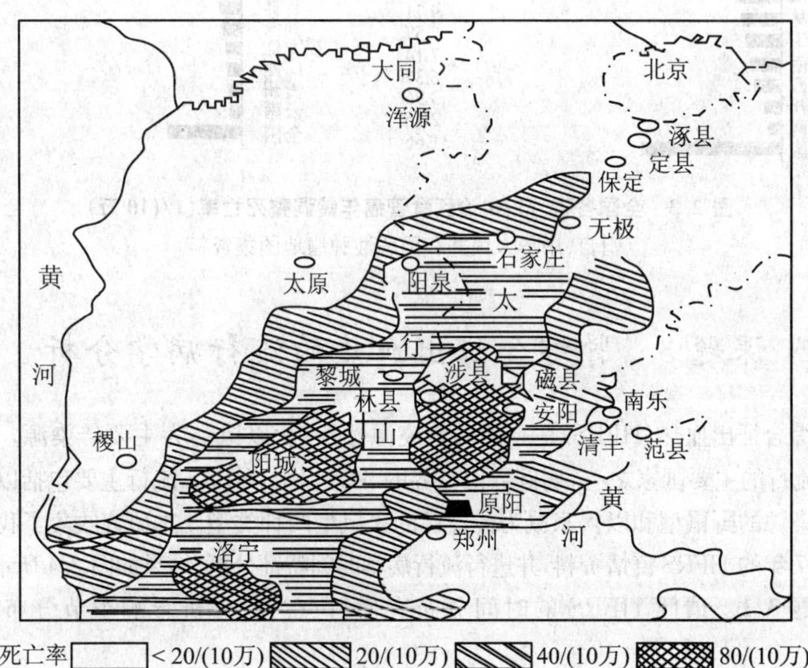

图 2.2　我国太行山地区食管癌分布图(1979 年)

问题 2.1 从图 2.2 可以看出我国太行山地区食管癌的地区分布有何特点？分析可能的原因。

问题 2.2 根据图 2.3 资料，针对我国食管癌的地区分布差异，探讨其防治策略。

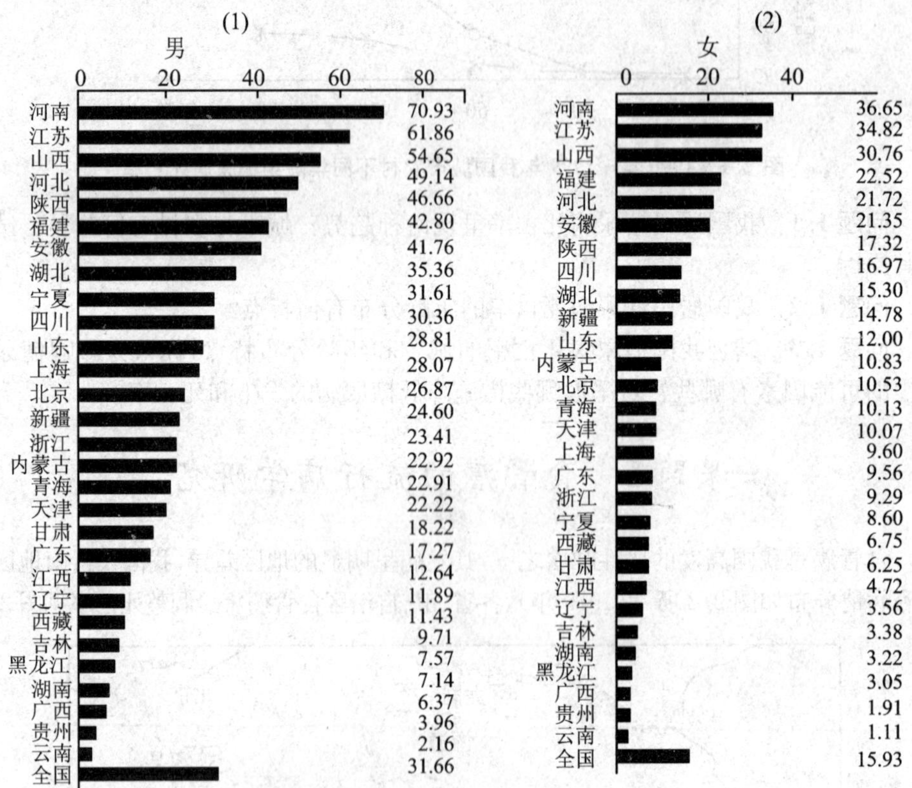

图 2.3 全国各省、市、自治区食管癌年龄调整死亡率(1/(10 万))

(引自：中华人民共和国恶性肿瘤地图集资料)

课题 3 肾综合征出血热的流行病学分析

肾综合征出血热(HFRS)是一种自然疫源性疾病，以鼠类为主要传染源。我国是 HFRS 流行的主要国家之一，病例数占世界的 90%以上，HFRS 流行主要包括以黑线姬鼠为传染源的野鼠型和以褐家鼠为传染源的家鼠型两种类型。本研究收集了我国 1998 年～2007 年的 HFRS 疫情资料，并进行流行病学时间特征分析，结果如图 2.4 所示。

问题 3.1 请问 HFRS 的时间分布有何特点？试分析影响季节分布的可能因素。

问题 3.2 根据图 2.4 结果分析，结合 HFRS 的传播途径，你认为应该采取哪些措施控制其流行？

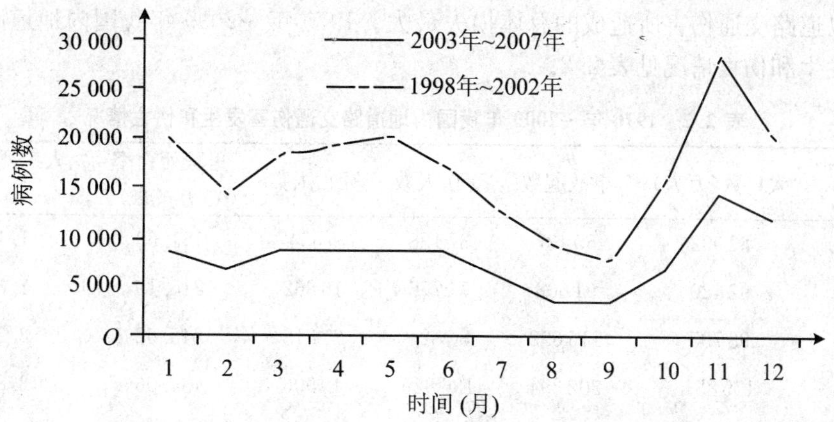

图 2.4　1998 年～2007 年我国各地区 HFRS 逐月发病情况(罗成旺,等. 2008.)

课题 4　流行病学的时点流行问题

短期波动又称时点流行，是指在某一集体或特定人群中，短时间内某病发病数突然增多的现象，常因多人接触同一致病因素而引起，如食物中毒，常在数小时或数十小时内发生，多因共同食入某种食物所致，图 2.5 系某单位发生食物中毒事件的时间分布。

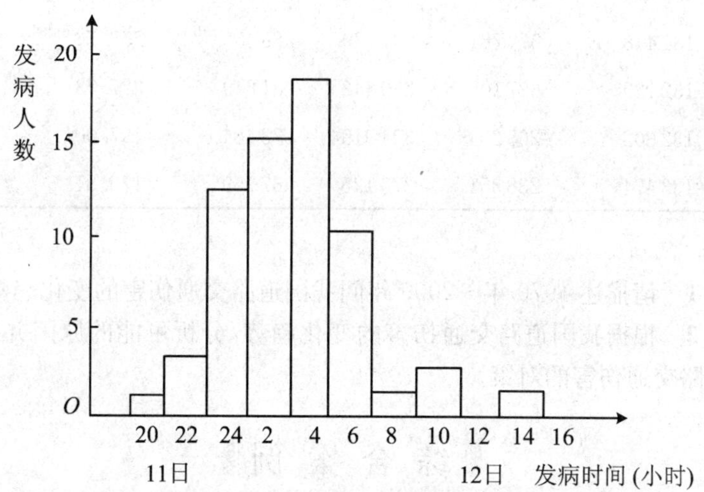

图 2.5　某单位发生食物中毒事件的时间分布

问题 4.1　如何确定此次食物中毒的暴露时间？

课题 5　道路交通伤害的预防与对策

道路交通伤害已成为我国各类意外伤害中伤害死亡的第一位原因，中国各类伤害中以道路交通伤害所造成的总体损失最大。1970 年～2009 年我国内地道路交通伤害发生和伤亡情况见表 2.2。

表 2.2　1970 年～2009 年我国内地道路交通伤害发生和伤亡情况

年份	人口数(万人)	事故起数	受伤人数	死亡人数	里程死亡率(/万千米)	人口死亡率(/(10 万))
1970	82 992	55 437	37 128	9 654	151.63	1.16
1975	92 420	91 606	71 776	16 862	215.19	1.82
1980	98 705	116 692	80 824	21 818	245.62	2.21
1985	105 851	202 394	136 829	40 906	434.06	3.86
1990	114 333	250 297	155 072	49 271	479.15	4.31
1995	121 121	271 843	159 308	71 494	617.93	5.54
2000	126 743	616 971	418 721	93 853	669.09	7.40
2001	127 627	754 919	546 485	105 930	623.85	8.30
2002	129 453	773 137	562 074	109 381	622.05	8.52
2003	129 227	667 507	494 174	104 372	576.70	8.08
2004	129 988	517 889	480 864	107 077	572.39	8.24
2005	139 756	450 254	469 911	98 738	511.46	7.55
2006	131 448	378 781	431 139	89 455	258.76	6.81
2007	132 129	327 209	380 442	81 649	227.83	6.18
2008	132 802	265 204	304 919	73 484	197.00	5.53
2009	133 474	238 351	275 125	67 759	175.51	5.08

（王声湧，2011.）

问题 5.1　请描述 1970 年～2009 年间我国道路交通伤害的变化趋势。

问题 5.2　根据我国道路交通伤害的变化趋势，分析可能的原因并提出有效预防和减少道路交通伤害的对策。

综 合 案 例

课题 6　婴幼儿死亡率问题的流行病学调查

为了解中国 5 岁以下儿童死亡率、主要死因、死因顺位及其变化趋势，利用全国 5 岁以下儿童死亡监测网资料进行流行病学分析，监测人口约 1 300 万人，结果见表 2.3～2.6。

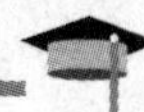

表 2.3　2000 年～2006 年全国婴儿死亡率(‰)

项目	2000 年	2001 年	2002 年	2003 年	2004 年	2005 年	2006 年	增减幅度(%)
全国总率	32.2	30.0	29.2	25.5	21.5	19.0	17.2	－46.6
城乡								
城市	11.8	13.6	12.2	11.3	10.1	9.1	8.0	－32.2
农村	37.0	33.8	33.1	28.7	24.5	21.6	19.7	－46.8
三类地区								
沿海	15.4	13.2	12.6	10.6	9.5	8.1	9.0	－41.6
内地	31.7	27.6	25.6	22.2	18.5	16.9	15.3	－51.7
边远	49.2	48.2	50.4	46.2	43.2	36.0	30.7	－37.6

表 2.4　2000 年～2006 年 5 岁以下儿童死亡率(‰)

项目	2000 年	2001 年	2002 年	2003 年	2004 年	2005 年	2006 年	增减幅度(%)
全国总率	39.7	35.9	34.9	29.9	25.0	22.5	20.6	－48.1
城乡								
城市	13.8	16.3	14.6	14.8	12.0	10.7	9.6	－30.4
农村	45.7	40.4	39.6	33.4	28.5	25.7	23.6	－48.4
三类地区								
沿海	18.3	16.8	15.1	13.1	10.8	9.9	10.3	－43.7
内地	39.1	32.2	30.3	27.0	22.1	20.1	18.4	－52.9
边远	60.8	57.4	60.8	53.2	51.2	42.7	38.0	－37.5

表 2.5　2000 年～2006 年 5 岁以下儿童主要疾病死因构成比(%)及顺位

地区	死因	2000 年		2001 年		2002 年		2003 年		2004 年		2005 年		2006 年	
		构成比	顺位	构成比	顺位	构成比	顺位	构成比	顺位	构成比	顺位	构成比	顺位	构成比	顺位
全国	肺炎	19.5	1	20.1	1	18.7	1	18.7	1	16.0	3	13.3	3	15.6	3
	早产或低出生体重	17.0	2	15.3	3	16.2	3	16.8	3	19.1	1	18.4	1	16.7	1
	出生窒息	15.9	3	17.0	2	16.8	2	18.1	2	16.5	2	14.2	2	16.4	2
	腹泻	4.9	4	3.6	6	4.6	5	4.8	5	4.2	6	4.9	6	3.7	6
	先天性心脏病	4.9	5	5.5	4	7.0	4	5.8	4	6.9	4	8.4	4	8.3	4

(续)表 2.5

地区	死因	2000年		2001年		2002年		2003年		2004年		2005年		2006年	
		构成比	顺位	构成比	顺位	构成比	顺位	构成比	顺位	构成比	顺位	构成比	顺位	构成比	顺位
	意外窒息	3.7	6	4.2	5	2.8	7	4.0	6	4.5	5	6.1	5	5.9	5
	溺水	3.4	7	3.4	7	4.1	6	3.3	7	3.6	7	3.5	7	3.7	7
	神经管畸形	1.8	8	2.0	9	1.9	9	1.6	9	1.6	9	1.6	9	1.4	9
	颅内出血	1.6	9	2.4	8	2.4	8	3.0	8	2.3	8	2.5	8	2.5	8
	败血症	1.6	10	1.3	10	1.3	10	1.5	11	1.4	11	1.4	11	1.2	12
	其他	25.7		25.2		24.2		22.4		23.9		25.7		24.6	
城市	出生窒息	22.4	1	20.3	1	20.6	1	19.4	1	23.3	1	17.6	2	20.4	1
	早产或低出生体重	17.2	2	17.2	2	13.9	3	11.2	2	16.3	2	17.8	1	16.2	3
	先天性心脏病	14.6	3	14.7	3	16.0	2	11.0	3	10.4	3	14.1	3	16.4	2
	肺炎	9.9	4	7.3	4	8.9	4	7.9	4	9.5	4	8.7	4	9.8	4
	颅内出血	3.2	5	2.9	5	4.5	5	3.5	6	3.8	5	2.8	5	1.9	6
	败血症	1.8	6	1.8	7	1.4	7	2.2	9	1.5	8	1.4	7	1.3	10
	白血病	1.5	7	0.8	11	0.9	11	3.7	5	0.2	15	1.0	11	1.7	7
	意外窒息	1.5	8	2.6	6	2.1	6	3.1	7	1.9	7	2.4	6	3.2	5
	溺水	1.2	9	1.1	10	1.4	8	0.8	14	1.1	10	0.2	16	0.9	12
	先天愚型	1.0	10	0.8	12	1.4	9	1.1	13	1.1	11	1.2	10	1.5	8
	其他	25.7		30.5		28.9		36.1		30.9		32.8		26.7	
农村	肺炎	20.1	1	21.3	1	19.5	1	19.8	1	16.8	2	13.8	2	16.2	2
	早产或低出生体重	16.9	2	15.1	3	16.4	2	17.4	3	19.4	1	18.5	1	16.7	1
	出生窒息	15.4	3	16.7	2	16.4	3	18.0	2	15.7	3	13.8	3	15.9	3
	腹泻	5.2	4	3.9	6	4.9	5	5.2	5	4.6	6	5.3	6	4.0	6
	先天性心脏病	4.2	5	4.7	4	6.2	4	5.3	4	6.5	4	7.8	4	7.4	4
	意外窒息	3.9	7	3.6	7	4.4	6	4.1	6	4.8	5	6.6	7	4.0	7
	溺水	3.6	7	3.6	7	4.4	6	3.6	7	3.9	7	3.9	7	4.0	7

（续）表 2.5

地区	死因	2000年 构成比	2000年 顺位	2001年 构成比	2001年 顺位	2002年 构成比	2002年 顺位	2003年 构成比	2003年 顺位	2004年 构成比	2004年 顺位	2005年 构成比	2005年 顺位	2006年 构成比	2006年 顺位
	神经管畸形	1.9	8	2.1	9	2.0	9	1.6	10	1.6	10	1.7	10	1.4	10
	败血症	1.6	9	1.2	11	1.3	10	1.4	11	1.4	11	1.4	11	1.2	12
	颅内出血	1.5	10	2.4	8	2.2	8.	3.0	8	2.2	8	2.4	8	2.6	8
	其他	25.7		24.6		23.8		20.6		23.1		24.8		24.4	

表 2.6　2000 年～2006 年全国 5 岁以下儿童死亡的年龄构成(%)

年龄	2000年	2001年	2002年	2003年	2004年	2005年	2006年
0～27 日龄	62.5	60.9	60.9	58.7	63.9	62.2	61.9
28 日龄～11 月龄	21.5	22.9	22.7	24.3	22.0	23.1	22.0
1 岁	6.4	6.5	7.2	6.6	5.4	5.0	6.6
2 岁	3.9	4.5	3.8	4.5	3.2	4.0	4.1
3 岁	3.1	2.9	3.1	3.1	2.9*	3.2	3.2
4 岁	2.6	2.3	2.3	2.8	2.6	2.5	2.1

（王艳萍，等. 2009.）

问题 6.1　试分析全国各地区 5 岁以下儿童死亡的年龄构成、地区分布及死因构成的特点，分析其变化趋势。

问题 6.2　如果让你制定某地区降低 5 岁以下儿童死亡率的预防策略和措施，你从表 2.3～表 2.6 资料中可以找出哪些依据？

课题 7　癌症发病率与种群关系的流行病学研究

(1) 癌症的发病率在世界各国之间存在显著的差异，同一种族的人群因为居住地的不同，其发生率也有着明显的差异，人群移居为研究癌症与环境因素之间的关系提供了难得的机会。美国是世界移民最多的国家，从 20 世纪 50 年代开始，诸多癌症流行病学家开始关注移民中癌症发病的差异，并开始对居住在美国的移民进行癌症的流行病学分析，从而揭开了人类癌症与环境因素的深层次研究。中国台湾省和香港地区、新加坡、美国华侨和美国白人的各种癌症标准死亡比资料见表 2.7 和表 2.8。

表 2.7　中国台湾省和香港地区、新加坡、美国华侨和美国白人的男性各种癌症标准死亡比

死亡原因	中国台湾	中国香港	新加坡	美国华侨		美国白人
				第一代	第二代	
全癌症	68	120	119	137	97	100
口腔和咽喉癌	123	526	322	343	270	100
鼻咽癌	—	5 121	2 319	3 435	2 500	100
食道癌	218	369	482	294	191	100
胃癌	223	213	432	137	108	100
肠癌	35	53	42	130	71	100
直肠癌	43	77	87	131	87	100
肝癌及胆管癌	—	710	399	621	449	100
肝癌	—	—	—	273	870	100
胰腺癌	—	41	26	102	94	100
支气管、肺及气管癌	26	78	78	135	85	100
前列腺癌	5	15	19	29	35	100
肾脏、膀胱和其他泌尿器官癌	—	45	48	73	80	100
膀胱和其他泌尿器官癌	—	63	56	67	62	100
皮肤癌	83	18	48	66	—	100
脑及神经系统癌	—	—	12	57	58	100
淋巴肿瘤等	—	48	32	94	82	100
白血病和无白血球病	46	51	60	50	97	100

表 2.8　中国台湾省和香港地区、新加坡、美国华侨和美国白人的女性各种癌症标准死亡比

死亡原因	中国台湾	中国香港	新加坡	美国华侨		美国白人
				第一代	第二代	
全癌症	67	89	86	106	77	100
口腔和咽喉癌	240	622	284	667	—	100
鼻咽癌	—	6 232	2 943	2 940	—	100

(续)表 2.8

死亡原因	中国台湾	中国香港	新加坡	美国华侨		美国白人
				第一代	第二代	
食道癌	229	326	460	—	—	100
胃癌	222	205	370	187	116	100
肠癌	29	37	33	75	65	100
直肠癌	56	77	65	184	—	100
肝癌及胆管癌	—	164	117	109	—	100
肝癌	—	—	—	—	—	100
胰腺癌	—	31	19	78	—	100
支气管、肺及气管癌	103	260	140	226	311	100
乳癌	19	42	35	61	34	100
子宫颈癌	24	151	150	67	83	100
其他子宫癌	361	85	149	127	—	100
卵巢癌	—	36	47	76	100	100
肾脏、膀胱和其他泌尿器官癌	—	70	50	—	—	100
膀胱和其他泌尿器官癌	—	116	77	—	—	100
皮肤癌	120	28	43	—	—	100
脑及神经系统癌	—	—	17	—	—	100
淋巴肿瘤等	—	36	13	102	120	100
白血病和无白血球病	41	52	51	187	83	100

问题 7.1 从表 2.7 和表 2.8 中，可以得出哪些结论？进行移民流行病学研究应当搜集哪些基础资料？

问题 7.2 移民流行病学研究是如何评价环境因素和遗传因素对疾病发生的相对作用的？结合表 2.7 和表 2.8 资料给出一些具体看法。

(2) 鼻咽癌在世界各国均有报道，但大部分地区发病率较低，中国华南地区是全世界鼻咽癌最高发的地区。世界各国的中国移民鼻咽癌的发病率均高于迁入国的本地人，如表 2.9 所示。

表 2.9　中国移民与迁入国当地其他居民鼻咽癌发病率(1/(10 万))比较

国家(地区)	人群	粗发病率		标化发病率	
		男	女	男	女
泰国	中国人	10			
	泰国人	3			
新加坡	中国人	11.1	4.4	14.4	5.6
	马来人	1.5	1.0	2.4	2.0
	印度人	0.5	—	0.7	—
新南威尔士	中国人(出生于中国)	31.6	19.2	35.1	29.0
(澳大利亚)	中国人(出生于澳洲)	7.1	7.8	10.2	11.1
	白种人(出生于澳洲)	0.2	0.1	0.2	0.1
	白种人(非澳洲出生)	0.2	—	0.3	—
夏威夷(美国)	中国人(非美国出生)	54.2			
	中国人(美国出生)	12.0			
	菲律宾人(非美国出生)	5.5			
	欧洲人(非美国出生)	4.4			
	欧洲人(美国出生)	1.7			
	夏威夷人	1.8			

问题 7.3　根据表 2.9 资料,鼻咽癌发病中可能起主要作用的影响因素是什么?

问题 7.4　就同一疾病而言,比较不同地区或人群的发病率或死亡率时应注意哪些问题?结合表 2.9 数据进行说明。

(安徽医科大学　汪　娟)

实习3 现况调查

【目的】 了解现况调查的特点和应用，掌握抽样调查的基本原理、设计、实施和资料分析，以及调查表的设计和应用。

【时间】 3学时。

【内容】 现况调查(prevalence study)指在某一特定时间内，对一定范围内的人群，以个人为单位收集和描述人群的特征以及疾病的分布。由于所获得的描述性资料是在某一时点或一个短暂时间内收集的，客观地反映了这一时点的疾病分布以及人们的某些特征与疾病之间的关联，好似时间上的一个横断面，故又称为横断面调查(cross-sectional study)。

课题1 某省部分地区自然人群乙型肝炎的现况调查

1.1 研究背景

病毒性肝炎是由肝炎病毒引起的以肝脏损害为主要特征的一组传染性疾病。病原学研究表明，目前比较肯定的病毒性肝炎类型有甲型(HA)、乙型(HB)、丙型(HC)、丁型(HD)和戊型(HE)5种。乙型肝炎(hepatitis B，HB，简称乙肝)是由乙型肝炎病毒(hepatitis B virus，HBV)引起的一种严重危害人群健康的疾病。乙型肝炎病毒(HBV)感染已成为我国非常严重的公共卫生问题之一；据估计，全世界HBV感染者约3/4在亚洲，我国是HBV感染高发区。近年来，通过大规模接种乙肝疫苗，我国HBsAg流行率及HBV流行率均有所下降，通过此次某省部分地区的乙肝流行病学调查，并与全国乙肝流行特征进行比较，了解该地区自然人群HBV的感染状况、流行特征及其免疫情况。

问题1.1 这是一种什么性质的流行病学调查？是普查，还是抽样调查？是描述性的，还是分析性的？本次调查的目的是什么？

问题1.2 该种研究有何特点？应用范围有哪些？

1.2 调查设计

1. 调查方法及对象

以该省2个地级市为研究现场，采用分层整群抽样方法对2个城市小区、7个农村行政村的自然人群开展以家庭为单位的问卷调查，即以2个地级市为现场，按农村、城市分层，对抽取到的家庭中的每个成员进行问卷调查，再对调查对象抽取 3 mL 肘静脉血标本，最终共采集血标本 2 282 份。

问题 1.3 抽样调查的基本原理是什么？其一般步骤包括哪些？

问题 1.4 抽样调查的方法有几种？讨论其各有何优缺点？

问题 1.5 为什么本次调查采用分层整群抽样？

问题 1.6 如何保证样本具有足够的代表性？

问题 1.7 决定抽样调查样本大小的因素有哪些？

2. 调查过程及内容

根据研究目的和相关文献自行设计调查问卷，编制调查表初稿，经预调查后形成正式调查表。由经过培训的调查员对研究对象以直接询问的方式填写调查表，遵循知情同意原则，每名调查对象在调查前自愿填写知情同意书。调查问卷内容包括：

(1) 一般人口学资料：姓名、性别、年龄、学历、职业等内容。

(2) 乙肝相关知识：关于乙肝传播途径的常识问题。

(3) 医源性接触史：注射史、住院史、手术史、输血史等。

(4) 免疫史：免疫接种时间、接种针次。

(5) 生活接触史：共用牙刷、牙杯、剃须刀，以及外出聚餐情况等。

血标本保存在 0～6 ℃条件下，6 小时内送至某大学进行血清学检测。用 ELISA 方法检测 HBV 感染标志（HBV M）：HBsAg、HBsAb、HBeAg、HBeAb、HBcAb 五项，采用深圳华康生物医学工程有限公司生产的试剂盒和上海安泰分析仪器有限公司生产的 AT-828 型自动酶标洗板机，严格按照说明书的要求操作，对可疑的阳性标本进行重复实验确证。乙肝五项标志物（不包括单独抗-HBs 阳性且有乙肝疫苗接种史的标本）任何一项阳性即定义为 HBV 感染，计算乙肝总感染率（即 HBV 流行率）。

问题 1.8 为什么要进行预调查？调查前为什么需要调查对象填写知情同意书？

问题 1.9 试述现况调查的内容如何确定？调查项目如何选择？

问题 1.10 本次调查中可能会遇到哪些影响调查质量的因素？应如何控制调查资料的质量？

问题 1.11 有哪些方法可以提高调查对象的依从性？

1.3 统计分析方法

采用 EpiData3.1 建立数据库，由专业人员双录入资料，用 SPSS13.0 软件进行统计分析。数据统计分析是以所收集到的 2 282 份血标本为样本依据的。流行率的比较先以 2002 年全国人口构成为标准人口分布，用直接法进行率的标化，然后进行比较。各组间流行率的比较用 χ^2 检验。

问题 1.12 目前常用的数据录入软件有哪些？常用数据分析软件有哪些？

问题 1.13 在录入数据过程中可能出现哪些偏倚？如何控制？

1.4 结果分析

1. HBV 感染一般情况

在2282例血清标本中，HBsAg、HBsAb、HBeAg、HBeAb、HBcAb 及 HBV 总阳性数分别为224人、993人、22人、178人、235人和926人，阳性率分别为9.8%，43.5%，1.0%，7.8%，10.3%和40.6%。以2002年全国人口构成为标准人口分布，用直接法计算标化率，标化 HBsAg、HBsAb、HBeAg、HBeAb 及 HBcAb 流行率分别为9.3%，41.8%，1.1%，6.8%，9.6%；标化 HBV 流行率为35.4%。

问题1.14 上述 HBsAg、HBsAb、HBeAg、HBeAb、HBcAb 及 HBV 的阳性率是如何计算得到的？

问题1.15 按全国人口构成计算标化流行率的意义何在？

问题1.16 为什么在现况研究中通常只能进行患病率或感染率的计算，而不能进行发病率的计算？

2. HBV 感染分布特征

此次共调查男性878人，女性1404人，男性、女性 HBsAg 阳性数分别为100人和124人，HBV 阳性数分别为342人和584人。HBsAg 阳性构成比以20～30岁年龄组最高，为12.4%(20/161)，其次是30～40岁组，为12.3%(54/438)，10岁以下组最低为1.3%(1/79)；城市 HBsAg 流行率为10.0%(69/692)，农村 HBsAg 流行率为9.7%(155/1590)，城乡差异无统计学意义($\chi^2=0.027$，$P>0.05$)。

问题1.17 什么是疾病的三间分布特征？从以上疾病的分布特征能得到哪些线索？试进行分析。

问题1.18 完成表3.1的计算，并对结果进行解释。

表3.1 某省部分地区不同性别自然人群 HBV 感染率(%)分布

性别	人数	HBsAg				HBV			
		例数	感染率	χ^2	P	例数	感染率	χ^2	P
男	878	100				342			
女	1404	124				584			
合计	2282	224	9.81			926	40.58		

注：采用 χ^2 检验进行男性和女性感染率差异的比较。

问题1.19 对该地区年龄和 HBV 感染的关系进行关联性分析，结果示于表3.2，得出年龄和 HBV 感染率之间关联性有统计学意义，高年龄组比低年龄组 HBV 感染率高，请分析其可能原因。

表 3.2　年龄和 HBV 感染率(%)之间的关系

年龄(岁)	人数	HBV	
		例数	感染率
0～	79	2	2.5
10～	420	77	18.4
20～	161	51	31.7
30～	438	200	45.4
40～	424	213	50.3
50～	760	394	51.7
χ^2 趋势性检验		$\chi^2_{趋势}=178.18, P=0.00$	

问题 1.20　该资料是否可以用 χ^2 趋势检验？χ^2 趋势检验的结果能否说明年龄是 HBV 感染的影响因素？

课题 2　调查表的设计

调查表，又称问卷、调查问卷。它是调查者根据特定的调查目的和要求，按照一定的理论假设设计出来的，由一系列问题、调查项目、备选答案及说明所组成的"答卷"。调查表是流行病学研究资料收集的最主要工具，如何设计调查表取决于研究目的和分析手段。设计阶段，应重点考虑在实施调查过程中如何保证所获得信息的准确性和可靠性。

2.1　调查表的类型

(1) 信访调查表：是通过邮寄或直接送达被调查对象，由被调查对象自行填写的一种问卷。

(2) 电话访问调查表：是采用电话询问调查内容，获得研究信息的一种方法。

(3) 面访调查表：通过调查员对被调查对象采用面对面方式进行询问，以获取研究信息。

(4) 网上访问式调查表：在互联网上制作，并通过互联网来进行调查的问卷类型。

问题 2.1　本研究使用的调查表属于哪种类型？

问题 2.2　讨论上述 4 种调查表各自的优点和缺点。

2.2　问题设计的形式

(1) 开放式：只提问题或要求，不给具体答案，要求被调查者根据自身实际情况自由作答，调查者没有对被调查者的选择进行任何限制。对于职业、收入、年龄等变

量可以采用,如:职业______;家庭年人均收入______元;年龄______岁。也可以用于调查受访者的一些主观想法或者意见等。

(2) 封闭式:指在设计调查问题的同时,还设计各种可能答案,让被调查者从中选定自己认为合适的答案,包括单选题和多选题。如:乙肝疫苗接种史(有=1,无=0)______;疾病史(①红斑狼疮;②类风湿性关节炎;③硬皮病;④皮肌炎;⑤风湿热;⑥干燥综合征;⑦多发性肌炎;⑧结节性多动脉炎;⑨高血压;⑩没有)______。

(3) 混合式:在一张调查表上同时包括开放式和封闭式问题,绝大部分调查表为混合式。

问题 2.3 讨论开放式和封闭式问题设计的应用和特点。

2.3 调查表的内容和结构

调查表的内容和项目选定主要取决于调查目的和分析手段的需要。

(1) 调查表的名称、编号:如"自然人群 HBV 流行病学调查表"。

(2) 一般项目:如姓名、性别、出生日期、出生地、民族、文化程度、婚姻状况、职业等。

(3) 研究项目:即研究变量,包括基本知识、医源性接触史、疾病史、感染状况及检测史、免疫接种史、生活接触史、体格检查和实验室检查等项目。

(4) 结尾部分:包括调查员签名、调查日期、调查所需时间,验收人签名、验收时间等。

2.4 调查表编写的一些原则

(1) 在项目选定上,需要的项目一个不能少,暂不需要的项目要酌情选用。

(2) 语言要准确、简练、通俗易懂,易于回答。

(3) 项目选项的设计必须有严密的逻辑性。

(4) 尽量使用客观、定量的指标。

2.5 调查表使用的一些注意事项

(1) 调查表的使用必须伴有使用手册(manual)或操作指南(protocol),并严格按其中的规定和要求严格执行。

(2) 必须对调查员进行统一的培训和考核。

(3) 填写的字迹要工整、清楚,不能缺项。

(4) 调查员要签名,并注明调查日期。

2.6 调查表设计示例

现拟"自然人群 HBV 流行病学调查表"如下,请仔细阅读,然后回答问题。

自然人群 HBV 流行病学调查表

编号 □□□□□□□□□□□□

一、一般情况

1. 姓名＿＿＿＿＿＿

2. 性别　①男　②女

3. 年龄＿＿＿＿＿＿岁

4. 民族　①汉族　②维吾尔族　③回族

5. 家庭所在地　①农村　②乡镇　③县城　④市郊　⑤市区

6. 文化程度　①小学　②初中　③高中、中专　④大专、本科

二、生活习惯及基本知识

7. 您是否吸烟？是＝1　否＝0(如否，跳至第 8 题)

　7.1　您开始吸烟的年龄？＿＿＿＿＿＿岁

　7.2　通常您每天吸多少烟？①很少　②较多　③很多

8. 您是否喜欢运动？①不喜欢　②一般　③喜欢

9. 您是否喜欢吃肉？①不喜欢　②一般　③喜欢

10. 您的口味　①淡　②一般　③咸

11. 乙型肝炎是传染病　①正确　②不正确

12. 慢性乙肝是可以治愈的　①正确　②不正确

13. 乙肝病毒可以通过血液传播　①正确　②不正确

三、医源性接触史

14. 是否有过肌肉注射？①是　②否(若否，转向 15 题)

　14.1　是否使用过非一次性针管针头(玻璃针管)？①是　②否　③不清楚

　14.2　一般在哪里肌肉注射？①省市级　②县级　③乡(社区)级

15. 是否有过静脉注射？①是　②否(若否，转向 37 题)

　15.1　是否使用过非一次性输液器？①是　②否　③不清楚

　15.2　一般在哪里静脉注射？①省市级　②县级　③乡(社区)级

四、既往慢病史及慢病接种史

16. 您以前被诊断过患有如下疾病吗？

　①红斑狼疮　②类风湿性关节炎　③硬皮病　④皮肌炎　⑤风湿热

　⑥干燥综合征　⑦多发性肌炎　⑧结节性多动脉炎　⑨高血压

17. 您是否经常服用下列药物？

　17.1　糖皮质激素：①泼尼松　②泼尼松龙　③氢化可的松

　17.2　免疫抑制剂：①环磷酰胺　②苯丁酸氮芥　③硫唑嘌呤

　④甲氨蝶呤　⑤环孢菌素　⑥霉酚酸酯　⑦来氟米特

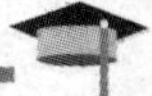

五、体格检查

18. 身高＿＿＿＿＿＿cm　　19. 体重＿＿＿＿＿＿kg

20. 腰围＿＿＿＿＿＿cm　　21. 臀围＿＿＿＿＿＿cm

22. 血压＿＿＿＿＿＿kPa(或 mmHg)

问题 2.4　上述调查表在每个项目的设计上存在哪些问题？应如何修改？

问题 2.5　试根据该调查表编写一份操作指南(或使用手册)。

问题 2.6　在学习了上述知识后，请设计一份调查表，调查所在学校学生 HBV 流行情况。

(安徽医科大学　张秀军)

实习4 筛检及诊断试验的评价

【目的】 掌握筛检和诊断试验真实性、可靠性及效益各项评价指标的计算方法和意义；了解串联、并联方法对筛检和诊断试验真实性、收益的影响。

【学时】 3学时。

【内容】 筛检是运用快速简便的试验或其他手段，从表面健康的人群中去发现那些未被识别的可疑病人或有缺陷者，是早期发现疾病的有效手段。筛检不是诊断，仅是一个初步检查，对筛检阳性和可疑阳性的人必须进行确诊检查，再对确诊后的病人进行治疗。

诊断是正确判断疾病的手段，是医疗服务的基础。诊断试验评价也是临床流行病学的核心内容之一，应用流行病学方法对新的诊断试验进行评价，有助于临床医师正确选用各种诊断试验，科学解释诊断试验的结果，从而提高诊断水平。

随着科学技术的发展，新的筛检和诊断技术层出不穷，应用中需对每一项技术的真实性、可靠性和收益进行评价。

课题1 糖尿病筛检试验

某医生采用尿糖试验开展一次糖尿病的筛检，共检查1000人。其中糖尿病患者25人，非糖尿病患者975人，检查结果真阳性22人，假阳性45人，假阴性3人，真阴性930人。

表4.1 1000名糖尿病患者和非糖尿病患者尿糖试验结果

尿糖试验	糖尿病		合计
	有	无	
+	22	45	67
−	3	930	933
合计	25	975	1000

问题1.1 什么是筛检？

问题1.2 筛检的目的是什么？

问题1.3 开展筛检时应遵循哪些原则？

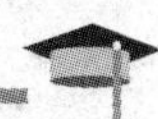

课题 2　脑血管血液动力学检测与脑卒中发病率研究

血液动力学因素被认为是动脉粥样硬化发生的一个关键因素。现抽取某地区人群 20 333 例，全部接受脑血管血液动力学测定，并对诸项指标的检测结果进行总积分，随访该人群卒中发病情况，以随访中临床卒中的发生（随访 1～4 年，病史资料完整并经过头颅 CT 扫描或 MRI 成像确诊）为金标准，用筛检试验方法评价脑血管血液动力学检测积分（CVHI 积分）对临床卒中发生的预警效能。以总积分 75 分为筛检的截断值（cut-off value），将受试者的脑血液动力学指标积分与随访卒中是否发病的诊断结果进行了比较，其结果见表 4.2。

表 4.2　CVHI 积分与随访卒中发病对比结果

CVHI 积分	脑卒中例数	非脑卒中例数	合计
＜75 分	147	6 514	6 661
≥75 分	21	13 651	13 672
合计	168	20 165	20 333

问题 2.1　何为“金标准”？金标准是如何制定的？

问题 2.2　筛检试验阳性结果截断值的确定方法有哪些？

课题 3　血清学检验与某慢性病筛检研究

一种新的血清学检验方法将被用于筛检某种慢性病，在此之前需对它的真实性和可靠性作出评价，因此先对 400 名受试者进行预调查（其中有患者 150 例），结果有 200 人试验呈阳性反应，其中 100 人为真阳性。

问题 3.1　筛检试验真实性指标有哪些？

问题 3.2　筛检试验可靠性指标有哪些？

问题 3.3　列出评价表格，并计算该试验方法的灵敏度、特异度、阳性预测值、阴性预测值和一致率。

问题 3.4　简述预测值的影响因素。

课题 4　心电图运动试验研究

现有一批成年男性准备参加运动锻炼，来医院作体格检查。其中 286 例过去曾有心前区疼痛史。经冠状动脉造影与心电图运动试验检查，获得如下结果：在 162 例显示冠状动脉狭窄（≥75%）者中，心电图运动试验阳性为 134 例，阴性为 28 例。未显示冠状动脉狭窄的 124 例中，心电图运动试验阳性 15 例，阴性 109 例。

问题 4.1 心电图运动试验对诊断冠状动脉狭窄有何意义？

问题 4.2 心电图运动试验的真实性如何？

问题 4.3 影响心电图运动试验可靠性的因素有哪些？

问题 4.4 心电图运动试验的预测值如何？

课题 5 幽门螺杆菌感染的检测研究

幽门螺杆菌(HP)感染的检测，临床多采用胃黏膜活检标本快速尿素酶试验、病理组织活检等侵入性方法，这类检测方法在儿科临床应用存在一定局限性。粪便标本 HP 抗原检测(Hpsa)为一种新的非创伤性方法。某医生对“Hpsa 检测儿童 HP 感染”的应用价值进行了探讨，选择有消化道症状的 90 例儿童为研究对象，以快速尿素酶试验、组织学切片联合检测为金标准，研究结果见表 4.3。

表 4.3 Hpsa 检测儿童 HP 感染

Hpsa 试验	HP 联合检测(金标准)		合计
	阳性	阴性	
阳性	38	5	43
阴性	2	45	47
合计	40	50	90

问题 5.1 试对 Hpsa 检测方法的真实性进行评价。

问题 5.2 据调查，在发展中国家 10 岁以内人群感染率已达 50%，30 岁时继续上升至 75%，甚至更高，并趋于稳定。假设用 Hpsa 检测方法在 HP 感染率为 50% 的 2000 名儿童中筛查可导致多少人误诊？

问题 5.3 根据上述资料，Hpsa 检测方法在该人群的诊断价值如何？

课题 6 一种肝癌诊断指标方法研究

AFP 是临床上常用来诊断肝癌的主要指标之一，其灵敏度和特异度均为 99%。如果用这种方法来筛查 10 万人群中的肝癌病人，假定该人群肝癌的患病率为10/(10 万)。

问题 6.1 试根据该方法的假阳性人数和阳性预测值来考虑能否在该人群开展肝癌的筛查？为什么？

问题 6.2 假设在另一地区 50 岁以上的人群用同样的方法进行筛检，人口数为 4 万，其肝癌的患病率为 1000/10 万，请计算在该人群的阳性预测值和阴性预测值。

问题 6.3 两种不同人群预测值的差异，说明了什么？

课题 7 血糖判断标准的研究

图 4.1 中(a)部分是理想的正常人与糖尿病病人血糖分布,(b)部分是现实的正常人与糖尿病病人血糖分布。

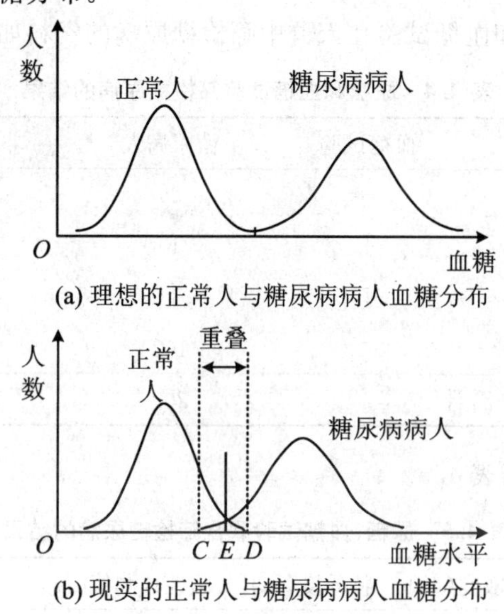

图 4.1 正常人与糖尿病人血糖分布

问题 7.1 请根据图 4.1 说明不同的判断标准对假阳性和假阴性的影响。

问题 7.2 请简要说明确定判断标准的原则。

课题 8 疾病诊断的 ROC 曲线

图 4.2 是 5 种不同的方法对某病诊断的 ROC 曲线。

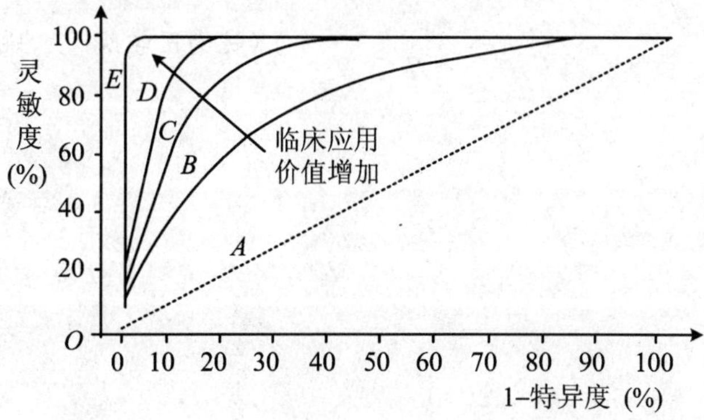

图 4.2 5 种不同的方法对某病诊断的 ROC 曲线

问题 8.1 什么是 ROC 曲线？它如何反映试验的诊断价值？

问题 8.2 5 种方法中哪种方法最好？为什么？

课题 9 采用尿糖和血糖试验筛检糖尿病

某医生采用尿糖和血糖试验在人群中筛检糖尿病的资料如表 4.4 所示。

表 4.4 尿糖和血糖试验筛检糖尿病的结果

尿糖试验	血糖试验	糖尿病人	非糖尿病人
+	−	25	65
−	+	40	150
+	+	33	23
−	−	102	9 562
合计		200	9 800

问题 9.1 请完成表 4.5。

表 4.5 尿糖、血糖试验联合筛检糖尿病的结果

试验方法	灵敏度(%)	特异度(%)	阳性预测值(%)	阴性预测值(%)
尿糖试验				
血糖试验				
并联试验				
串联试验				

问题 9.2 请说明联合试验对灵敏度、特异度和预测值有何影响？

问题 9.3 增加筛检和诊断试验收益的方法有哪些？

（皖南医学院　　姚应水　金岳龙）

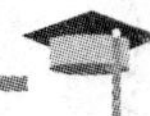

实习 5　病例对照研究

【目的】 通过研究实例，掌握病例对照研究的设计要点、实施方法、资料的统计分析方法（包括成组和配对设计的资料分析、分级分析、分层分析）和分析结果的解释。了解混杂作用和效应修饰作用的识别。熟悉 Logistic 回归分析原理及其在病例对照研究中的初步应用。

【时间】 6 学时。

课题 1　吸烟和肺癌关系的病例对照研究

20 世纪 20 年代，许多工业发达国家报道，肺癌死亡率逐年升高。1901 年～1920 年男性为 1.1/(10 万)，女性为 0.6/(10 万)，至 1936 年～1939 年上升到男性为 10.6/(10 万)，女性为 2.5/(10 万)。

关于肺癌的病因，当时有人提出过吸烟、大气污染等危险因素，但也有人提出肺癌死亡率升高的原因是由于人口寿命延长、人口老化的结果，同时，对肺癌的诊断手段的改进，使肺癌的检出率与死因诊断水平提高，也可致肺癌的死亡率升高。

问题 1.1　如何提出病因假设？

问题 1.2　为验证上述因素和肺癌之间是否存在因果关系，可采用哪些流行病学研究方法？

英国学者 Doll 和 Hill 于 1948 年 4 月～1952 年 2 月开展了吸烟和肺癌关系的专题研究。在 4 年间，搜集了伦敦及其附近 20 多所医院确诊为肺癌的病人作为调查对象，上述医院在此期间凡新收入肺癌、胃癌、肠癌及直肠癌等患者时，即派调查员前往调查。每调查一例肺癌病人，同时配一例同医院同期住院的其他肿瘤病人作为对照。

问题 1.3　此为何种流行病学研究方法？简述该研究方法的设计原理。

问题 1.4　简述该种研究方法的特点和应用。

问题 1.5　简述该种研究中病例和对照的选择原则。

问题 1.6　病例和对照的来源有哪些？

问题 1.7　本研究选择住院病人作为调查对象是否有代表性？

肺癌病人大都经病理组织学或痰细胞学检查确诊，少部分病人依据肺部 X 线检查或支气管镜检查确诊。事先规定 75 岁以上的病人不作为调查对象，并去除了误诊为肺癌最后修订诊断的病人 80 例，因故未能调查的肺癌病人 408 例（包括调查时出院者 189 例，病危者 116 例，死亡者 67 例，耳聋者 24 例，不会英语者 11 例），这样被调查的肺癌病人大约占当时这些医院里肺癌病人总数的85%,计1465例。

问题1.8 试述严格制定病例、对照诊断和排除标准的重要性。

问题1.9 缺失因故未能调查的病例资料对研究结果有何影响?

对照组和肺癌组的匹配因素是:

(1) 年龄相差少于5岁,性别相同。

(2) 居住地区相同。

(3) 家庭经济条件相似。

(4) 同期入院并住同一医院。

表5.1为肺癌组与对照组性别、年龄的均衡性比较。

表5.1 肺癌组与对照组性别、年龄的均衡性比较

年龄(岁)	肺癌组		对照组	
	男	女	男	女
25~	17	3	17	3
35~	116	15	116	15
45~	493	38	493	38
55~	545	34	545	34
65~74	186	18	186	18
合计	1357	108	1357	108

问题1.10 病例组和对照组匹配的目的是什么?匹配的注意事项有哪些?

肺癌组和对照组病人均详细询问既往和现在的情况并填入统一的调查表。调查工作是由具备四年该种调查研究经验的调查员来完成的。研究者对各项调查内容均有明确规定,其中吸烟者的定义是,一个人每日吸一支或一支以上纸烟,持续一年之久者,不足此标准列为非吸烟者。为检验调查对象对吸烟史回答的可靠性,作者随机抽查了50例,问过吸烟史后,间隔6个月后第二次重新询问,两次回答的结果见表5.2。

表5.2 两次询问50人吸烟量(支/日)的一致性

第一次询问	第二次询问						合计
	0~	1~	5~	15~	25~	50~	
0~	8	1	0	0	0	0	9
1~	0	4	1	0	0	0	5
5~	0	1	13	3	0	0	17
15~	0	0	4	9	1	0	14
25~	0	0	0	1	3	0	4
50及以上	0	0	0	0	1	0	1
合计	8	6	18	13	5	0	50

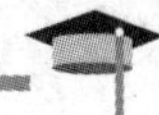

问题 1.11　调查病例和对照"既往"暴露情况时，对"既往"如何界定？

问题 1.12　在进行病例对照研究时，进行调查可靠性检验的目的是什么？

问题 1.13　根据表 5.2，计算第一次询问和第二次询问结果的一致性，即调查的可靠性，并对结果进行评价。

$$\text{两次调查结果的一致性} = \frac{\text{两次结果一致的例数}}{\text{总调查例数}}$$

研究者对男性调查结果进行了下列两种分析，见表 5.3 和表 5.4。

表 5.3　男性肺癌患者与对照的吸烟习惯比较

组别	吸烟	不吸烟	合计
肺癌组	1350	7	1357
对照组	1296	61	1357
合计	2646	68	2714

表 5.4　男性肺癌患者与对照的吸烟情况比较

病例组	对照组		合计
	吸烟	不吸烟	
吸烟	1289	61	1350
不吸烟	7	0	7
合计	1296	61	1357

问题 1.14　根据表 5.3，计算下列指标：

肺癌组中吸烟者所占的比例＝

对照组中吸烟者所占的比例＝

$\chi^2=$　　　　　　$P=$

$OR=$　　　　　　OR 95%的可信区间＝$OR^{(1\pm 1.96/\sqrt{\chi^2})}$

下限＝　　　　　　上限＝

问题 1.15　根据表 5.4，计算下列指标：

$\chi^2=$　　　　　　$P=$

$OR=$　　　　　　OR 95%的可信区间＝$OR^{(1\pm 1.96/\sqrt{\chi^2})}$

下限＝　　　　　　上限＝

问题 1.16　表 5.3 和表 5.4 的设计、数据整理和分析原理有何不同？本研究资料采用哪一种分析方法更合理？为什么？

研究者进一步对每日吸烟量和肺癌之间的关系进行了分析，结果见表 5.5。

表 5.5　男性每日吸烟量与肺癌的关系

吸烟剂量（支/日）	肺癌组 例数	肺癌组 %	对照组 例数	对照组 %	OR	χ^2
0	7	0.5	61	4.5	1.00	0.00
1～	49	3.6	91	6.7		
5～	516	38.0	615	45.3		
15～	445	32.8	408	30.1		
25～	299	22.1	162	11.9		
50 及以上	41	3.0	20	1.5		
合计	1357	100.0	1 357	100.0		

总 $\chi^2=113.70$，$df=5$，$P=0.00$（df，degree of freedom，自由度）；趋势性 $\chi^2=104.94$，$df=5$，$P=0.00$。

问题 1.17　计算表 5.5 中各行的 OR 值和 χ^2 值。

研究者另将调查对象已吸烟总量与肺癌的关系进行统计分析，结果见表 5.6。

表 5.6　已吸烟总量与肺癌的关系

患者组别	各吸烟总量（支）的病例数 365～	50 000～	150 000～	2 500 000～	5 000 000～	χ^2 检验
男性：肺癌患者	19	145	183	225	75	$\chi^2=30.60$ $df=4$ $P<0.001$
非肺癌患者	36	190	182	179	35	
女性：肺癌患者	10	19	5	7	0	$\chi^2=12.97$ $df=3$ $P<0.001$
非肺癌患者	19	5	3	1	0	

问题 1.18　从表 5.5 和表 5.6 的资料分析中可以看出什么趋势？呈何种关系？

问题 1.19　从本研究中可以得出什么结论？尚需做何种研究以进一步验证吸烟和肺癌之间的因果关系？

课题 2　分层分析：病例对照研究中混杂作用和交互作用的识别及分析

2.1　概述

为了有效和准确地揭示某一暴露因素与疾病的联系及其联系强度，就必须考虑是否存在着制约其联系的外部因素。外部因素对暴露与疾病联系产生的作用有两个

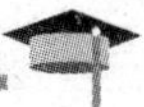

方面：一是混杂作用，二是交互作用。两者可以共存，或存在其中之一，或两者皆不存在。

当研究某一暴露因素与疾病的联系时，由于一个或多个既与疾病有联系又与暴露因素密切相关的外来因素的影响，从而掩盖或夸大了所研究的暴露因素与疾病的联系，称之为混杂(confounding)。

当两种以上暴露因素同时存在，所致的效应不等于它们单个作用相联合的效应时，则称因素之间存在交互作用。

混杂作用是由于混杂因子(confounding factor)歪曲了暴露因素与疾病之间的真实联系所产生的，因此需要采取措施加以控制；而交互作用则是由于效应修饰因子(effect factor)对暴露因素效应的影响，是在病因研究过程中需要积极探求与说明的一种情况，以便对研究因素与研究疾病之间的关系做出正确的估计。

2.2　分层分析

分层分析可用来控制混杂因素的混杂作用，也可以用来判断分层因素对暴露因素是否存在因效应修饰而产生的交互作用。

分层分析就是把样本按照某一个或多个外部因素的暴露有无或暴露程度而划分为若干个组，即"层"(stratum)，再分别在每一组内分析暴露与疾病之间的联系，即计算 χ^2 值和 OR 值。每一层均可归纳成一个四格表进行分析。具体方法如下：

(1) 数据资料的整理。首先按表 5.7 格式将数据资料整理成四个表。

表 5.7　第 i 层内病例与对照按暴露有无分组

组别	病例	对照	合计
暴露	a_i	b_i	n_{1i}
未暴露	c_i	d_i	n_{0i}
合计	m_{1i}	m_{0i}	t_i

(2) 首先计算总的 χ^2 值和 cOR 值(crude odds ratio，即粗 OR 值)，然后计算各层的 χ^2 和 OR_i 值。

(3) 判定各层之间的 OR_i 是否一致，进行各层 OR_i 值的一致性检验，即齐性检验或同质性检验(test of homogeneity)。Woolf χ^2 一致性检验公式如下：

$$\chi^2_{\mathrm{w}} = \sum_{i=1}^{k} W_i (\ln OR_i - \ln OR_{\mathrm{w}})^2$$

其中，W_i 为第 i 层的权重。

$$W_i = \left(\frac{1}{a_i} + \frac{1}{b_i} + \frac{1}{c_i} + \frac{1}{d_i}\right)^{-1}$$

$$\ln OR_{\mathrm{w}} = \frac{\sum_{i=1}^{k} W_i \ln OR_i}{\sum_{i=1}^{k} W_i}, \quad df = \text{层数} - 1$$

(4) 如果各层 OR 值相差不大,具有一致性,则用 Mantel-Haenszel 法计算 OR_{MH} 和 χ^2_{MH},OR_{MH} 作为校正混杂作用后的 aOR(adjust odds ratio)。

$$\chi^2_{MH} = \frac{[\sum a_i - \sum E(a_i)]^2}{\sum V(a_i)}, \quad OR_{MH} = \frac{\sum (a_i d_i / n_i)}{\sum (b_i c_i / n_i)}$$

式中

$$\sum E(a_i) = \sum (m_{1i} n_{1i} / t_i) \quad (a_i \text{ 的期望值})$$

$$\sum V(a_i) = \sum m_{1i} m_{0i} n_{1i} n_{0i} / [t^2 (t_i - 1)] \quad (a_i \text{ 的方差})$$

如果各层 OR 值相差较大,不具有一致性,即分层资料不同质,则应计算标准化死亡比 SMR(standard mortality ratio)或标准化率比 SRR(standard rate ratio),以估计暴露对疾病的效应。公式如下:

$$SMR = \frac{\sum a_i}{\sum (b_i c_i / d_i)}$$

$$SRR = \frac{\sum (a_i d_i / b_i)}{\sum c_i}$$

(5) 混杂作用和交互作用的识别办法。

按某外部因素进行分层分析:

① 如果 $cOR \neq aOR$,则表明此外部因素对结果产生混杂作用。

② 如果各层 OR_i 相互不等,不具有同质性,则表明此外部因素对结果产生交互作用。

③ 如果 $cOR \neq aOR$,且各层 OR_i 相互不等,则表明既存在混杂又存在交互作用。

2.3 例题

Brinton 等人于 1988 年对月经因素与乳腺癌的关系进行了病例对照研究,选择病例 2 866 人,对照 3 141 人,分别调查两组人群既往的月经情况(见表 5.8)。

表 5.8 月经因素与乳腺癌关系的病例对照研究

组别	未绝经	绝经	合计
病例组	887	1 979	2 866
对照组	868	2 273	3 141
合计	1 755	4 252	6 007

问题 2.1 根据表 5.8 计算 χ^2、OR 及 $OR95\%CI$。

问题 2.2 该计算结果能否说明绝经与乳腺癌之间的真实联系程度?为什么?

本次调查病例组和对照组的年龄分布及各年龄组暴露状况见表 5.9。

表 5.9　乳腺癌病例组与对照组的年龄分布及各年龄组的暴露率

年龄(岁)	病例组	暴露率(%)	对照组	暴露率(%)	未绝经(暴露)			
					病例组	暴露率(%)	对照组	暴露率(%)
40～	343	12.0	397	12.6	278	81.0	314	79.1
45～	483	16.9	520	16.6	334	69.2	323	62.1
50～	631	22.0	660	21.0	240	38.0	193	29.2
55及以上	1409	49.1	1564	49.8	35	2.5	38	2.4
合计	2866	100.0	3141	100.0	887	31.0	868	27.6

问题 2.3　从表5.9资料中可以看出不同年龄组人群的乳腺癌患病和暴露情况有何规律？是否怀疑年龄是该研究的一个混杂因素？如果年龄是该研究的混杂因素之一，如何在分析时调整其混杂作用？

根据表5.9所给的数据，按照病例与对照在不同年龄组是否绝经得到表5.10资料。

表 5.10　按年龄分层后绝经与乳腺癌的关系

年龄(岁)		病例组	对照组	χ^2	*OR*	*OR*95%*CI*
40～	否	278	314			
	是	65	83			
45～	否	334	323			
	是	149	197			
50～	否	240	193			
	是	391	467			
55及以上	否	35	38			
	是	1374	1526			
合计		2866	3141			

问题 2.4　计算表5.10中各层的χ^2、*OR*和*OR*95%*CI*。将各层*OR*和*cOR*进行比较，并判断年龄是否为混杂因素。

问题 2.5　进行各层*OR*的一致性检验，将数据填入表5.11。计算χ_w^2，并对计算结果进行解释。

表 5.11 *OR* 一致性检验数据归纳整理表

年龄组(岁)	OR_i	$\ln OR_i$	W_i	$W_i \cdot \ln OR_i$	$W_i(\ln OR_i - \ln OR_w)^2$
40～					
45～					
50～					
55 及以上					
合计					

表 5.11 中：

$$W_i = \left(\frac{1}{a_i} + \frac{1}{b_i} + \frac{1}{c_i} + \frac{1}{d_i}\right)^{-1}$$

$$\ln OR_w = \frac{\sum_{i=1}^{k} W_i \ln OR_i}{\sum_{i=1}^{k} W_i}$$

$$\chi_w^2 = \sum_{i=1}^{k} W_i(\ln OR_i - \ln OR_w)^2, \quad df = 层数 - 1$$

问题 2.6 计算年龄调整的 χ_{MH}^2 和 OR_{MH} 及 OR_{MH} 的 95%CI，并与 cOR 值进行比较，以进一步理解年龄混杂作用调整的意义。

问题 2.7 该研究中年龄对结果是否存在交互作用？为什么？

问题 2.8 在病例对照研究中还可以用哪些方法来预防和控制混杂作用？

课题 3 Logistic 回归模型及其流行病学研究中的应用

3.1 概述

病例对照研究的难点之一是混杂因素不易控制，即使简单的暴露与疾病联系，也常受年龄、性别、种族、社会经济水平及其他多种暴露因素的影响。因此，常用的计算相对危险度或比值比的方法，不能适用于混杂因素较多的复杂情况。通常有两种办法可以解决上述问题。一种是用 Mantel-Haenszel 提出的分层分析方法，分别处理有关协变量，但随着分层的增多，每层各个格子的观察数量必然减少，甚至可能为零，这会给计算带来困难或使综合分析结果不可靠。另一种方法是用多元回归方程来分析各种疾病发生与多个可能危险因素之间的定量关系，但疾病的发病概率不同于多元线性回归方程中的结局变量，它的取值只能是 1 或 0，是两分类变量。因此，各种疾病的发病概率对多个因素(自变量)的多元回归方程，不会是多元线性回归方程，而将是多元非线性回归方程。

统计学家经过研究和实践发现，Logistic 多元非线性回归方程，是最适合拟合各种疾病发病概率对多个危险因素的多元回归方程。Logistic 回归模型可用来估计各因素的独立或联合作用，它能够从分层或分组的邻近等级中获得信息，而使相对危险度或比值比的计算更为可靠。

3.2　Logit 变换与 Logistic 回归模型

设研究人群任意一人在某段研究时期发生某种疾病的概率为 p，危险因素（自变量）有 m 个：$x_1, x_2, x_3, \cdots, x_m$，$m$ 个危险因素的线性组合为

$$y = \beta_0 + \sum_{i=1}^{m} \beta_i x_i$$

$$p = \frac{\exp y}{1 + \exp y}$$

即$\frac{p}{1-p} = \exp y$ 或 $y = \ln \frac{p}{1-p}$，定义 $\text{Logit}\, p = \ln \frac{p}{1-p}$，此为 Logit 变换，则有

$$\text{Logit}\, p = \ln \frac{p}{1-p} = \beta_0 + \sum_{i=1}^{m} \beta_i x_i$$

此为 Logistic 多元线性回归方程，即 Logistic 回归模型（Logistic regression model）。

Logistic 回归模型中各项的意义如下：

(1) $x_1 \sim x_m$ 表示各危险因素、混杂因素或它们之间的交互项。

(2) $p/(1-p)$为发病与不发病之比，称为比值或比数（odds）。

(3) β_0为常数项，表示所有自变量都不存在时正常人群中该病的基准发病率。

(4) $\beta_1 \sim \beta_m$为需要估计的各自变量的偏回归系数，反映危险因素、混杂因素及交互项的效应。

3.3　Logistic 回归模型的流行病学意义

举例说明。假定研究糖尿病与肥胖（x_1，取值 1 表示“肥胖”、0 表示“不肥胖”）、体力活动（x_2）和糖尿病家族史（x_3，取值 1 表示“有”、2 表示“无”）的关系，则所拟合的糖尿病与三个自变量之间关系的 Logistic 回归方程为

$$\ln \frac{p}{1-p} = \beta_0 + \beta_1 x_1 + \beta_2 x_2 + \beta_3 x_3$$

现只考虑肥胖（x_1）和糖尿病的关系：

$$x_1 = 1 \text{ 时} \quad \ln \frac{p_1}{1-p_1} = \beta_0 + \beta_1 + \beta_2 x_2 + \beta_3 x_3$$

$$x_1 = 0 \text{ 时} \quad \ln \frac{p_0}{1-p_0} = \beta_0 + \beta_2 x_2 + \beta_3 x_3$$

两式相减得 $\ln \frac{p_1/(1-p_1)}{p_0/(1-p_0)} = \beta_1$，也即$\frac{p_1/(1-p_1)}{p_0/(1-p_0)} = e^{\beta_1}$，而

$$\frac{p_1/(1-p_1)}{p_0/(1-p_0)}=\frac{odds_1}{odds_0}=OR_1$$

所以

$$OR_1=e^{\beta_1}$$

由此可见,Logistic 回归模型的意义在于其偏回归系数 β_i 可以用来计算 OR 值,偏回归系数 β_i 表示自变量 x_i 每变化一个单位,所引起的 OR 值自然对数改变量。

3.4 Logistic 回归模型的作用、应用范围及应用条件

1. Logistic 回归的作用

(1) 衡量危险因素与疾病间的关系。

(2) 估计 OR 值。

(3) 筛选自变量。

(4) 反映自变量之间的关系。

2. 应用范围

(1) 病例对照研究资料。

(2) 队列研究资料(封闭队列)。

(3) 横断面研究资料。

探讨各种疾病发生的原因可推广到探讨各种事件发生的原因,只要调查或实验得到的结果或结局是某种事件"发生—不发生"的两分类变量,如阳性—阴性、治愈—未愈、死亡—存活等,都可用 Logistic 回归分析去探讨其发生的原因。

3. 应用条件

(1) 各个体的结局变量取值应该相互独立,互不影响。

(2) 各观察对象的观察时间应该相同。

3.5 Logistic 回归的类型及其应用

根据研究设计的不同,Logistic 分析有两种方式处理明显混杂因子的作用,即所谓的非条件方式与条件方式。在理论上非条件方式以二项分布理论作为基础,而条件方式则以条件概率作为基础。

非条件 Logistic 回归模型适用于非配比(成组)病例对照研究资料分析,即不强调在调查过程中采用配对方式消除混杂因子作用。这种方式的主要优点是计算快速,适用于处理大样本,且结果可靠。缺点是如果分层过细则所得联系强度偏离实际情况较大,容易做出比值比偏高的估计。

条件 Logistic 回归模型适用于个体匹配病例对照研究,主要混杂因子作为配对条件在收集资料过程中即加以控制和消除。

Logistic 回归分析的统计运算比较复杂,可用计算机统计软件(如 SAS、SPSS、STAT 等)进行分析。

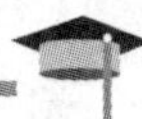

3.6　实例分析

现举一非条件 Logistic 回归模型分析实例，在 SPSS13.0 统计软件上实现。

1. 建立数据库

现开展一项病例对照研究，分析糖尿病的危险因素，研究数据库见图 5.1。

糖尿病.sav - SPSS Data Editor

File　Edit　View　Data　Transform　Analyze　Graphs　Utilities　Window　Help

1：糖尿病　　1

	糖尿病	肥胖	体力活动	家族史	var	var
1	1	1	1	1		
2	1	1	1	0		
3	1	1	1	1		
4	1	1	2	0		
5	1	0	1	1		
6	1	1	2	1		
7	1	1	1	1		
8	1	0	2	1		
9	1	1	2	1		
10	1	1	1	0		
11	0	0	3	0		
12	0	0	1	1		
13	0	1	2	1		
14	0	0	2	0		
15	0	1	2	1		
16	0	0	2	0		
17	0	0	3	0		
18	0	0	3	0		
19	0	0	2	0		
20	0	1	2	1		
21	0	0	2	0		
22	0	0	1	0		
23	0	0	2	1		
24	0	1	3	0		
25						

Data View　Variable View

SPSS Processor is ready

图 5.1　糖尿病危险因素病例对照研究模拟 SPSS 数据文件

说明：图 5.1 数据库为模拟数据库，病例组 10 例，对照组 14 例。编码说明：糖尿病(1＝有，0＝无)，肥胖(0＝正常体重，1＝超重或肥胖)，体力活动(1＝不太活动，2＝轻度活动，3＝中重度活动)，糖尿病家族史(0＝无，1＝有)。

问题 3.1　讨论结局变量和自变量编码的意义以及如何编码。

问题 3.2　根据上述数据库，将糖尿病和肥胖、糖尿病家族史的关系整理成四格表，分别计算 χ^2 和 *OR* 值。

2. 进行非条件 Logistic 回归分析

按图 5.2 所示，进行非条件 Logistic 回归分析。

(1) 单因素非条件 Logistic 回归分析。

糖尿病为应变量(Dependent)，也即结局变量，将三个自变量肥胖、体力活动和糖尿病家族史一一进行分析，即为单因素非条件 Logistic 回归分析，如图 5.3 所示。

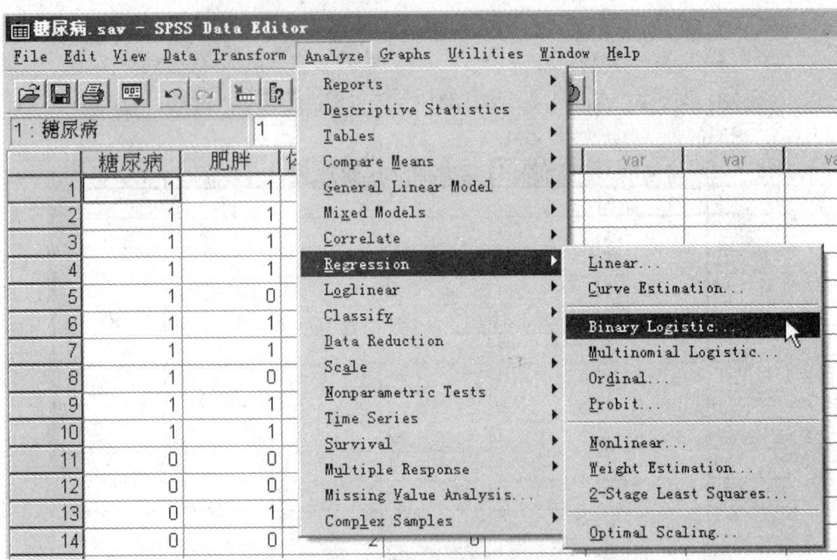

图 5.2　SPSS13.0 软件 Logistic 回归分析菜单

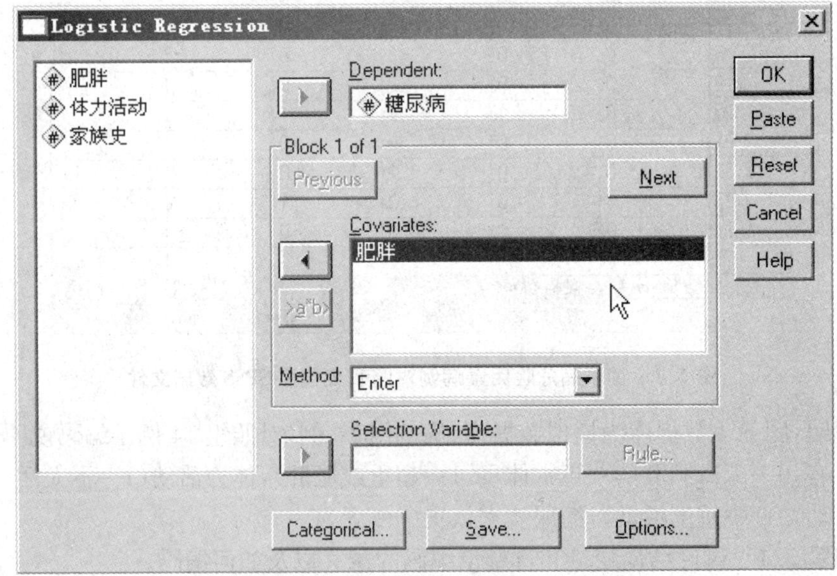

图 5.3　SPSS13.0 软件单因素 Logistic 回归分析过程窗口

肥胖和糖尿病家族史的单因素非条件 Logistic 回归分析主要结果列于表 5.12

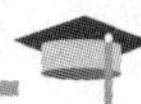

和表 5.13。

表 5.12 Variables in the Equation

		B	S.E.	Wald	df	Sig.	Exp(B)	95.0% C.I. for EXP(B)	
								Lower	Upper
Step 1①	肥胖	2.303	0.987	5.438	1	0.020	10.000	1.444	69.262
	Constant	−1.609	0.775	4.317	1	0.038	0.200		

① Variable(s) entered on step 1：肥胖。

表 5.13 Variables in the Equation

		B	S.E.	Wald	df	Sig.	Exp(B)	95.0% C.I. for EXP(B)	
								Lower	Upper
Step 1①	肥胖	1.435	0.887	2.616	1	0.106	4.200	0.738	23.907
	Constant	−1.099	0.667	2.716	1	0.099	0.333		

① Variable(s) entered on step 1：家族史。

说明：B 为偏回归系数，S.E. 为 B 的标准误，Wald 为 Wald χ^2 值，df 为自由度，Sig. 为对应 χ^2 值的 P 值，Exp(B)为 e^{β}（即 *OR* 值），Constant 所示为常数项。

问题 3.3 请比较单因素非条件 Logistic 回归分析和四格表分析结果。

(2) 多因素非条件 Logistic 回归模型分析。

将三个自变量全部选入协变量(Covariates)框，按似然比前进法逐步选入回归方程，如图 5.4 所示。

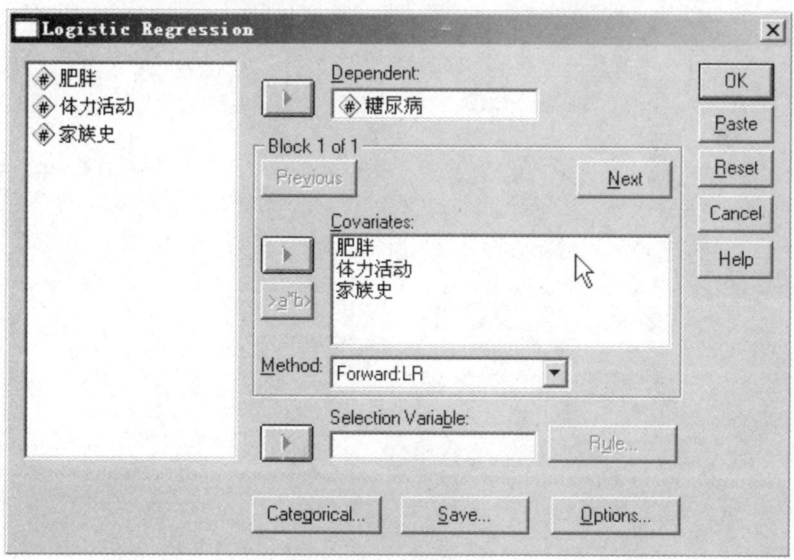

图 5.4 SPSS13.0 软件多因素 Logistic 回归分析过程窗口

主要分析结果列于表 5.14。

表 5.14 Variables in the Equation

		B	S.E.	Wald	df	Sig.	Exp(B)	95.0% C.I. for EXP(B)	
								Lower	Upper
Step 1①	体力活动	−2.087	0.900	5.370	1	0.020	0.124	0.021	0.725
	Constant	3.325	1.614	4.241	1	0.036	27.790		
Step 2②	肥胖	2.585	1.277	4.100	1	0.043	13.266	1.086	161.990
	体力活动	−2.387	1.166	4.193	1	0.041	0.092	0.009	0.903
	Constant	2.362	1.874	1.589	1	0.207	10.617		

注：① Variable(s) entered on step 1：体力活动。
② Variable(s) entered on step 2：肥胖。

问题 3.4 根据上述分析结果(见表 5.12～表 5.14)，进入模型的变量分析结果和单因素分析结果有何不同，请予以解释。

(南京医科大学 喻荣彬)

实习 6　队列研究

【目的】　通过研究实例，进一步理解队列研究的基本原理，掌握队列研究的设计原则、资料的整理方法以及常用指标的计算和应用。

【时间】　3 学时。

课题　Framingham 心脏研究

20 世纪 40 年代，心血管疾病(CVD)取代肺炎/流感、结核和腹泻等传染病而成为美国人的主要死因，几乎占总死亡数的一半。每三位美国男性中就有一位在 60 岁之前罹患心血管疾病。然而传统的探索传染病病因的实验研究和临床研究方法无法解释 CVD 病因和发病机制。并且由于缺乏有效的治疗和预防方法，人群的预期寿命并没有因传染病的有效控制而增加。针对 CVD 这一类慢性生活方式疾病病因研究需要探索新的研究方法。

有学者提出采用流行病学方法寻找心血管疾病的病因。区别于基础实验和临床对发病机制的研究，流行病学方法更注重探索疾病的表现，并识别可以解释这些表现以及和疾病的发展有关的因素。而这正是心血管疾病病因研究的迫切需求——研究者急需弄清楚心血管疾病患者和健康人有哪些因素不同。

问题 1　为探讨心血管疾病的病因，你认为应该采用哪种(或哪些种)流行病学方法？

1948 年，美国国立卫生研究院(NIH)在马萨诸塞州 Framingham 小镇启动了一项心血管病研究，目的是研究在正常人群中冠心病的“表现”及其决定因素。Framingham 邻近波士顿的几个医学中心，小镇居民失业率低，人口稳定，当地医生较为配合，这些都是进行长期随访研究的前提条件。Framingham 研究的初始队列由 5 209 名 28～62 岁的男女组成，每两年随访一次。1971 年启动 Offspring 研究，对象为初始队列的子女和配偶，共计 5 124 人，每三年随访一次。1995 年开始 Omni 研究，观察拉丁裔与亚、非、拉美裔人群新发 CVD 的异同。

问题 2　上述研究属于哪种流行病学研究？

问题 3　试述该种研究方法的特点和应用。

在 1948 年～1950 年进行的第一部分研究中，研究者对年龄为 20～70 岁且自愿进行 CVD 检测的健康成年人进行了体格检查和实验室检查，总计 2 941 名志愿者接受了检测。研究者初步决定随访时间定为两年。根据对志愿者调查获得的数据，研究者估算两年随访样本量应在 6 000 例左右，而在这 6 000 例中，研究者推测应有 5 000 多人是健康者。研究者将 Framingham 小镇分为 8 个区域，每个区域根据家庭规模和地址顺序编号。研究者通过系统抽样，将每三个家庭中的两个家庭作为样本，每个家庭中符合条件的成员都被邀请参与调查。第一次调查共有 6 507 人参与，两年后，有 4 469 人再次参与调查，在这 4 469 人中，共 4 393 人为健康者。为了获得 5 000 例的目标人群，研究者额外从第一次参与体检的志愿者中选择了 888 人，邀请他们进行第二次检查，有 740 人进行了第二次检查。最终 Framingham 队列研究的初始队列由 5 209(即 4 469＋740)人构成。其中 5 127 人为健康人群，包括 2 283 名 28～62 岁的健康男性和 2 844 名 28～62 岁的健康女性。

问题 4 Framingham 心脏研究人群的选择有哪几种？上述研究中的人群属于哪一种？为什么选择这一类人群进行心血管疾病病因研究？

问题 5 Framingham 心脏研究人群如何进行分组？选择的对照人群属于哪一种对照？在进行队列研究时，对对照人群有何要求？

问题 6 你认为应该采用哪些指标描述暴露人群和对照人群的发病危险？

问题 7 影响队列研究样本量的因素有哪些？队列研究计算样本量时还需要考虑哪些问题？

研究者定义研究结局为确诊 CVD。CVD 的确诊包含几个方面：

(1) 有历史和(或)现在明确的心电图证据显示心肌梗死。

(2) 明确的心绞痛。

(3) 由心脏疾病引起的突然死亡。

Framingham 研究选择一些简便易行的生物学和行为学指标进行随访，例如血压、身高、体重、血生化、吸烟、饮酒、受教育水平和居住地等。

问题 8 什么是研究结局？队列研究对研究结局有何要求？

自 1948 年起，Framingham 研究的工作人员对初始队列的参与者每两年进行一次详细的体格检查、实验室检查和问卷调查。所有调查工作是由当地的医生和 Framingham 心脏研究所的工作人员共同完成的。研究者不但要获得生理健康指标，而且详细地记录了参与者的起居、饮食、生活习惯。在工作中，Framingham 研究的工作人员与研究对象建立了良好的关系，他们并没有把研究对象视为获取资料的对象，而是把他们视为研究的重要参与者，共同为心血管疾病的防治做贡献。即使 Framingham 研究已经进行了数十年，许多参与者已经迁移至美国其他地方，甚至是国外，但他们依旧不远千里返回 Framingham 进行体格检查和实验室检测。正是得益于这种良好的“医患”关系，使得数十年来 Framingham 初代研究长期保持着低于 4%的失访率，提高了研究质量。

问题 9 什么是失访？失访的原因有哪些？失访会对队列研究的结果有什么影响？

问题 10 如何控制因失访而引起的偏倚？

为了研究父母患有间歇性跛行是否是子代跛行的危险因素，研究者在 Framing-

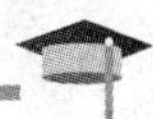

ham 研究 Offspring 队列中选取了三次 12 年随访研究数据，参与者每三年接受一次体检和问卷调查。表 6.1 为 6 306 名参与者随访 12 年的情况。

表 6.1　6 306 名参与者 12 年的随访情况

进入队列时间(年)	观察人数	失访人数	新发跛行人数
1971～1975	2 039	68	35
1983～1987	2 242	156	36
1995～1998	2 025	284	30

问题 11　假设所有失访人群平均随访时间均为 6 年，计算所有观察者的总人数时，并计算跛行的发病密度。

问题 12　如果本研究不考虑失访情况(本研究失访率为 8.05%)，即当队列研究观察人口比较稳定时，不论观察时间长短，都以观察时的总人数为分母进行计算，以观察期内新发病例数为分子，计算累积发病率，请重新计算上述人群随访 12 年的跛行累积发病率。

问题 13　累积发病率与发病密度都是发病指标，两者有何区别?

1950 年，研究者调查了 Framingham 初始队列中 1 037 名 45～62 岁健康男性的吸烟状况，并根据吸烟状况分为四组，研究者对他们随访 6 年并记录下 CVD 的发生情况，相关资料如表 6.2 所示。

表 6.2　45～62 岁男性不同吸烟状况的 CVD 发病情况

吸烟史	观察人数	病例数
从不吸烟	141	14
过去吸烟	115	8
抽雪茄或烟斗	177	14
吸纸烟	594	57
合计	1 027	94

问题 14　该队列研究属于哪一种类型的队列研究?

问题 15　以从不吸烟组作为参照组，分别计算各暴露组的 *RR*、*RR* 95%可信区间、*AR* 以及 *AR*%，并解释各个指标的意义。

研究者对吸烟者每天吸烟量进行了详细统计，获得不同组别 CVD 发病人数如表 6.3 所示。

表 6.3　每天吸烟不同支数的 45～62 岁男子 CVD 发病状况

每天吸烟支数	暴露水平	观察人数	病例数	*RR*	*RR*95%*CI*	*AR*	*AR*%
<10	0	79	3				
10	1	39	2				
11～19	2	56	8				
20	3	238	21				
21～39	4	116	12				
≥40	5	66	11				
合计		594	57				

提示:多个样本率比较 χ^2 检验

$$\chi^2 = n\left(\sum \frac{A^2}{n_R n_C} - 1\right)$$

$$\nu = (n_R - 1) \times (n_C - 1)$$

问题 16　以每天吸烟支数<10 为对照组,计算各暴露水平 *RR* 及其 95%可信区间、*AR* 以及 *AR*%,并填入表 6.3 中。根据表 6.3 中结果,能否认为随着每天吸烟支数增多,研究人群 CVD 发病危险增加?

在 Framingham 研究中提供了该地区 30～59 岁男性人群中几种冠心病危险因素的相对危险度和人群暴露比例的资料,完成表 6.4 并回答问题。

表 6.4　30～59 岁男性中几种危险因素的 *RR* 和 *PAR*%

危险因素	*RR*	P_e	*PAR*%
左室肥厚	2.7	0.1	
血清胆固醇水平≥260 mg/dL	4.3	0.06	
收缩压≥24 kPa(180 mmHg)	2.8	0.02	

问题 17　*PAR*%和 *AR*%有何区别?他们的意义有何不同?

问题 18　相对危险度、人群暴露比例和人群归因危险度 *PAR*%之间有什么关系?对于决策部门制定公共卫生政策有什么指导意义?

问题 19　队列研究常见的偏倚有哪几种?试述队列研究常见偏倚的控制方法。你认为 Framingham 队列研究可能存在哪些偏倚?

(南京医科大学　　沈　冲)

实习7　偏倚及其控制

【目的】 了解偏倚产生的原因，掌握偏倚的种类以及常见偏倚的测量与控制方法。

【时间】 3学时。

【内容】 在流行病学研究的整个过程中，由于各种因素的影响，研究结果与真实值之间总是存在一定的差异，这就是误差。误差有两种，一种是随机误差（random error），另一种是系统误差（systematic error），流行病学上将其称为偏倚（bias）。它可发生在流行病学研究的设计、实施、分析以至推论的各个阶段，有方向性，理论上可以避免。

问题1　随机误差和系统误差有何不同？

问题2　流行病学研究中有哪些偏倚？主要分为几大类？

有医生就"长期口服避孕药与妇女血栓栓塞之间关系"进行了病例对照研究，得出 $\chi^2=18.36$，$P<0.01$，$OR=2.67$。于是他认为长期口服避孕药同妇女血栓栓塞有因果关系。

问题3　此结论是否正确？为什么？

课题1　选择偏倚

选取医院就诊或住院病人作为研究对象，由于患者入院率或就诊机会的不同，在研究结果推论到一般人群时容易出现选择偏倚，这种偏倚称为入院率偏倚（Berkson's Bias），又称为伯克森偏倚（Berkson's Bias）。

例如，在研究某因素 X 是否同某病 A 有关时，A 病的病例取自医院，对照取自同时住院的其他病例，如 B 病，A、B 病人由于某医院在治疗这两种疾病（A、B）方面的疗效不同、患者距离医院的远近不同、病情的轻重程度不同，出现了不同的入院率；若因素 X 也有一定的独立的同疾病 A、B 无关的入院率，于是就产生 Berkson's 偏倚。现假设一例进行说明。

假定某研究者计划研究 A 病同因素 X 的关系，A 病的病例取自医院，同时，他从医院某病区随机抽取相应人数的 B 病患者作为对照。

在某人群中，发现患 A 病者共6 000例，患 B 病者也是6 000例，在 A 病者或 B 病者中各有20%的人同时具备 X 因素。并假定 A 病、B 病、X 病三者之间无任何关联，三者的入院率又是相互独立的，如表7.1所示。

表 7.1　人群 *A* 病、*B* 病及 *X* 病的人群分布

病种	有 X 病(人)	无 X 病(人)	合计(人)
A 病	1 200	4 800	6 000
B 病	1 200	4 800	6 000

若该人群患 *A* 病、*B* 病和 *X* 病的患者入院率分别为 60%、25%、40%，那么以入院病人作为对象来研究 *A* 病与 *X* 病和 *B* 病与 *X* 病的关系，就可以得出以下的调查结果。

问题 1.1　计算表 7.1 中的 χ^2、*OR* 值，并说明意义。

表 7.2　来自医院的 *A* 和 *B* 两病及 *X* 病的病例分布

病种	有 *X* 病	无 *X* 病	合计
A 病(病例)	912①	2 880②	3 792
B 病(对照)			

注：① *AX* 病例数＝1 200×0.6＋(1 200－1 200×0.6)×0.4＝912（例）

或＝1 200×0.4＋(1 200－1 200×0.4)×0.6＝912（例）。

② 单纯 *A* 病例＝4 800×0.6＝2 880（例）。

问题 1.2　补充完成表 7.2 内的数据并计算 *OR* 值，经 χ^2 检验有无统计学意义？如有统计学差异，这种差异应作何解释？

问题 1.3　对表 7.1 和表 7.2 的结果进行比较，并说明它们有什么不同。为什么？

问题 1.4　在研究设计阶段应如何尽量避免或减少 Berkson's 偏倚和选择偏倚？

课题 2　混杂偏倚与信息偏倚

有医生以病例对照研究方法探讨饮酒与高血压的关系。病例组为在某地医院就诊的高血压病人 244 例，对照组为该地的一个随机样本 493 例。病例对照的调查应用统一的调查表，调查研究对象过去饮酒情况，同时还调查了年龄、性别、体重指数(*BMI*>24 为超重)等变量。病例组采取当面询问其饮酒的情况，对照组采用信函调查的方法。结果见表 7.3。

表 7.3　饮酒与高血压之间的关系

饮酒	病例(人)	对照(人)	合计(人)
是	113	161	274
否	131	332	463
合计	244	493	737

粗 *OR*，即 *cOR*＝　　　　χ^2＝　　　　*P*＝

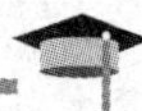

问题 2.1　此研究中可能存在哪些偏倚？如何控制？

问题 2.2　计算表 7.3 中的 OR，χ^2，P。

考虑到在分析饮酒与高血压之间的关系时，体重指数可能是潜在的混杂因素。首先，我们对体重是否具备混杂因素的条件进行判断。下面表 7.4 和表 7.5 是体重指数（F）分别与高血压（D）和饮酒（E）关系的分析。

表 7.4　饮酒与体重的关系

饮酒	超重(人)	不超重(人)	合计(人)
是	98	176	274
否	214	249	463
合计	312	425	737

$OR_{(EF)}=$　　　　；$\chi^2=$　　　　；$P=$

表 7.5　体重与高血压之间的关系

体重	病例(人)	对照(人)	合计(人)
超重	120	192	312
不超重	124	301	425
合计	244	493	737

$OR_{(DF)}=$　　　　；$\chi^2=$　　　　；$P=$

问题 2.3　计算表 7.4、表 7.5 中的 OR 值，χ^2，P。

问题 2.4　一个因素如果是混杂因素，那么它必须具备哪些条件？本课题中的体重是否具备混杂因素的条件？

根据表 7.4、表 7.5 的计算可知，体重初步具备混杂因素的条件，它有可能成为潜在的混杂因素，歪曲饮酒与高血压的真正关系，应予进一步调查分析。按体重分层后，饮酒与高血压的关系资料见表 7.6。

表 7.6　按超重分层后饮酒与高血压之间的关系

体重	饮酒	病例(人)	对照(人)	χ^2	P	OR	OR 95%CI
超重	+	48	50				
	−	72	142				
不超重	+	65	111				
	−	59	190				
合计		244	493				

问题 2.5　计算表 7.6 中的各层 χ^2，P，OR，OR 的 95%CI。

问题 2.6 如何识别混杂作用和效应修正作用？混杂作用和效应修正作用有何不同？

按混杂因素分层后，各层间的比值比相等，这种相等是否可能由于机遇所致呢？如果层与层之间的比值比不相等就可能存在效应修正作用，层与层之间比值比的均匀性检验可用对数比值比法(logarithms of odds ratio)。

$$\chi^2_{\text{homog}} = \sum_{i=1}^{I} W_i\,(\ln OR_i)^2 - \left(\sum_{i=1}^{I} W_i \ln OR_i\right)^2 \Big/ \sum_{i=1}^{I} W_i$$

式中，$W_i=(1/a_i+1/b_i+1/c_i+1/d_i)^{-1}$，自由度＝层数－1。

本例资料 χ^2 均匀性检验如下(表 7.7)。

表 7.7 按体重分层资料 χ^2 均匀性检验计算整理表

分层	OR_i	$\ln OR_i$	W_i	$W_i \ln OR_i$	$W_i(\ln OR_i)^2$
1					
2					

$\chi^2=$ ； $P=$

问题 2.7 计算表 7.7 中的数据，并解释其意义。

问题 2.8 各层 OR 与 cOR 相比有无差异？有差异应如何解释？

通过计算我们发现 $cOR \neq$ 层 OR，各层 OR 值之间均匀性检验无差异($OR_1=OR_2$)，说明体重是个混杂因素，歪曲饮酒与高血压的真正关系，应予以调整。根据表 7.6，用 Mantel-Haenszel 方法计算按体重分层的调整饮酒与高血压的比值比 aOR 值。

问题 2.9 计算 OR_{MH}、χ^2_{MH}、OR_{MH} 95%CI。你计算的 OR_{MH}(即 aOR)与 cOR 相比有无差别？试对体重所产生的混杂偏倚的大小和方向予以测量。

问题 2.10 通过本课题的实习，你是否学会了混杂偏倚的测量？

问题 2.11 在流行病学研究过程中，如何控制混杂因素的混杂作用？

课题 3 失 访 偏 倚

有研究者在冠心病研究中，随机抽取社区中男性居民作为研究对象，并分为三组，一组为干预组，另两组为对照组，每组 1 万人，其中，干预组应答率为 74.8%，对应答者与无应答者的随访资料进行了分析和比较，部分结果见表 7.8。

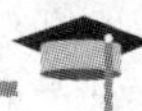

表 7.8 干预组应答者与无应答者随访死亡人数

死因	应答者(n=7 455)	无应答者(n=2 513)
冠心病	17	12
肿瘤	10	10
意外事故	5	6
自杀	5	4
感染	2	5
脑血管病	6	1
酒精中毒	2	4
慢性呼吸系统疾病	2	1
其他	16	29
合计	65	72

(引自:段广才.流行病学实习教程[M].北京:人民卫生出版社,2007.)

问题 3.1 在流行病学调查研究过程中,可能产生无应答偏倚的原因有哪些?此例中无应答偏倚将对研究结果产生哪些影响?

问题 3.2 如何控制与处理无应答偏倚?

课题 4 偏倚及其控制

近年来出现了许多蔬菜和水果的摄入与恶性肿瘤关系的研究,一些流行病学研究提示,大量食用水果和蔬菜可以预防癌症、降低癌症的发病率,而另外一些研究却提示蔬菜水果的摄入并不能预防或降低癌症的发生,见表 7.9。

表 7.9 目前已发表的蔬菜、水果与主要恶性肿瘤关系的 Meta 分析结果

	蔬菜		水果	
	病例对照研究	队列研究	病例对照研究	队列研究
乳腺癌	↓	NS	NS	NS
肺癌	↓	NS	↓	↓
膀胱癌	NS	NS	↓	↓
胃癌	↓	NS	↓	NS
肠癌	↓	NS	↓	NS

注:↓为显著的保护作用;NS 为具有保护作用,但无统计学意义。

(引自:李立明,詹思延.流行病学研究实例[M].4 卷,北京:人民卫生出版社,2009.)

问题 4.1 病例对照研究和队列研究常见偏倚有哪些?为什么两类研究的结果会不同?

(安徽医科大学 黄 芬)

实习8　病因未明疾病的调查

【目的】 学习原因不明疾病的调查方法，了解病因概念和判断病因的标准。

【学时】 3学时。

【内容】 200多年前的欧洲阿尔卑斯山区玉米产地，流行着一种可怕的糙皮病。首先，患者身体的裸露部位（如手、脚）出现淡红色斑点，像被火烧伤似的灼痛；不久便生起水泡，流出一丝丝黄水；几周后，流黄水的皮肤出现鱼鳞般疙瘩，全身疼痛；接着，患者的皮肤由淡红色变成灰黑色。像犀牛皮似的粗糙，舌通红，咽喉红肿，进食下咽十分困难；经常腹泻，大便像浆糊似的，恶臭难闻，常并发中枢神经系统紊乱，患者痴呆，精神失常，时笑时哭；最后，全身内脏器官、消化器官变形坏死，人便迅速死去。该病很快在欧洲各地蔓延，其临床症状首次被西班牙人Gaspar Casal描述，并发表在他的遗作《澳大利亚的自然和医学史》（1762年）中，因此，该病也被称作"澳大利亚麻风"。也曾被意大利米兰人Francesco Frapoli命名为"pelle agra"（在意大利语中pelle指皮肤，agra指粗糙的）。20世纪早期，糙皮病在南美洲暴发，仅1915年的1月到10月南加利福尼亚州就有1306例因糙皮病而死亡的病例。1916年，美国南部有10万人患有该病。1917年～1918年，美国患糙皮病者有20万人之多。

早在19世纪末，科学家就发现糙皮病跟着玉米走，玉米传到哪里，糙皮病就跟到哪里。大批移民从欧洲到美洲，糙皮病又跟踪而来。当时的科学界认为糙皮病的病原是某种蠕虫或者玉米中含有的未知毒素。1914年，美国公共卫生局（Public Health Service）派出以约瑟夫·古德伯格（Joseph Goldberger）为首的医疗队研究该病，并试图找出病因和治疗方案。

问题1　假如让你负责调查该病病因，你认为应从哪些方面着手调查？

问题2　如何理解流行病学中"病因"的含义？

为了查明糙皮病的病因，调查工作在南卡罗来纳州（South Carolina）西北部有该病流行的5个区县进行，包括24个有磨坊的乡镇，人口为500～1500人。各村的卫生状况差别比较大。调查主要侧重于单一种族的家庭。为了发现病人，调查员在一年的时间内，每两周访问每个村子每一家住户一次。每个人的姓名、性别、年龄及婚姻状况都记录在案。通过回顾病史和体格检查确定是否发病，遇到难以诊断的病例请有经验的专家来判断。病例的分布特征如下：

问题3　24个村庄一年来该病的发病情况如图8.1所示，你得到什么启示？

问题4　该病的年龄和性别发病率如表8.1和图8.2所示，你得到哪些线索？

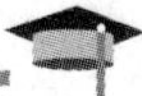

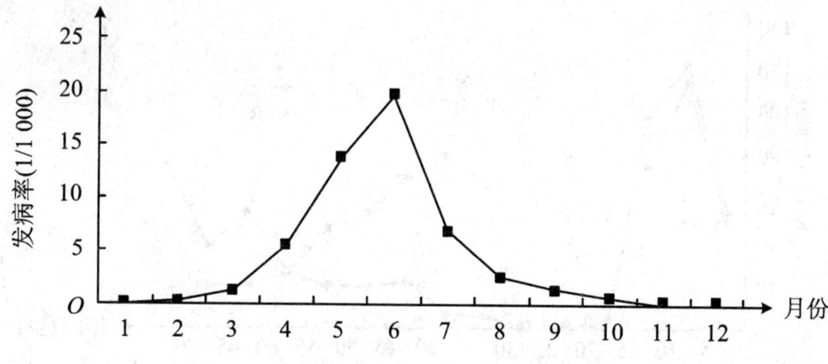

图 8.1　南卡罗来纳州 24 个村庄糙皮病的月发病率

表 8.1　南卡罗来纳州 24 个村庄一年内糙皮病的年龄、性别发病率

年龄组(岁)	男			女		
	人口数	发病数	率(1/1 000)	人口数	发病数	率(1/1 000)
<1	327	0	0	365	0	0
1	233	2	8.6	203	1	4.9
2	408	30	73.5	365	16	43.8
3	368	26	70.7	331	28	84.5
4	348	33	94.8	321	32	99.7
5～	1 574	193	122.6	1 531	174	113.7
10～	1 329	131	98.6	1 276	95	74.5
15～	1 212	4	3.3	1 510	17	11.3
20～	1 055	1	0.9	1 280	51	39.8
25～	882	1	1.1	997	75	75.2
30～	779	4	5.1	720	47	65.3
35～	639	4	6.3	646	51	78.9
40～	469	10	21.3	485	34	70.1
45～	372	7	18.8	343	18	52.5
50～	263	13	49.4	263	12	45.6
55～	200	5	25.0	228	6	26.3
60～	164	9	53.6	153	3	19.6
65～	106	4	37.7	105	2	19.1
≥70	80	6	75.0	114	2	17.5

(引自：傅华. 预防医学[M]. 5 版. 北京：人民卫生出版社，2008.)

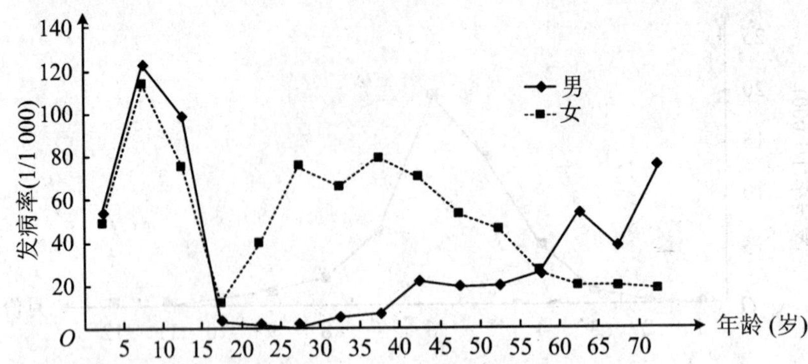

图 8.2　南卡罗来纳州 24 个村庄一年内糙皮病的年龄、性别发病率

问题 5　该病的不同职业和婚姻状况的发病率见表 8.2，你如何分析表中数据？

表 8.2　糙皮病不同职业和婚姻状况的发病率

			人口数	发病数	发病率(%)
婚姻状况	已婚女性		3976	191	4.80
	未婚女性		1654	20	1.21
是否磨坊工人	是	男	1186	8	0.7
		女	639	8	1.3
		合计	1825	16	0.9
	否	男	885	33	3.7
		女	1450	66	4.6
		合计	2335	99	4.2

（引自：傅华. 预防医学[M]. 5 版. 北京：人民卫生出版社，2008.）

问题 6　根据该病在家庭中的发生情况（表 8.3），请计算总的发病率及续发率，你得到什么启示？

表 8.3　南卡罗来纳州 7 个村庄 9 个月内发生该病的人口数和家庭数

总人口		4399
	感染家庭的人口数	424
	非感染家庭的人口数	3975
总病例数		115
	感染家庭的首发病例数	77
	感染家庭的其他病例数	38
总家庭数		798

（引自：傅华. 预防医学[M]. 5 版. 北京：人民卫生出版社，2008.）

问题 7　根据该病在不同经济收入水平中的发病率（表 8.4）请问该病与经济收

入有关吗?

表 8.4　南卡罗来纳州 7 个村庄糙皮病在不同家庭经济收入中的发病率

家庭经济收入水平	人口数	发病数	发病率(1/1000)
层 1(最低)	1312	56	42.7
层 2	1037	27	26.0
层 3	784	10	12.8
层 4	736	3	4.1
层 5(最高)	291	1	3.4
合计	4160	97	23.3

(引自:Goldberger J, Wheeler GA, Sydenstricker E. A study of the relation of family income and other economic factors to pellagra incidence in seven cotton-mill villages of South Carolina in 1916[J]. Public Health Rep, 1920, 35(46):2673~2714.)

问题 8　糙皮病发生与村庄卫生状况之间关系的散点图如图 8.3 所示,你认为疾病的发生与卫生状况有关吗?

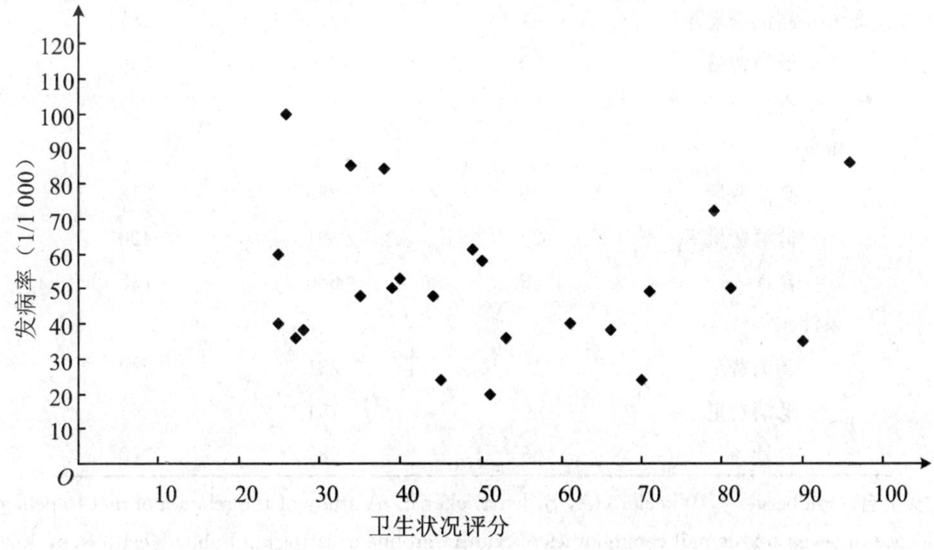

图 8.3　糙皮病发病率与卫生状况的关系

问题 9　请总结该病的流行病学分布特征,你认为糙皮病的病因可能是什么?

问题 10　描述疾病的分布特征在探索病因过程中有何重要意义?

问题 11　你认为该病是传染病还是非传染病?请阐述理由,并制定进行下一步研究计划。

Goldberger 接受委托调查糙皮病,那时有意大利的学者提出糙皮病是由霉变的玉米造成的,而美国的学者则坚持认为这是一种传染性疾病。Goldberger 怀疑这是一种营养性疾病，依据是以下三项初步观测资料：

(1) 尽管此疾病在避难所中流行，但是护理人员和专业人员中没有一例感染者。

(2) 该疾病几乎完全集中于穷人。

(3) 该疾病在农村地区好发。

问题 12 在病因推断中应如何认识 Mill 准则的应用？

为了研究饮食在该病中所起的作用，研究者们调查了 7 个村庄所有家庭各类食物的每日消耗情况，结果见表 8.5 和表 8.6。

问题 13 如何分析表 8.5 和表 8.6 中数据？结果能说明什么问题？

表 8.5 南卡罗来纳州 7 个村庄中有病例家庭与无病例家庭的食物消费模式

	有病例家庭	无病例家庭	合计
鲜肉			
高消费量	9	208	217
低消费量	52	472	524
合计	61	680	741
鲜奶			
高消费量	6	275	281
低消费量	50	396	446
合计	56	671	727
鲜肉			
高消费量	29	289	318
低消费量	29	391	420
合计	58	680	738
果汁			
高消费量	18	231	249
低消费量	40	451	491
合计	58	682	740

(引自：Goldberger J, Wheeler GA, Sydenstricker E. A study of the relation of diet to pellagra incidence in seven textile-mill communities of South Carolina in 1916[J]. Public Health Rep, 1920, 35(12):648～713.)

表 8.6 南卡罗来纳州 7 个村庄中有病例家庭与无病例家庭食物中蛋白质的来源(%)

蛋白质来源	无病例家庭		有病例家庭	
	高收入	低收入	低收入	≥2 个病例
总蛋白质	100	100	100	100
肉、鸡、蛋、奶酪	36.7	29.5	21.3	18.6

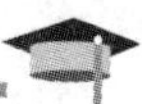

(续)表 8.6

蛋白质来源	无病例家庭		有病例家庭	
	高收入	低收入	低收入	≥2 个病例
咸肉、猪油等	2.5	3.9	6.6	6.1
干豆及罐装豆类	6.2	6.8	8.7	9.1
面粉、玉米粉等	50.7	56.8	59.6	62.1
蔬菜和水果	3.1	1.6	1.8	2.1
其他	0.8	1.4	2.0	2.0
动物性食物	39.2	33.3	27.9	24.7
谷类及豆类	56.9	63.6	68.3	71.2
其他	3.9	3.1	3.8	4.1

(引自:Goldberger J, Wheeler GA, Sydenstricker E. A study of the relation of diet to pellagra incidence in seven textile-mill communities of South Carolina in 1916[J]. Public Health Rep, 1920, 35(12):648～713.)

问题 14　若怀疑是营养性疾病,那么将如何验证呢?结合病因的判断标准,谈谈还需要哪些证据。

1915 年,Goldberger 在密西西比州两个糙皮病患病率为 47%的孤儿院实施饮食强化计划。结果,第二年 103 名患者中没有一人发病。1915 年,Goldberger 到密西西比州 Rankin State 监狱开始他的研究。这里以前没有报道过一起糙皮病病例,Goldberger 通过供给不含肉类、牛奶和新鲜蔬菜的饮食,在五个半月之后使同一寝室 11 个室友中的 6 个患上了糙皮病。Goldberger 是一位敢于为科学而献身的人,1916 年,他开始了糙皮病的传染性实验。他将病人的血液注射到他自己、他妻子以及另外 12 名健康的自愿者身上。他还吃下了用糙皮病患者的排泄物、尿液、呕吐物以及皮肤鳞屑制成的药丸。但是他和另外的试验者都没有感染上糙皮病。综上,他深信这种疾病不是一种传染性疾病,而是一种营养性疾病。

问题 15　您同意他的看法吗?为什么?

问题 16　根据《赫尔辛基宣言》(1964 年公布),Goldberger 在孤儿院、监狱以及自己和自愿者身上做试验有无不妥之处?

问题 17　Goldberger 对糙皮病病因的研究综合采用了哪些流行病学方法?

(皖南医学院　袁　慧)

实习9 预防接种效果的评价

【目的】 理解流行病学现场试验的基本概念、设计原理和注意事项；掌握预防接种效果评价的常用指标；了解预防接种计划的制定和实施方案的设计。

【时间】 3学时。

课题1 流行病学现场试验的设计评价

乙型肝炎(HB)疫苗预防儿童早期HBsAg携带状态的效果：某乙型肝炎地方性流行区的一次对照试验。

1.1 基础研究

某地乙型肝炎病毒(HBV)感染呈地方性流行，12%献血者HBsAg阳性，90%居民至少一项HBV标志物阳性。流行病学调查表明，HB和原发性肝细胞癌(PHC)明显相关，男性PHC年发病率为30/(10万)～75/(10万)。

在实施HB疫苗接种计划之前，曾对该地某农村地区儿童和孕妇的HBV感染流行率和HB发病率进行调查。现况研究结果表明，儿童感染HBV的危险性最高。纵向研究表明，30%新生儿具有从母体被动获得的抗-HBs，当被动免疫消失时，HBsAg流行率急剧上升，但在出生6～12个月仍有3%的婴儿具有抗-HBs，2岁时，有17%儿童HBsAg阳性，6～7岁时，80%儿童至少一项HBV标志物阳性，在13岁时儿童HBV感染率与成人相同(13%HBsAg阳性，91%既往或近期HBV感染)。

1.2 实验设计

N区离D市160 km，交通方便。该区为一农业区，人口流动较少，医疗卫生机构健全，服务质量较高。按随机分配原则进行分组，其中16个村庄接种HB疫苗，18个村庄接种安慰剂，见图9.1。

HB疫苗接种计划的目的在于降低儿童HBV携带状态的发生率，该区所有从出生至2岁儿童均列为接种对象。

根据流行病学资料，计算样本大小。估计疫苗保护率为90%，单侧检验(把握度为0.9，$\alpha=0.01$)，计算得出：需要90名既往未曾暴露HBV者，随访12个月。由于34%的1～24个月龄者至少已有一项HBV标志，且失访率为50%(于出生第一年婴儿死亡率约为20%，另有30%儿童不能按规定追踪)，因此，本研究所需儿童数为

273 名或以上。如把握度为 0.95，$\alpha=0.01$，则需 327 名儿童。

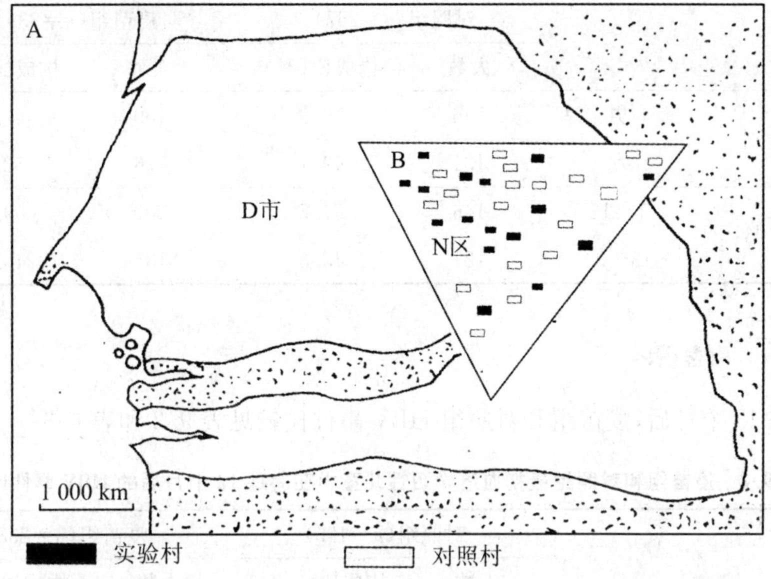

图 9.1　研究地区内疫苗接种村(实验村)和对照村的地理分布示意图

1.3　疫苗和免疫

1. HB 疫苗

由某研究所生产。疫苗批号为 77—102，每毫升疫苗含 10 μg 蛋白，疫苗被证明是安全可靠的。

2. 对照疫苗

为白喉、破伤风、百日咳疫苗(DTP)，由某研究所生产，批号为 77—204。

HB 疫苗接种计划于 1978 年 9 月开始，受试者连续接种 3 次，按照 0—1—6 原则，每次皮下注射 1 mL，1 年后再加强 1 次。对照组接种 DTP 疫苗，免疫程序同上。

于注射第 1 次疫苗的当天(0 天)，第 3 次疫苗当天(6 个月)，第 3 次疫苗的 3 个月后(9 个月)，以及加强接种时(12 个月)，取血样检测 HBV 标志物。疫苗接种记录由公共卫生护士完成，其内容包括：① 受试者密码；② 姓名、年龄、性别、母亲姓名、户主、所在村名；③ 疫苗接种日期和结果。

1.4　实验室检测

本研究应用美国 Abbott 实验室生产的放射免疫试剂药盒，检测 HBsAg、抗-HBs 和抗-HBc。

1.5　研究人群

研究人群特征比较见表 9.1。

表 9.1　疫苗组和对照组性别、年龄构成比较

		对照组(n=267)		疫苗组(n=335)	
		人数	构成比(%)	人数	构成比(%)
性别	男	136	50.9	159	47.5
	女	131	49.1	176	52.5
月龄	1～12	146	54.7	200	59.7
	13～24	121	45.3	135	40.3

1.6　结果

追踪 12 个月后，疫苗组和对照组 HBV 事件比较见表 9.2 和表 9.3。

表 9.2　疫苗组和对照组最初血清学阴性儿童中在追踪 12 个月后的 HBV 事件比较

	对照组(n=195)		疫苗组(n=238)	
	人数	构成比(%)	人数	构成比(%)
HBsAg(+)	14	7.2	4	1.7
HBsAg(−)和抗-HBc(+)	6	3.1	3	1.2
抗-HBs(+)	7	3.6	222	93.3
HBV(−)	168	86.2	9	3.8

表 9.3　疫苗组和对照组最初血清学阳性儿童在注射疫苗追踪 12 个月后 HBsAg 携带率比较

最初血清学状况	对照组(n=72)		疫苗组(n=97)	
	人数	HBsAg 人数(%)	人数	HBsAg 人数(%)
单项抗-HBc(+)	46	9(19.6)	47	0(0.0)
抗-HBs(+)	12	0(0.0)	24	0(0.0)
HBsAg(+)	14	11(78.7)	26	14(53.9)

问题 1.1　开展试验前，对该地居民 HBV 感染情况进行基础研究有无必要？为什么？

问题 1.2　本研究选择试验现场及对象是否合适？

问题 1.3　本研究关于样本大小的计算方法是否正确？

问题 1.4　你对疫苗组和对照组可比性资料是否满意？为什么？

问题 1.5　还有哪些重要结果需要收集和分析？

问题 1.6　你认为从本研究结果可以得出哪些结论？

问题 1.7　请总结现场试验设计的基本原则。

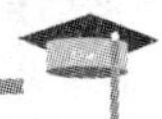

课题 2　预防接种效果评价

2.1　疫苗安全性的评价

2007 年全国(未包括香港、澳门特别行政区和台湾省)建立疑似预防接种异常反应(Adverse Events Following Immunization,AEFI)信息管理系统,并于 2010 年 6 月下发了《全国 AEFI 监测方案》,旨在加强疫苗使用的安全性监测。

AEFI 是指在预防接种后发生的怀疑与预防接种有关的反应或事件。AEFI 的监测范围覆盖国家免疫规划(National Immunization Program,NIP)和非 NIP 的所有疫苗接种人群。医疗机构和预防接种单位等发现 AEFI 后,需要依据时限向县(区、市、旗)级疾病预防控制中心(CDC)报告,县级 CDC 再将 AEFI 个案报告和个案调查数据信息经全国 AEFI 信息管理系统进行网络报告。各级 CDC 则通过网络报告系统,对 AEFI 个案信息进行管理。

全国 AEFI 信息管理系统建立后,为分析和评价其运转状况及预防接种的安全性,现收集截至 2012 年 3 月 13 日报告的 2010 年 AEFI 个案数据,并进行流行病学分析,结果见表 9.4。

表 9.4　2010 年不同疫苗 AEFI 报告例数和报告发生率(/(100 万剂))

疫苗	AEFI		严重 AEFI		一般反应		异常反应	
	例数	报告发生率	例数	报告发生率	例数	报告发生率	例数	报告发生率
BCG	875	52.36	24	1.44	210	12.57	603	36.08
OPV	812	12.19	50	0.75	620	9.31	136	2.04
IPV	100	338.54	4	13.54	90	304.68	7	23.70
DTP	16 619	239.84	94	1.36	15 245	220.01	1 226	17.69
MV	15 869	15.39	560	0.54	12 184	11.82	2 853	2.77
MM	1 186	228.07	30	5.77	896	172.30	236	45.38
MMR	1 161	81.62	27	1.90	913	64.19	194	13.64
HepB	2 335	38.95	121	2.02	1 881	31.38	237	3.95
MPV-A	3 309	104.02	46	1.45	3 007	94.52	232	7.29

注:卡介苗(BCG)、脊髓灰质减毒活疫苗(Poliomyelitis Attenuated Live Vaccine,OPV)、灭活脊髓灰质炎疫苗(Inactivated Vaccine,IPV)、百日咳—白喉—破伤风联合疫苗(Diphtheria, Tetanus, Pertussis Combined Vaccine,DTP)、麻疹减毒活疫苗(Measles Attenuated Live Vaccine, MV)、麻疹—流行性腮腺炎联合减毒活疫苗(Measles, Mumps Combined Attenuated Live Vaccine, MM)、麻疹—流行性腮腺炎—风疹联合减毒活疫苗(Measles, Mumps and Rubella Combined

Attenuated Live Vaccine，MMR）、乙型肝炎（乙肝）疫苗（Hepatitis B Vaccine，HepB）、A 群脑膜炎球菌多糖疫苗（Group A Meningococcal Polysaccharide Vaccine，MPV-A）。

问题 2.1 请对表 9.4 中的结果进行评述。

问题 2.2 疫苗副反应的主要表现形式有哪些？其发生原因是什么？

问题 2.3 疫苗质量评价的重要性有哪些？

问题 2.4 你认为应如何进行疫苗质量的评价？

2.2 免疫学效果评价

1. 人群免疫屏障

为了解某县健康人群麻疹、百日咳的抗体水平，于 1999 年 9 月对该地 2～4 岁、6～8 岁、13～15 岁年龄组的健康人群 100 人，分别采血，用血凝抑制（HI）试验和微量凝集试验检测麻疹 HI 抗体和百日咳凝集抗体。具体结果如表 9.5 所示。

表 9.5 某县健康人群麻疹 HI 抗体滴度

年龄组（岁）	监测人数	阳性人数	阳性率（%）	抗体滴度（1∶n）							GMT（1∶n）
				4	8	32	64	128	256	512	
2～4	30	30		0	0	4	2	9	11	4	157.59
6～8	30	30		0	0	4	3	12	7	4	140.39
13～15	40	40		3	4	9	9	4	8	3	
合计	100	100		3	4	17	14	25	26	11	103.25

表 9.6 某县健康人群百日咳凝集抗体水平

年龄组（岁）	监测人数	保护人数	保护率（%）	抗体滴度（1∶n）								MT（1∶n）
				80	160	320	640	1 280	2 560	5 120	10 240	
2～4	30	21		4	5	9	3	4	2	2	1	473.95
6～8	30	25		2	3	4	4	5	4	5	3	1 114.30
13～15	40	30		4	6	9	11	6	1	1	2	
合计	100	76		10	14	22	18	15	7	8	6	628.83

问题 2.5 请计算表中的阳性率（保护率）和抗体的平均水平。

问题 2.6 何为免疫屏障？请对该地健康人群的免疫水平作出评价。

问题 2.7 分析健康人群中抗体水平的意义是什么？

2. 免疫学效果评价

自甲型肝炎（甲肝）减毒活疫苗研制成功及推广使用以来，已有大量的资料和研究报告证明甲肝减毒活疫苗在控制甲肝流行及减少发病中所起的显著作用。为观察在甲肝高发地区用甲肝减毒活疫苗（H_2株）大面积接种的保护效果和免疫持久性，在

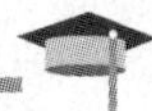

某两个试点区开展此项研究。

两个试点区总人口分别为男性 85 550 人，女性 75 618 人。1983～1989 年甲肝年均发病率分别为 359.7/10 万和 267.3/10 万，其中 1～5 岁儿童组发病率占总人口发病率的 76.5%。试点内 1～15 岁儿童普遍接种甲肝减毒活疫苗（H_2株），同时对重点行业人群和其他易感人群进行接种。对所有发生的甲肝病例做个例随访并采血，分离血清做实验室检测，明确诊断。

在数 10 年观察期间，对免疫后 6 年血清做免疫回忆反应和中和试验。结果二组不同背景的免前抗-HAV-IgG 为阴性的人群免疫后 IgG 升高的水平差异有显著性（表 9.7）。甲肝活疫苗的免疫回忆反应明显。中和试验结果：经 ELISA 法测定为抗-HAV-IgG 阴性的免疫后血清（原倍血清）仍可中和一定量的甲肝病毒，阳性率可达 63.80%（23/26）。

免疫后 10 年血清抗-HAV-IgG 抗体检测结果见表 9.8。一般认为，自然感染后抗体的滴度应＞1∶100，以此界限判断免疫后 10 年血清抗体阳性率为 80.20%（69/86）。对该组人群做长期随访，所有疫苗接种者没有发生甲肝病例。

表 9.7　免疫前血清学阴性的不同人群接种甲肝疫苗后抗-HAV-IgG 水平比较

免疫前筛选	人数	接种后 1 个月后 IgG GMT(mIU/mL)($\chi \pm s$)	t 值	P 值
免疫前 IgG(阴性)	78	278.4±3.86		
6 年前接种过再免疫前 IgG(阴性)①	38	1337.3±3.03		＜0.01
6 年前接种过再免疫前 IgG GMT＜20 mIU/mL②	23	721.9±2.40		＜0.01

注：① ELISA 法；② Abbott EIA，IMX 法。

表 9.8　两个试点区甲肝疫苗免疫后 10 年血清抗-HAV-IgG 检测

地区	样品(份)	抗-HAV-IgG①(1∶n)									阳性率(%)	GMT②
		0	1	2	4	8	16	32	64	128		
试点区 1	30	6	12	4	2	0	2	0	2	2		5.32
试点区 2	56	5	27	6	3	1	3	6	1	4		
合计	86	11	39	10	5	1	5	6	3	6		4.81

注：①、② ELISA 法。

问题 2.8　表 9.7 的结果给我们的启示是什么？其发生原因是什么？

问题 2.9　计算表 9.8 中的阳性率和抗体的平均水平；其结果反映了什么问题？

问题 2.10　免疫学评价的主要指标有哪些？如何进行指标的选择？

问题 2.11　免疫学评价的主要方法有哪些？其设计思路是什么？

2.3 流行病学效果考核

2009年4月中旬，美国、墨西哥、加拿大等国相继发现甲型H1N1流感（简称甲流）病毒引起的呼吸道感染性疾病，疫情在世界范围内迅速暴发流行。截至2010年7月30日，超过214个国家和地区向WHO报告了经实验室确诊的甲流病例，并且至少有18 398人死亡。为控制疫情的蔓延，某市于2009年11月中旬对全市中小学生开展甲型H1N1流感病毒裂解疫苗接种工作。

研究采用自愿分组、空白对照的准试验设计方法。采用整群抽样方法随机抽取6个区县内的在校中小学生作为研究对象。在知情同意下，将研究对象自愿分为接种组和对照组。在所选取的6个区县内，共有小学生199 293名、中学生231 415名。参与本研究且资料完整的学生有414 636名（小学生193 754名、中学生220 882名）。

接种组接种甲流疫苗，对照组则不给予任何的干预措施。接种组于2009年12月开始疫苗接种。接种组中，小学生113 725名、中学生119 720名。疫苗接种前每日统计所有对象的流感样病例（influenza like illness，ILI）的发生情况。疫苗接种后1个月内，分别统计接种组和对照组中的每日发热和流感样病例的发生情况，计算罹患率，见表9.9和表9.10。

表9.9 甲流疫苗接种前、后观察对象发热及流感样病例(n)月平均罹患率(%)比较

对象	人数	接种前		接种后	
		发热	ILI	发热	ILI
小学生	193 754	13 085(6.75)	9 519(4.91)	8 261(4.26)	6 367(3.29)
中学生	220 882	9 310(4.21)	6 665(3.02)	5 431(2.46)	4 110(1.86)
合计	414 636	22 395(5.40)	16 184(3.90)	13 692(　)	10 477(　)

表9.10 甲流疫苗接种后接种组与对照组发热及流感样病例(n)罹患率(%)比较

对象	接种前			对照组		
	人数	发热	ILI	人数	发热	ILI
小学生	113 725	1 472(1.29)	863(0.76)	80 029	2 675 (3.34)	1 948(2.43)
中学生	119 720	810(0.68)	570(0.48)	101 162	1 628 (1.61)	1 218(1.20)
合计	233 445	2 282(　)	1 433(　)	181 191	4 303 (　)	3 166(　)

问题2.12 请计算表9.9和9.10中的罹患率，该结果给我们的启示是什么？

问题2.13 请计算甲流疫苗的保护率和效果指数，该结果给我们的启示是什么？

问题2.14 根据以上数据，如何评价甲流疫苗的流行病学效果？

问题2.15 疫苗现场效果考核的方法有哪些？分别阐述其优缺点。

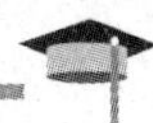

2.4　计划免疫工作考核

随着社会与经济的发展，流动人口大量涌入城市，给免疫规划工作带来了新的困难。为了解某市流动儿童免疫规划中疫苗的预防接种状况及其影响因素，以便为制定相应的干预措施提供科学依据。在该市采用单纯随机抽样方法抽取 1～9 岁儿童进行调查。调查的疫苗包括：卡介苗(BCG)、脊髓灰质减毒活疫苗(OPV)、百白破混合制剂(DPT)、麻疹减毒活疫苗(MV)、乙肝疫苗。

合格接种的判断：符合规定的儿童免疫程序，同时应符合下列要求：出生时间和接种时间的记录准确；免疫接种的起始月龄正确；针次间隔时间正确(不少于 28 天)；于 12 月龄内完成基础免疫；同时家长承认或证、卡相符。

乙肝疫苗首针及时接种：乙肝疫苗第 1 剂在出生后 24 小时内接种的为首针及时接种。

全程接种：所调查疫苗均按照规定的免疫程序，符合起始月龄和针次间隔，在 12 月龄内完成基础免疫接种的。

该市不同年龄流动儿童预防接种建证与四苗和乙肝疫苗接种情况见表 9.11。

表 9.11　某市不同年龄流动儿童(*n*)预防接种建证与四苗和乙肝疫苗接种情况(%)

	年龄(岁)		
	1～	4～	7～9
调查人数	167	166	166
建证	160(95.81)	151(90.96)	142(85.54)
卡疤	159(95.21)	151(90.96)	142(85.54)
BCG(*n*,%)	159(95.21)	151(90.96)	142(85.54)
OPV(*n*,%)	150(89.82)	142(85.54)	133(80.12)
DPT(*n*,%)	152(91.02)	142(85.54)	133(80.12)
MV(*n*,%)	155(92.81)	145(87.35)	136(81.93)
“四苗”全程接种	144(　)	134(　)	125(　)
乙肝疫苗首针及时接种	157(　)	146(　)	137(　)
乙肝疫苗全程接种	142(　)	132(　)	123(　)

问题 2.15　请计算表 9.11 中的数据，并对表中所示结果进行评述。

问题 2.16　你认为应如何进行接种率的调查？提高疫苗有效接种率的途径有哪些？

问题 2.17　你认为应如何开展计划免疫工作的考核？

问题 2.18　该地今后应加强哪些方面的工作？

(安徽医科大学　　苏　虹)

实习10 暴发调查

【目的】 通过研究实例，掌握"聚集性"、"暴发"和"流行"的定义及暴发调查步骤；学会绘制流行曲线，解释和描述流行曲线的作用；计算并比较相关组别的罹患率，寻找引起暴发的可能传染源和传播途径。

【时间】 3学时。

【内容】 1940年4月19日，纽约州Oswego县Lycomin村的卫生主管向辖区Syracuse卫生局报告，当地有多人出现了食物中毒症状。正在接受流行病学培训的A. M. Rubin医师被派到现场进行调查。

Rubin医师到达现场当天，立即去卫生官员那里了解基本情况，所有已知的病人均参加了前一天(4月18日)晚上的聚餐，参加聚餐者多数在4月19日凌晨发病，家庭中没有参加教堂晚餐的其他人员未发病。因此，Rubin医师重点围绕晚餐情况开展调查，他对已知参加晚餐的80人中的75人进行了访谈，收集了发病情况、症状出现的时间及所吃食物等相关信息，75名受访者中有46人发病。

问题10.1 你认为这是疾病的暴发还是流行？

所有病例发病急，主要临床表现为恶心、呕吐、腹泻和腹痛，无发热现象；病例均在24～30小时内恢复。大约20%的病人看了医生。没有获得一份粪便标本进行细菌学检查。调查者怀疑这是一起食物作为传播媒介而引起的暴发。

问题10.2 调查者获得了哪些有用的信息？根据上述信息，你作何判断？

问题10.3 暴发调查的基本步骤有哪些？

问题10.4 列出诊断胃肠道疾病暴发需考虑的主要病因分类及特点。

问题10.5 在流行病学用语中，什么是媒介？什么是生物媒介？其他传播类型有哪些？

问题10.6 如果你准备对参加教堂晚餐的人进行调查，你将收集什么信息？试设计一份问卷用于调查。

Rubin医生的调查结果显示：晚餐是在村教堂的地下室举行的，食物是由许多集会者捐助的。晚餐从下午6点开始，一直持续到晚上11点，食物摆放在一张桌子上，几个小时后被吃完。将75名被调查者每人的有关发病时间、所吃食物和所喝饮料(水)的资料列在一览表中，但46名病人中仅有22人记得大概的进餐时间和发病时间。

问题10.7 什么是一览表？从一览表中你能得到哪些信息？

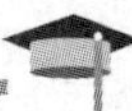

表 10.1 1940 年纽约 Oswego 县胃肠道疾病暴发调查一览表

编号	年龄	性别	进餐时间	发病	发病日期	发病时间	烤火腿	菠菜	马铃薯酱	卷心菜色拉	果冻	蛋卷	布朗面包	牛奶	咖啡	水	蛋糕	香草冰淇淋	巧克力冰淇淋	水果
1	11	M	不清楚	N			N	N	N	N	N	N	N	N	N	N	N	N	Y	N
2	52	F	8:00PM	Y	4/19	12:30AM	Y	Y	Y	N	N	Y	N	N	Y	N	N	Y	N	N
3	65	M	6:30PM	Y	4/19	12:30AM	Y	Y	Y	Y	N	N	N	N	Y	N	N	Y	Y	N
4	59	F	6:30PM	Y	4/19	12:30AM	Y	Y	N	N	N	N	N	N	Y	N	Y	Y	Y	N
5	13	F	不清楚	N			N	N	N	N	N	N	N	N	N	N	N	N	Y	N
6	63	F	7:30PM	Y	4/18	10:30PM	Y	Y	N	Y	Y	N	N	N	N	Y	N	Y	N	N
7	70	M	7:30PM	Y	4/18	10:30PM	Y	Y	Y	N	Y	Y	Y	N	Y	Y	N	Y	N	N
8	40	F	7:30PM	Y	4/19	2:00AM	N	N	N	N	N	N	N	N	N	N	N	Y	Y	N
9	15	F	10:00PM	Y	4/19	1:00AM	N	N	N	N	N	N	N	N	N	N	Y	N	Y	N
10	33	F	7:00PM	Y	4/18	11:00PM	Y	Y	Y	N	N	Y	Y	N	N	Y	N	Y	Y	N
11	65	M	不清楚	N			Y	Y	Y	N	Y	Y	N	N	N	N	N	Y	N	N
12	38	F	不清楚	N			Y	Y	Y	N	N	Y	N	N	Y	N	N	Y	Y	Y
13	62	F	不清楚	N			Y	Y	N	Y	Y	Y	Y	N	N	Y	N	N	N	N
14	10	M	7:30PM	Y	4/19	2:00AM	N	N	N	N	N	N	N	N	N	N	N	Y	Y	N
15	25	M	不清楚	N			Y	Y	Y	Y	Y	Y	Y	Y	Y	Y	Y	Y	N	N
16	32	F	不清楚	Y	4/19	10:30AM	Y	Y	N	N	N	Y	N	N	Y	N	Y	Y	Y	N
17	62	F	不清楚	Y	4/19	12:30AM	N	N	N	N	N	N	N	N	N	N	N	Y	N	N
18	36	M	不清楚	Y	4/18	10:15PM	Y	Y	N	Y	N	Y	Y	N	N	N	N	Y	N	N
19	11	M	不清楚	N			Y	Y	?	Y	N	Y	N	N	N	Y	N	N	Y	N
20	33	F	不清楚	Y	4/18	10:00PM	Y	Y	Y	Y	Y	Y	N	N	Y	Y	Y	Y	Y	N
21	13	F	10:00PM	Y	4/19	1:00AM	N	N	N	N	N	N	N	N	N	N	Y	Y	N	N
22	7	M	不清楚	Y	4/18	11:00PM	Y	Y	Y	Y	Y	Y	Y	N	N	Y	Y	Y	Y	N
23	64	M	不清楚	N			N	N	N	N	N	N	N	N	N	N	N	Y	N	N
24	3	M	不清楚	Y	4/18	9:45PM	N	Y	Y	N	N	Y	N	N	N	Y	Y	Y	N	N
25	65	F	不清楚	N			Y	Y	Y	Y	Y	N	Y	N	Y	N	Y	Y	Y	N
26	59	F	不清楚	Y	4/18	9:45PM	N	Y	Y	Y	N	Y	Y	N	N	Y	Y	Y	N	N

(续)表 10.1

编号	年龄	性别	进餐时间	发病	发病日期	发病时间	烤火腿	菠菜	马铃薯酱	卷心菜色拉	果冻	蛋卷	布朗面包	牛奶	咖啡	水	蛋糕	香草冰淇淋	巧克力冰淇淋	水果
27	15	F	10:00PM	Y	4/19	1:00AM	N	N	N	N	N	N	N	N	N	N	Y	Y	Y	N
28	62	M	不清楚	N			Y	Y	N	Y	N	Y	Y	N	Y	Y	Y	N	Y	N
29	37	F	不清楚	Y	4/18	11:00PM	Y	Y	Y	N	Y	Y	Y	N	Y	N	Y	Y	N	N
30	17	M	10:00PM	N			N	N	N	N	N	N	N	N	N	N	Y	Y	Y	N
31	35	M	不清楚	Y	4/18	9:00PM	Y	Y	Y	N	Y	Y	Y	N	Y	N	Y	Y	N	Y
32	15	M	10:00PM	Y	4/19	1:00AM	N	N	N	N	N	N	N	N	N	N	Y	Y	N	N
33	50	F	10:00PM	Y	4/19	1:00AM	N	N	N	N	N	N	N	N	N	N	N	Y	N	N
34	40	M	不清楚	N			Y	Y	N	N	N	Y	Y	N	Y	Y	Y	N	Y	Y
35	35	F	不清楚	N			Y	Y	Y	N	N	Y	Y	N	Y	Y	N	N	Y	N
36	35	F	不清楚	Y	4/18	9:15PM	Y	Y	Y	Y	N	Y	Y	N	Y	N	N	Y	N	N
37	36	M	不清楚	N			Y	N	Y	Y	N	Y	Y	N	Y	N	N	N	Y	N
38	57	F	不清楚	Y	4/18	11:30PM	Y	Y	N	Y	Y	Y	Y	N	Y	N	Y	Y	Y	N
39	16	F	10:00PM	Y	4/19	1:00AM	N	N	N	N	N	N	N	N	N	N	Y	N	Y	N
40	68	M	不清楚	Y	4/18	9:30PM	Y	N	Y	Y	N	N	Y	N	Y	N	N	Y	N	N
41	54	F	不清楚	N			Y	Y	Y	N	N	Y	N	N	Y	N	Y	N	Y	N
42	77	M	不清楚	Y	4/19	2:30AM	N	N	N	N	N	N	N	N	N	N	N	Y	N	Y
43	72	F	不清楚	Y	4/19	2:00AM	Y	Y	N	Y	Y	N	Y	N	Y	N	Y	Y	Y	N
44	58	M	不清楚	Y	4/18	9:30PM	Y	Y	Y	N	N	N	Y	Y	Y	N	N	Y	?	Y
45	20	M	10:00PM	N			N	N	N	N	N	N	N	N	N	N	Y	Y	Y	N
46	17	M	不清楚	N			Y	Y	Y	N	N	Y	N	N	N	Y	N	Y	Y	N
47	62	F	不清楚	Y	4/19	12:30AM	Y	Y	N	N	N	Y	N	N	N	Y	N	Y	N	N
48	20	F	7:00PM	Y	4/19	1:00AM	N	N	N	N	N	N	N	N	N	N	N	Y	N	N
49	52	F	不清楚	Y	4/18	10:30PM	Y	Y	Y	Y	N	Y	N	N	Y	N	N	Y	Y	N
50	9	F	不清楚	N			N	N	N	N	N	N	N	N	N	N	Y	N	Y	N
51	50	M	不清楚	N			Y	Y	Y	Y	Y	Y	Y	Y	Y	Y	Y	N	Y	N
52	8	M	11:00AM	Y	4/18	3:00 PM	N	N	N	N	N	N	N	N	N	N	N	Y	Y	N

(续)表 10.1

编号	年龄	性别	进餐时间	发病	发病日期	发病时间	烤火腿	菠菜	马铃薯酱	卷心菜色拉	果冻	蛋卷	布朗面包	牛奶	咖啡	水	蛋糕	香草冰淇淋	巧克力冰淇淋	水果
53	35	F	不清楚	N			N	N	N	N	N	N	N	N	N	N	N	Y	Y	N
54	48	F	不清楚	Y	4/19	12:00AM①	Y	Y	Y	Y	Y	Y	Y	Y	Y	N	Y	Y	Y	N
55	25	M	不清楚	Y	4/18	11:00PM	Y	N	Y	N	N	Y	Y	N	N	Y	Y	Y	Y	N
56	11	F	不清楚	N			N	N	N	N	N	N	N	N	N	N	N	N	Y	N
57	74	M	不清楚	Y	4/18	10:30PM	Y	Y	Y	Y	Y	Y	Y	N	Y	N	Y	Y	N	N
58	12	F	10:00PM	Y	4/19	1:00AM	N	N	N	N	N	N	N	N	N	N	Y	Y	Y	N
59	44	F	7:30PM	Y	4/19	2:30AM	Y	Y	Y	N	N	Y	N	N	N	Y	Y	N	Y	N
60	53	F	7:30PM	Y	4/18	11:30PM	Y	Y	Y	Y	Y	N	Y	N	Y	Y	Y	Y	Y	N
61	37	M	不清楚	N			N	N	N	N	N	N	N	N	N	N	N	N	Y	N
62	24	F	不清楚	N			Y	Y	Y	N	N	Y	N	N	Y	N	N	N	N	N
63	69	F	不清楚	N			N	Y	Y	N	Y	N	Y	N	N	Y	Y	N	Y	N
64	7	M	不清楚	N			Y	Y	Y	Y	Y	Y	N	N	N	Y	Y	N	Y	N
65	17	F	10:00PM	Y	4/19	1:00AM	N	N	N	N	N	N	N	N	N	N	Y	Y	Y	N
66	8	F	不清楚	Y	4/19	12:30AM	Y	N	Y	Y	Y	N	N	N	N	N	Y	Y	Y	N
67	11	F	7:30PM	N			Y	Y	Y	Y	N	Y	N	N	Y	Y	N	N	Y	N
68	17	M	7:30PM	N			Y	Y	Y	Y	N	Y	N	N	Y	N	Y	Y	N	N
69	36	F	不清楚	N			N	N	N	N	N	N	N	N	N	N	N	N	Y	N
70	21	F	不清楚	Y	4/19	12:30AM	Y	N	N	Y	Y	N	N	N	N	N	N	Y	Y	N
71	60	M	7:30PM	Y	4/19	1:00AM	N	N	N	N	N	N	N	N	N	N	Y	Y	N	N
72	18	F	7:30PM	Y	4/19	12:00AM②	Y	Y	Y	Y	Y	N	N	N	N	Y	Y	Y	Y	N
73	14	F	10:00PM	N			N	N	N	N	N	N	N	N	N	N	Y	Y	N	N
74	52	M	不清楚	Y	4/19	2:15AM	Y	N	Y	N	Y	Y	Y	N	Y	Y	Y	Y	Y	N
75	45	F	不清楚	Y	4/18	11:00PM	Y	Y	Y	Y	Y	Y	Y	N	Y	N	Y	Y	N	Y

注:①、② 4 月 18 日至 19 日之间午夜。

表中:M 代表男性,F 代表女性,Y 代表是,N 代表否。

Rubin 医生将这些信息整理成一览表,详细展示了调查的结果。一览表包含了所有研究对象的基本信息,每一行显示一个病例的信息,每一列表示一个变量,如性

别、年龄、临床信息、流行病学危险因素等。一览表具有很大的作用,可以帮助调查者浏览整个数据的变化,可以一目了然地发现问题和发病的趋势等。表 10.1 是 Rubin 医生完成的一览表。

通过调查,已经有了足够的信息。从时间、地点和人群方面对本次暴发的疾病进行描述,这对建立为什么会发生暴发、哪些是高危人群和危险因素的假设非常有用。描述疾病流行时间特征的最有用方法是画出流行曲线,图 10.1 是纽约州 Oswego 县胃肠道疾病暴发的流行曲线。

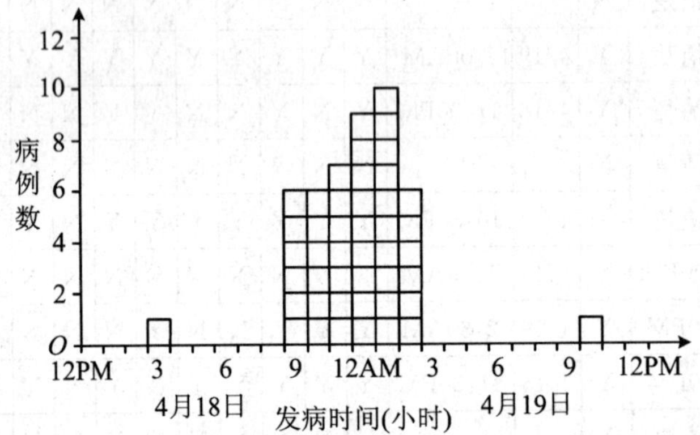

图 10.1　1940 年 4 月 18～19 日纽约州 Oswego 县胃肠道疾病发病时间

问题 10.8　何谓流行曲线?流行曲线有哪些作用?

问题 10.9　根据图 10.1 分析,本次暴发的特点有哪些?哪些病例的发病时间与一般情况不一致?怎样解释?

在发病时间方面,还需关注发病时间与进食时间或暴露时间的关系,即计算潜伏期的问题。掌握已知传染病和毒物的潜伏期,有利于识别疾病的病原体和传染源。Rubin 医生的一览表提供了确定病人潜伏期的数据,但仅有 22 人记得进餐时间和发病时间。根据收集的数据,画出患者的潜伏期图(图 10.2)。

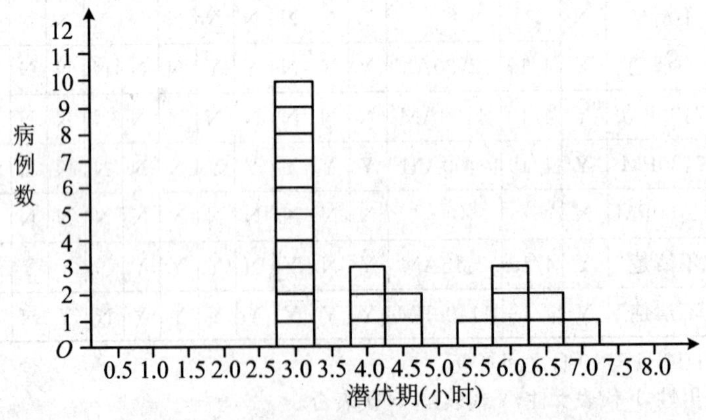

图 10.2　1940 年 4 月 18～19 日纽约州 Oswego 县胃肠道疾病患者的潜伏期

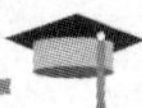

问题 10.10 根据表 10.1 所示一览表和图 10.2 确定潜伏期的范围和中位数。

问题 10.11 怎样结合潜伏期的长短和临床症状资料来帮助诊断不同的疾病?

问题 10.12 从表 10.1 所示一览表和图 10.2 中你可以得出什么结论?

Rubin 医生发现接受调查的 75 名对象都食用了 4 月 18 日的晚餐,提示此次胃肠道疾病暴发和晚餐有很大关系。此时的调查,注意力应该集中在共同进餐者的食物(食物或饮料)的暴露情况。

Rubin 医生通过问卷和一览表了解 18 日晚餐的各种食物,寻找导致发病的可能暴露因素。了解所有病人都吃了些什么食物? 如果病人吃某一种食物多于其他食物,则该食物可能是被污染的食物或饮料。将晚餐参加者按照是否进食某种食物,分为两个组,分别计算各组的罹患率,比较两组的发病情况,见表 10.2。

问题 10.13 根据表 10.1 所示的一览表,完成表 10.2。哪一种食物最有可能是感染的媒介物?

表 10.2 1940 年 4 月纽约州 Oswego 县教堂聚餐者中根据食物和饮料分组的罹患率(%)

提供的食物谱	吃某种食物				未吃某种食物				罹患率之比
	发病	未发病	合计	罹患率	发病	未发病	合计	罹患率	
烤火腿			46				29		
菠菜			43				32		
马铃薯酱			37				37		
卷心菜色拉			28				47		
果冻			23				52		
蛋卷			37				38		
布朗面包			27				48		
牛奶			4				71		
咖啡			31				44		
水			24				51		
蛋糕			40				35		
香草冰淇淋			54				21		
巧克力冰淇淋			47				27		
水果			6				69		

问题 10.14 简述还应该开展哪些调查?

问题 10.15 建议应采取哪些控制措施?

问题 10.16 控制此次暴发是否很重要? 为什么?

问题 10.17 在这个案例分析中,留给你思考的重要信息有哪些?

附录 Dr. Rubin调查报告(节选)

下面内容引自 Dr. Rubin 所撰写的调查报告。

“冰淇淋是由 Petrie 姐妹按下列工序准备的:

1940 年 4 月 17 日下午,从 Lycomin 的 Petrie 农场购买生牛奶,并经水浴煮沸后,加入糖、鸡蛋及少许面粉搅匀。巧克力冰淇淋和香草冰淇淋是分开准备的,Hershey 巧克力是巧克力冰淇淋的成分之一。下午 6 点,两种混合物用有盖的容器盛装后放在教堂地下室过夜,他们确信在这段时间内没有人接触过这两种混合物。”

“4 月 18 日上午,Coe 先生往香草冰淇淋混合物中加入 5 盎司香草和两罐浓缩牛奶,往巧克力冰淇淋混合物中加入 3 盎司香草和一罐浓缩牛奶。然后香草冰淇淋混合物被转到冷藏罐再放入冰箱中 20 分钟,从冷藏罐中移出并转盛到另一个事先经沸水冲洗的罐中;然后将巧克力冰淇淋混合物盛装在经自来水冲洗过的冷藏罐中冷藏 20 分钟。最后这两个罐都盖好,放到塞满了冰块的木制容器中。如上所述,巧克力冰淇淋混合物仍然盛在一个冷藏罐内。”

“所有参与冰淇淋制作人员均经过了体检,没有发现外部伤口或上呼吸道感染。采集了两位准备冰淇淋的工作人员鼻咽拭子样。”

两种冰淇淋样送到奥尔巴尼研究实验室进行细菌学检测。检测报告如下:“在香草冰淇淋样品中发现了大量的 aureus 和 albus 葡萄球菌,而巧克力冰淇淋样中只检测到少量的链球菌。”

准备冰淇淋的 Petrie 姐妹的鼻咽拭子样检测报告如下:Grace Petrie 鼻拭子样中培养分离到 aureus 葡萄球菌和溶血型链球菌,在其咽拭子培养物中分离到 albus 葡萄球菌;Marian Petrie 鼻拭子样中培养分离到 albus 葡萄球菌。检测到的溶血型链球菌不是通常引起人类感染的型别。

对其来源讨论如下:香草冰淇淋的细菌污染来源不明。无论什么方式导致的葡萄球菌污染,发生在 4 月 17 日晚与 18 日上午之间的时间内的假设是明显合理的。对于香草冰淇淋特有的污染,无可知原因。

分发冰淇淋时,采用的是同一工具,因此,巧克力冰淇淋可能是通过这一途径受到污染的。这似乎是三个没有吃过香草冰淇淋的人发病的最合理解释。

控制措施:5 月 19 日,所有剩余的冰淇淋被封存,教堂晚餐上其他食物均被吃光。

结论:Lycomin 教堂晚餐后发生了一起胃肠道疾病的暴发。暴发的原因是香草冰淇淋被污染。冰淇淋被污染的原因或途径不明,制作冰淇淋的 Petrie 姐妹鼻咽拭子葡萄球菌培养阳性,与冰淇凌污染是否有联系,也只能是一种推测。

注:第 52 号病人是一个小孩,4 月 18 日上午 11 时在观看冷藏操作程序时吃过一碟香草冰淇淋。

(安徽医科大学　黄　芬)

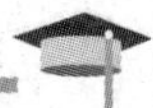

实习 11　遗传流行病学

【目的】 熟悉遗传流行病学相关概念，并通过实例了解一些常用的遗传流行病学研究方法。

【时间】 3 学时。

课题 1　Hardy-Weinberg 定律的应用

Hardy-Weinberg 定律：在一个大的、随机婚配的群体中，如果没有迁移、选择的影响，突变率保持不变，各种基因型的频率也将代代保持不变，成为遗传平衡的群体，此即 Hardy-Weinberg 定律。

等位基因一般指位于一对同源染色体的相同位置上控制着相对性状的一对基因。短指症是一种常染色体显性遗传病，患者由于手指骨（趾骨）短或掌骨（或跖骨）变短导致手指（或足趾）变短。假设一对等位基因 *B* 和 *b*（*B* 为显性基因，*b* 为隐性基因），短指症患者基因型为 *BB* 或 *Bb*。完全显性则指 *BB* 和 *Bb* 的表现型不能区分，实际上，大多数短指症的基因型为杂合子 *Bb*，而不是纯合子 *BB*。

问题 1.1　如何按照 Hardy-Weinberg 定律来解释这一现象？

白化病是一种罕见的常染色体隐性遗传病，由于患者体内编码酪氨酸酶的基因发生突变，酪氨酸不能正常合成而缺乏，致使黑色素的合成发生障碍，从而产生白化病。假定在一个群体中，该病的发病率为 1/40 000。

问题 1.2　试估算该人群中隐性基因携带者的频率。

有人研究基因 *A* 某个位点多态性与肺癌的关联，调查采用病例—对照研究设计，收集的数据如表 11.1 所示。

表 11.1　基因 A 多态性与癌症易感性

基因型	病例	对照
AA	243	259
AG	722	1 006
GG	516	1 001

问题 1.3　请分析该研究中的病例及对照样本的基因型频率分布是否符合 Hardy-Weinberg 平衡。

课题 2　传递/不平衡检验

传递/不平衡检验(transmission/disequilibrium test, TDT)是 Spielman 提出的基于连锁不平衡的分析方法。一般用于亲代的标记位点基因型是杂合型,并观察可能的易感标记等位基因传递给患病子代的概率。假设一对等位基因 A_1 和 A_2,具体数据见表 11.2。

表 11.2　父母基因型中传递/不传递等位基因分布

传递的等位基因	未传递的等位基因	
	A_1	A_2
A_1	a	b
A_2	c	d

表 11.2 中的 a,b,c 和 d 分别表示具有某基因型的双亲中传递给患病子代某等位基因的次数。a 是双亲基因型为 A_1A_1 的人中传递 A_1 基因给其患病子代的次数;b 为双亲基因型为 A_1A_2 的人中传递 A_1 而不传递 A_2 的次数;c 是双亲基因型为 A_1A_2 的人中传递 A_2 而不传递 A_1 的次数;d 是双亲基因型为 A_2A_2 的人中传递 A_2 基因给患病子代的次数。

在无效假设下,标记位点与疾病位点不存在连锁的情况下,在基因型为 A_1A_2 的父母中,传递给患病子女等位基因 A_1 或 A_2 的概率应相等。Speilman 等提出 $\chi_{TDT}{}^2=\frac{(b-c)^2}{b+c}$,$OR=\frac{b}{c}$。拒绝无效假设就表明标记位点与疾病位点存在着连锁不平衡。

图 11.1 为三个核心家系中父母的基因型和患病子女的基因型分布情况。

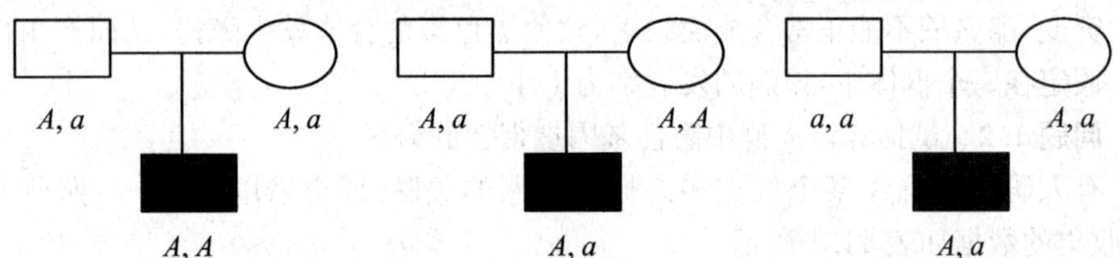

图 11.1　三个核心家系的基因型分布

问题 2.1　请根据图 11.1 填写表 11.3 中的空缺内容。

表 11.3　父母基因型中传递/不传递等位基因分布

传递的等位基因	未传递的等位基因	
	A	a
A		
a		

假设等位基因 A 为风险基因，在一项研究中发现 58 名携带杂合基因型(Aa)的父母中，有 41 名父(母)亲传递了 A 等位基因给他们患病的子女。

问题 2.2　据此资料计算该位点与疾病位点是否存在连锁不平衡?

课题 3　估计复杂疾病的遗传度

3.1　Falconer 法

该方法的理论依据是多因子遗传病的易患性阈值模型。

1. 现况研究资料

假定 A=样本中的患病人数，N=样本含量，q=患病率=A/N，$p=1-q$，X=人群易患性均值至阈值的正态离差，a=患者易患性均值至群体均值的正态离差，b=先证者与亲属之间的回归系数，v=b 的方差，并令 $\omega=\frac{p}{a^2A}$，则

$$b=\frac{X_g-X_{ra}}{a}$$

$$h^2=\frac{b}{r}$$

式中，下标 g 和 ra 分别表示一般人群和患者亲属，r 为亲缘系数，一级亲属=1/2；二级亲属=1/4；三级亲属=1/8。

b 的方差：

$$v=\left(\frac{1}{a_g}\right)^2\omega_{ra}$$

h^2 的标准误：

$$s({h_1}^2)=2\sqrt{v}(\text{一级亲属})$$
$$s({h_2}^2)=4\sqrt{v}(\text{二级亲属})$$
$$s({h_3}^2)=8\sqrt{v}(\text{三级亲属})$$

h^2 的加权均值：

$$h^2=\frac{\frac{h_1}{s_1}+\frac{h_2}{s_2}+\frac{h_3}{s_3}}{\frac{1}{s_1}+\frac{1}{s_2}+\frac{1}{s_3}}$$

h^2 加权均值的标准误：

$$s(h^2)=\frac{1}{\sqrt{\frac{1}{s_1}+\frac{1}{s_2}+\frac{1}{s_3}}}$$

上述各式中的 X 和 a 均可由发病率查 Falconer 表(附表)得到。

2. 病例对照研究资料

在研究中若通过匹配等方法给先证者选取可比的对照组，进行病例对照研究，可用以下方法估计遗传度。

$$h^2 = \frac{1}{r} \times \frac{p_c(X_c - X_{ra})}{a_c}$$

$$s(h^2) = \frac{1}{r} \times \sqrt{\left(\frac{p_c}{a_c}\right)^2 \times \left(\frac{p_{ra}}{a_{ra}A_{ra}}\right)}$$

式中，p_c 为对照组亲属的不发病概率，$p_c = 1 - q_c$，q_c 为对照组亲属的发病率；X_c 为对照亲属易患性均值至阈值的正态离差；a_c 为对照亲属中患者的易患性均值至对照亲属易患性均值的正态离差；A 为病例数；其余同前。

若先天性心脏病(各型)在某地区的患病率为 0.58%。有人在 75 名患者亲属中调查，患者一级亲属 150 名双亲中有 5 人患病，238 名同胞中有 8 人患病，37 名子女中有 5 人患病。

问题 3.1 试问该病与遗传是否有关？如果有关，那么是单基因遗传还是多基因遗传？

问题 3.2 如果是多基因遗传，那么遗传度是多少？

有人研究系统性红斑狼疮，群体患病率为 0.05%，一级亲属 1 521 人中有 45 人患病，二级亲属 3 987 人中有 16 人患病，三级亲属 4 527 人中有 9 人患病。

问题 3.3 请计算该病的一级、二级、三级亲属遗传度及加权平均遗传度。

有研究对市级医院按 1981 年苏州会议暂订标准诊断的 213 例脑血栓形成的先证者进行了家系调查(限一级亲属)。同时选择了 226 个家系 1382 人作为对照组，对照组的年龄、性别、职业分布相似。调查结果如下：患者组一级亲属 1 116 人，其中患脑血栓 80 人；对照组一级亲属 1166 人，其中，患脑血栓 26 人。

问题 3.4 请根据上述资料计算脑血栓形成的一级亲属的遗传度及标准误。同时，根据计算的结果估计环境因素在该病形成中所起的作用。

表 11.4 计算遗传度资料整理表

分组	一级亲属人数	患病人数	q	p	X	a
对照组						
患者组						

3.2 双生子法

对质量性状的多因子遗传病可以用下列公式估计遗传度。

$$h^2 = \frac{C_{MZ} - C_{DZ}}{1 - C_{DZ}}$$

$$s(h^2) = \sqrt{\left[\frac{1 - C_{MZ}}{(1 - C_{DZ})^2}\right]^2 \times \frac{C_{DZ}(1 - C_{DZ})}{n_2} + \left(\frac{1}{1 - C_{DZ}}\right)^2 \times \frac{C_{MZ}(1 - C_{MZ})}{n_1}}$$

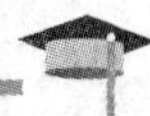

式中，C_{MZ}和C_{DZ}分别为同卵双生子和异卵双生子的同病率；n_1和n_2分别为同卵双生子的对子数和异卵双生子的对子数。

对银屑病的调查研究表明，在 51 对同卵双生子中，共同患病的有 36 对；在 35 对异卵双生子中，共同患病的有 12 对。

问题 3.5 据此资料计算该病的遗传度。

问题 3.6 判断 MZ 和 DZ 两组同病率有无显著性差异。

课题 4 基于基因的交互作用分析

基于基因的交互作用分析是分析基因—基因或基因—环境在疾病发生中的交互作用(interaction)。借助此分析，可以揭示易感基因与易感基因，或易感基因与环境因素在疾病发生中的交互作用方式与作用的强度。

有人用多因素 Logistic 回归研究系统性红斑狼疮易感基因 GENE1 和 GENE2 之间基因—基因交互作用，结果见表 11.5。

表 11.5 GENE1 和 GENE2 的基因—基因交互作用

Variables in the Equation

		B	S.E.	Wald	df	Sig.	Exp(B)	95.0% C.I. for EXP(B)	
								Lower	Upper
Step	SEX	1.265	0.136	86.759	1	0.000	3.542	2.714	4.622
1①	AGE	0.016	0.004	15.725	1	0.000	1.016	1.008	1.025
	GENE1	−0.001	0.212	0.000	1	0.995	0.999	0.659	1.513
	GENE2	−0.069	0.238	0.083	1	0.773	0.934	0.586	1.489
	GENE1 by GENE2	0.578	0.264	4.805	1	0.028	1.782	1.063	2.987
	Constant	−3.226	0.327	97.138	1	0.000	0.040		

注：① 表中 SEX 为性别，AGE 为年龄，GENE 为基因。

问题 4.1 请用所学的相关知识对表 11.5 结果予以解释。

Hwang 等以病例对照研究方法，研究吸烟与 TGF-α 基因遗传变异(多态性)与子女腭裂发生的交互作用，结果见表 11.6。

表 11.6 TGF-α 基因多态性与吸烟的交互作用分析

吸烟	TGF-α 多态性	病例	对照	*OR* 值(95%*CI*)
−	−	36	167	
−	+	7	34	1.0 (0.3−2.4)
+	−	13	59	0.9 (0.4−1.8)
+	+	13	11	5.5 (2.1−14.6)

(Hwang，等. 1995)

问题 4. 2 请用所学的流行病学知识对表 11. 6 结果予以解释。

附表 正态分布的 X 和 α 值表

Q%	X	α	q%	X	α	q%	X	α	q%	X	α	q%	X	α
0. 01	3. 719	3. 960	0. 39	2. 661	2. 969	0. 77	2. 423	2. 753	1. 15	2. 273	2. 618	1. 53	2. 162	2. 518
0. 02	3. 540	3. 790	0. 40	2. 652	2. 962	0. 78	2. 418	2. 748	1. 16	2. 270	2. 615	1. 54	2. 160	2. 515
0. 03	3. 432	3. 687	0. 41	2. 644	2. 954	0. 79	2. 414	2. 744	1. 17	2. 267	2. 612	1. 55	2. 157	2. 153
0. 04	3. 353	3. 613	0. 42	2. 636	2. 947	0. 80	2. 409	2. 740	1. 18	2. 264	2. 609	1. 56	2. 155	2. 511
0. 05	3. 291	3. 554	0. 43	2. 628	2. 939	0. 81	2. 404	2. 736	1. 19	2. 260	2. 606	1. 57	2. 152	2. 508
0. 06	3. 239	3. 507	0. 44	2. 620	2. 932	0. 82	2. 400	2. 732	1. 20	2. 257	2. 603	1. 58	2. 149	2. 506
0. 07	3. 195	3. 464	0. 45	2. 612	2. 925	0. 83	2. 395	2. 728	1. 21	2. 254	2. 600	1. 59	2. 147	2. 504
0. 08	3. 156	3. 429	0. 46	2. 605	2. 918	0. 84	2. 391	2. 724	1. 22	2. 251	2. 597	1. 60	2. 144	2. 502
0. 09	3. 121	3. 397	0. 47	2. 597	2. 911	0. 85	2. 387	2. 720	1. 23	2. 248	2. 594	1. 61	2. 142	2. 499
0. 10	3. 090	3. 367	0. 48	2. 590	2. 905	0. 86	2. 382	2. 716	1. 24	2. 244	2. 591	1. 62	2. 139	2. 497
0. 11	3. 062	3. 341	0. 49	2. 583	2. 898	0. 87	2. 378	2. 712	1. 25	2. 241	2. 589	1. 63	2. 137	2. 495
0. 12	3. 036	3. 317	0. 50	2. 576	2. 892	0. 88	2. 374	2. 708	1. 26	2. 238	2. 586	1. 64	2. 135	2. 493
0. 13	3. 012	3. 294	0. 51	2569	2. 886	0. 89	2. 370	2. 704	1. 27	2. 235	2. 583	1. 65	2. 132	2. 491
0. 14	2. 989	3. 273	0. 52	2. 562	2. 880	0. 90	2. 366	2. 701	1. 28	2. 232	2. 580	1. 66	2. 130	2. 489
0. 15	2. 968	3. 253	0. 53	2. 556	2. 873	0. 91	2. 361	2. 697	1. 29	2. 229	2. 578	1. 67	2. 127	2. 486
0. 16	2. 948	3. 234	0. 54	2. 549	2. 868	0. 92	2. 357	2. 636	1. 30	2. 226	2. 575	1. 68	2. 125	2. 484
0. 17	2. 929	3. 217	0. 55	2. 543	2. 862	0. 93	2. 353	2. 690	1. 31	2. 223	2. 572	1. 69	2. 122	2. 482
0. 18	2. 911	3. 201	0. 56	2. 536	2. 856	0. 94	2. 349	2. 686	1. 32	2. 220	2. 570	1. 70	2. 120	2. 480
0. 19	2. 894	3. 185	0. 57	2. 530	2. 850	0. 95	2. 346	2. 683	1. 33	2. 217	2. 567	1. 71	2. 188	2. 478
0. 20	2. 878	3. 170	0. 58	2. 524	2. 845	0. 96	2. 342	2. 679	1. 34	2. 214	2. 564	1. 72	2. 115	2. 476
0. 21	2. 863	3. 156	0. 59	2. 518	2. 839	0. 97	2. 338	2. 676	1. 35	2. 211	2. 562	1. 73	2. 113	2. 474
0. 22	2. 848	3. 142	0. 60	2. 512	2. 834	0. 98	2. 334	2. 672	1. 36	2. 209	2. 559	1. 74	2. 111	2. 472
0. 23	2. 834	3. 129	0. 61	2. 506	2. 829	0. 99	2. 330	2. 669	1. 37	2. 206	2. 557	1. 75	2. 108	2. 470
0. 24	2. 820	3. 117	0. 62	2. 501	2. 823	1. 00	2. 326	2. 665	1. 38	2. 203	2. 554	1. 76	2. 106	2. 467
0. 25	2. 807	3. 104	0. 63	2. 495	2. 818	1. 01	2. 323	2. 662	1. 39	2. 200	2. 552	1. 77	2. 104	2. 465
0. 26	2. 794	3. 093	0. 64	2. 489	2. 813	1. 02	2. 319	2. 658	1. 40	2. 197	2. 549	1. 78	2. 101	2. 463
0. 27	2. 782	3. 081	0. 65	2. 484	2. 808	1. 03	2. 315	2. 655	1. 41	2. 194	2. 547	1. 79	2. 099	2. 461
0. 28	2. 770	3. 070	0. 66	2. 478	2. 803	1. 04	2. 312	2. 652	1. 42	2. 192	2. 544	1. 80	2. 097	2. 459

(续)附表

Q%	X	α	q%	X	α	q%	X	α	q%	X	α	q%	X	α
0.29	2.759	3.060	0.67	2.473	2.798	1.05	2.308	2.649	1.43	2.189	2.542	1.81	2.095	2.457
0.30	2.748	3.050	0.68	2.468	2.793	1.06	2.304	2.645	1.44	2.186	2.539	1.82	2.092	2.455
0.31	2.737	3.040	0.69	2.462	2.789	1.07	2.301	2.642	1.45	2.183	2.537	1.83	2.090	2.453
0.32	2.727	3.030	0.70	2.457	2.784	1.08	2.297	2.639	1.46	2.181	2.534	1.84	2.088	2.451
0.33	2.716	3.021	0.71	2.452	2.779	1.09	2.294	2.636	1.47	2.178	2.532	1.85	2.086	2.449
0.34	2.706	3.012	0.72	2.447	2.775	1.10	2.290	2.633	1.48	2.175	2.529	1.86	2.084	2.447
0.35	2.697	3.003	0.73	2.442	2.770	1.11	2.287	2.630	1.49	2.173	2.527	1.87	2.081	2.445
0.36	2.687	2.994	0.74	2.437	2.766	1.12	2.283	2.627	1.50	2.170	2.525	1.88	2.079	2.444
0.37	2.678	2.986	0.75	2.432	2.761	1.13	2.280	2.624	1.51	2.167	2.522	1.89	2.077	2.442
0.38	2.669	2.978	0.76	2.428	2.757	1.14	2.277	2.621	1.52	2.165	2.520	1.90	2.075	2.440
1.91	2.073	2.438	4.1	1.739	2.144	7.1	1.468	1.912	10.1	1.276	1.750	13.1	1.122	1.623
1.92	2.071	2.436	4.2	1.728	2.135	7.2	1.461	1.906	10.2	1.270	1.746	13.2	1.117	1.620
1.93	2.068	2.434	4.3	1.717	2.125	7.3	1.454	1.899	10.3	1.265	1.741	13.3	1.112	1.616
1.94	2.066	2.432	4.4	1.706	2.116	7.4	1.447	1.893	10.4	1.259	1.736	13.4	1.108	1.612
1.95	2.064	2.430	4.5	1.695	2.106	7.5	1.440	1.887	10.5	1.254	1.732	13.5	1.103	1.608
1.96	2.062	2.428	4.6	1.685	2.097	7.6	1.433	1.881	10.6	1.248	1.727	13.6	1.098	1.605
1.97	2.060	2.426	4.7	1.675	2.088	7.7	1.426	1.876	10.7	1.243	1.723	13.7	1.094	1.601
1.98	2.058	2.425	4.8	1.665	2.080	7.8	1.419	1.870	10.8	1.237	1.78	13.8	1.089	1.597
1.99	2.056	2.423	4.9	1.655	2.071	7.9	1.412	1.864	10.9	1.232	1.714	13.9	1.085	1.593
2.00	2.054	2.421	5.0	1.645	2.063	8.0	1.405	1.858	11.0	1.227	1.709	14.0	1.080	1.590
2.1	2.034	2.403	5.1	1.635	2.054	8.1	1.398	1.853	11.1	1.221	1.705	14.1	1.076	1.586
2.2	2.014	2.386	5.2	1.626	2.046	8.2	1.392	1.847	11.2	1.216	1.701	14.2	1.071	1.583
2.3	1.995	2.369	5.3	1.616	2.038	8.3	1.385	1.842	11.3	1.211	1.696	14.3	1.067	1.579
2.4	1.977	2.353	5.4	1.607	2.030	8.4	1.379	1.836	11.4	1.206	1.692	14.4	1.063	1.575
2.5	1.960	2.338	5.5	1.598	2.023	8.5	1.372	1.831	11.5	1.200	1.688	14.5	1.058	1.572
2.6	1.943	2.323	5.6	1.589	2.015	8.6	1.366	1.825	11.6	1.195	1.684	14.6	1.054	1.568
2.7	1.927	2.309	5.7	1.580	2.007	8.7	1.359	1.820	11.7	1.190	1.679	14.7	1.049	1.565
2.8	1.911	2.295	5.8	1.572	2.000	8.8	1.353	1.815	11.8	1.185	1.675	14.8	1.045	1.561
2.9	1.896	2.281	5.9	1.563	1.993	8.9	1.347	1.810	11.9	1.180	1.671	14.9	1.041	1.558
3.0	1.881	2.268	6.0	1.555	1.985	9.0	1.341	1.804	12.0	1.175	1.667	15.0	1.036	1.554
3.1	1.886	2.255	6.1	1.546	1.978	9.1	1.335	1.799	12.1	1.170	1.663	15.1	1.032	1.551

(续)附表

Q%	X	α	q%	X	α	q%	X	α	q%	X	α	q%	X	α
3.2	1.852	2.243	6.2	1.538	1.971	9.2	1.329	1.794	12.2	1.165	1.659	15.2	1.028	1.548
3.3	1.838	2.231	6.3	1.530	1.964	9.3	1.323	1.789	12.3	1.160	1.655	15.3	1.024	1.544
3.4	1.825	2.219	6.4	1.522	1.957	9.4	1.317	1.784	12.4	1.155	1.651	15.4	1.019	1.541
3.5	1.812	2.208	6.5	1.514	1.951	9.5	1.311	1.779	12.5	1.150	1.647	15.5	1.015	1.537
3.6	1.799	2.197	6.6	1.505	1.944	9.6	1.305	1.774	12.6	1.146	1.643	15.6	1.011	1.534
3.7	1.787	2.186	6.7	1.499	1.937	9.7	1.299	1.769	12.7	1.141	1.639	15.7	1.007	1.531
3.8	1.774	2.175	6.8	1.491	1.931	9.8	1.293	1.765	12.8	1.136	1.635	15.8	1.003	1.527
3.9	1.762	2.165	6.9	1.483	1.924	9.9	1.287	1.760	12.9	1.131	1.631	15.9	0.999	1.524
4.0	1.751	2.154	7.0	1.476	1.918	10.0	1.282	1.755	13.0	1.126	1.627	16.0	0.994	1.521

(安徽医科大学　　冷瑞雪)

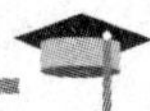

实习 12　分子流行病学

【目的】 通过案例讨论，加深对分子流行病学应用的了解，理解分子流行病学与传统流行病学的区别与联系；通过实验操作，熟悉分子流行病学常用检测技术。

【时间】 12 学时。

课题 1　分子流行病学研究常用实验技术

1.1　临床和培养标本中核酸的提取

核酸的提取是进行基因序列分析与基因分型的基础，不同的病原体具有其独特的核酸结构，有些是 RNA 分子，有些则是 DNA 分子。理想的方法要求提取的核酸必须纯度高，不被其他物质污染，分子结构基本完整，产量较高。

1. 提取 DNA

基因组 DNA 的分离通常是在破坏细胞质和细胞核膜后再去除细胞蛋白而获得的，去除蛋白的方法有两种：在 EDTA 和变性剂（枸橼酸钠）存在下加入蛋白酶（蛋白酶 K）进行消化；使用有机溶剂（酚和氯仿）变性和抽提。乙醇和异丙醇能把 DNA 自水溶液中沉淀出来。所制备的 DNA 片段分子大小多数在 100～200 kb，适合于进行 Southern 分析和克隆入噬菌体载体中。

2. 提取 RNA

RNA 的提取过程包括三个步骤，即：裂解细胞，去除蛋白和将 RNA 从 DNA 中分离。在提取 RNA 时，裂解细胞和灭活 RNA 酶要同时进行，还应采取适当方法避免带入外源性 RNA 酶。

1.2　核酸和蛋白质检测法

1. 核酸图谱（Nucleicacid Pattern）分析

核酸图谱是指应用染色和电泳等方法将提取的核酸物质进行分离，以显示出分子量不等的条带，一种生物标本所显示的多个特定条带可构成一种谱型。常用的核酸图谱分析有：质粒图谱分析（plasmid profile）和病毒 RNA 节段图谱分析（RNA profile）。

2. 限制性片段长度多态性(Restriction Fragment Length Polymorphism, RFLP)分析

限制性核酸内切酶是指能识别特异序列并从DNA内部切断双链DNA的核酸内切酶。目前发现的共有三类,其中Ⅱ类限制性内切酶是使用的主要酶类。

RFLP是指当DNA序列中的某个碱基发生了突变,使突变部位的DNA序列产生(或缺失)某种限制性内切酶的位点,这样,利用该限制性内切酶消化此DNA时,DNA片段被完全切割后可产生多个与正常不同的DNA片段,经过电泳分离和染色,表现为特定的条带谱型,以此鉴定不同生物体之间遗传特征的异同。其实验流程为:提取染色体DNA;PCR扩增特定片段;限制性酶切反应和凝胶电泳分析。结果分析如图13.1所示。

3. 核酸分子杂交(Molecular Hybridization)

DNA在热变性后两条链可以打开,此时若与具有同源序列的核苷酸片段一同退火,则DNA分子和寡核苷酸片段可通过碱基相互配对,称为分子杂交;RNA分子也能与互补的核苷酸序列结合。这种核苷酸片段称为核酸探针(probe)。核酸分子杂交技术高度特异,可广泛用于待测DNA或RNA的定性和半定量分析。核酸杂交的方法种类繁多,如斑点杂交(dot hybridization或dot blotting)、原位杂交(in situ hybridization)、Southern杂交(southern hybridization或southern blotting)、Northern杂交(northern hybridization或northern blotting)等。

4. 聚合酶链反应(Polymerase Chain Reaction, PCR)

PCR是20世纪80年代发展起来的一种体外核酸扩增系统,具有快速(数小时)、灵敏(ng甚至fg级的靶DNA)和操作简便(自动化)等优点。PCR实质上是一个在模板DNA、引物(模板片段两端的已知序列)和四种脱氧核苷酸等存在的情况下,依赖DNA聚合酶的酶促合成反应,扩增的特异性取决于引物与模板DNA的特异结合,整个扩增过程分三步:

(1) 变性。加热使模板DNA双链间的氢键断裂而形成两条单链。

(2) 退火。突然降温后模板DNA与引物按碱基配对原则互补结合。

(3) 延伸。在DNA聚合酶及镁离子等存在的条件下,从引物的3′端开始,结合单核苷酸,形成与模板链互补的新DNA链。

上述三步为一个循环,从理论上讲,每经过一个循环,样本中的DNA量增加1倍。经过25～30个循环后DNA可扩增10^6～10^9倍。其基本原理如图13.2所示。

5. DNA序列分析

通过对生物遗传物质DNA进行序列分析可以最直接反映生物本质。目前应用的快速序列测定方法有两种,即Sanger双脱氧终止法(即酶法)和化学降解法(Maxam-Gibern法),以Sanger双脱氧终止法的应用最为广泛。Sanger法使用特异性引物与单链DNA模板相退火,在DNA聚合酶作用下进行延伸反应,并在双脱氧核苷三磷酸(ddNTP)作用下进行碱基特异性的链终止,然后采用聚丙烯酰胺凝胶电泳区分长度相差1个核苷酸的单链DNA,从而完成核酸测序。

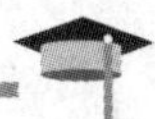

6. 单链构象多态性分析

单链构象多态性分析是判断核酸(DNA 和 RNA)有无变异的方法，其基本原理是单链核酸在非变性聚丙烯酰胺凝胶电泳的迁移率与核酸的一级结构和构象密切相关，核酸序列中的任何变异，甚至是单个碱基的改变都可能改变该核酸片段的构象，从而改变核酸分子在电泳时的迁移率，藉此可将变异 DNA 与正常 DNA 区分开来。

目前 SSCP 方法首先是以目的 DNA 作为模板进行 PCR 扩增，再用加热变性或碱变性方法使扩增产物中的双链 DNA 变性为单链 DNA(ssDNA)，加入变性上样液，然后进行非变性聚丙烯酰胺凝胶电泳，电泳后用银染、溴化乙锭(EB)染色或在 PCR 扩增中用同位素或荧光素标记引物进行检测。其基本原理见图 13.3。

7. 蛋白质图谱与转印杂交

蛋白质是生物体遗传特征和生物功能的具体表现，因此对细菌蛋白质进行分析是细菌鉴定的重要内容。在特定条件下，提取生物体全部或部分蛋白质进行电泳分析，其在染色后的条带所构成的谱型称为蛋白质图谱(protein profile)。与核酸图谱相似，分子量相同或相近的蛋白质并不一定是同一种蛋白质，因此需要对其进行特异性分析。蛋白质经过电泳分离后，再转印到特殊的固相载体上，如硝酸纤维素膜等，再应用特异抗体进行检测，这种方法称为蛋白质转印杂交(western blotting)技术。

8. 多位点酶电泳(Multilocus Enzyme Electrophoresis，MEE)

细菌等生物体内的蛋白酶是基因表达的产物。通过体内蛋白酶特征的检测，可以判定不同生物体的遗传特征。多位点酶电泳技术就是将生物体内多种蛋白酶经过电泳分离和酶特异染色，进而鉴定生物特征和进行不同生物体遗传关系判定的一项技术。与普通蛋白质相比较，其特点是酶活性可以直接检测和鉴定。

1.3　抗原、抗体检测技术

抗原抗体反应在生物检测技术中具有非常广泛的应用，可以用于传染病、免疫异常性疾病、肿瘤等相关疾病的诊断、疗效评价及发病机理的研究。传统的抗原、抗体检测技术有免疫沉淀、酶联免疫吸附试验(enzyme-linked immunosorbent assay，ELISA)等。近年来新发展起来的蛋白质芯片技术，与传统的抗原抗体检测技术相比，具有高通量、高灵敏度等优势，应用越来越广泛。

1.4　实验操作

1. DNA 的提取

【试剂】

(1) 基因组 DNA 提取试剂：QIAGEN 基因组 DNA 抽提试剂盒，包括 FG1(红细胞裂解缓冲液)，FG2(蛋白变性缓冲液)，FG3(DNA 溶解缓冲液)以及 QIAGEN 蛋白酶。

(2) 异丙醇。

(3) 75%乙醇。

【操作步骤】

严格按照 QIAGEN 基因组 DNA 提取试剂盒操作说明书，提取样本基因组 DNA，具体步骤如下：

(1) 提前一天将提取 DNA 所需的耗材利用立式压力蒸汽灭菌器进行高压消毒并于鼓风干燥箱中干燥。

(2) 将冻存的血标本从－80 ℃冰箱中取出，放置在－20 ℃冰箱内 24 h，随后取出，放置于 4 ℃冰箱内保存 24 h。若为新鲜标本直接进入下一步骤。

(3) 用记号笔同时在 15 mL 离心管管壁和管盖处标明所对应的样本号。

(4) 吸取 5 mL FG1 加入上述离心管中，加入 2 mL 的血液样本，颠倒混合 20～30 次，直至无血凝块出现(离心管边侧以及管盖需用记号笔标明样本号)。

(5) 3000 rpm 离心 5 min(在离心期间配 FG2/QIAGEN Protease 混合液，注意要现配现用)。

(6) 离心后小心倾倒管中上清液后，将离心管倒置于干净的吸水纸上，沥干 2 min(操作过程需注意，确保沉淀留在管内)。再加入 1 mL FG2/QIAGEN Protease 混合溶液，加盖，立即振荡混匀，直到无细胞团出现。仔细检查管内，观察样本是否已完全裂解，如果不完全，需再次震荡使其完全裂解(若样本量较多，应边加 FG2/QIAGEN Protease 混合液，边震荡混匀)。

(7) 短暂离心 1 min，放入 65 ℃的水浴，孵化 20 min。在水浴时离心管管口需距液面 1/3 以上部位，以防止在加热过程中，由于温度升高，离心管盖打开而造成杂质或水进入管中(当样本的颜色由红变成橄榄绿时，表示蛋白已被消化)。

(8) 再离心 1 min 后，加入异丙醇 1 mL，翻转混匀直至可见离心管内出现絮状 DNA 沉淀(此时若看到离心管内有黑绿色状团块，继续振荡，直至黑绿色状团块彻底溶解成澄清液)。

(9) 3 000 rpm 离心 4 min，离心后弃去管中上清，再将离心管倒置于洁净的吸水纸上，此时肉眼可见管底有白色 DNA 沉淀。操作过程应缓慢弃去上清，以免造成沉淀的丢失。

(10) 加入 1.5 mL 75% 乙醇，小心地将片状沉淀弹起，浸泡在乙醇中 10 min 后，3 000 r pm 离心 5 min。

(11) 待离心后，弃去上清液，将离心管倒置在干净的吸水纸上，静置 5 min，小心操作使其沉淀留在试管内。

(12) 用吸水纸沥干，放置 20 s，然后加入 FG 3 200 μL，缓慢振荡，再放入 65℃的水浴，孵化 20 min。

(13) 吸取离心管内的 DNA 溶解液，尽可能完全加入标有相应编号的 200 μL 离心管中，盖紧管盖，放置在摇床上 12 h。将提取好的 DNA 放入－80 ℃冰箱中保存。

2. PCR 的基本操作

【试剂】

(1) 引物：用去离子水配成 10～50 μmol，浓度计算及配制方法见有关书籍，扩增

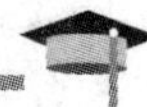

时用量为 1～2 μL/100 μL 反应体积。

(2) Taq 聚合酶：商品供应一般为 5 U/μL，用时用专门的稀释缓冲液或按厂家要求用 PCR 反应缓冲液等配制成 1 U/μL 或更小浓度。扩增时用量为 2～5 U/100 μL。

(3) PCR 反应缓冲液：部分随 Taq 酶提供给用户，需自己配制时，10×浓度的配制如下：

250～500 mmol KCl；

100～500 mmol Tris-HCl(pH 8.4)；

15～20 mmol $MgCl_2$；

0.5% Tween-20；

1 mg/L BSA(组份 V)。

(4) dNTPs：已有商品化的中性混合液(2 mmol，10×)供应，如需自己配制，则将 dATP、dGTP、dCTP、dTTP 钠盐各 10 mg 合并，加去离子水 2 mL 溶解，用 0.1 mol 的 NaOH 调至 pH 7.0～7.5，分装后置－20℃保存(浓度为 5 mmol)。

(5) 模板：不同标本的模板 DNA 或 RNA 制备方法见有关书籍，用量需在探讨 PCR 灵敏度的预试验中摸索。

【操作步骤】

(1) 在一 0.2 mLEp 管中加入下列各成分(按 100 μL 反应体积计算)：

两种引物(各)　1～2 μL；

10×PCR 反应缓冲液　10 μL；

dNTPs(2 mmol 混合母液)　10 μL；

模板　1～5 μL；

去离子水　补至 100 μL(包括 Taq 酶体积)。

上述诸液混匀后，离心 15 s，使液体沉至管底。加石蜡油 30～100 μL 于表面，以防止加温过程中液体蒸发影响反应体积。

(2) 95～97 ℃变性 5～10 min，冰浴冷却，加 Taq 酶(1 U/μL) 2～5 μL，短暂离心。

(3) 开始循环：变性 94～97 ℃，30～50 s；退火 25～65 ℃，60～90 s；延伸 70～74 ℃，60～120 s，重复 25～35 个循环。

(4) 末次循环后，在延伸温度再延时 5～7 min。

(5) 反应结束后，短暂离心，吸取少量(5 μL)分析，余置 4 ℃保存备用。

【注意事项】

(1) 如果 Taq 酶系用 10×PCR 反应缓冲液配制，则在反应混合物中的反应缓冲液项中应减去实际应用的体积数。

(2) 各种成分的实际用量应根据实验者选用的该成分的终浓度及所拥有的贮备液浓度进行核算。

3. 乙肝五项指标的测定

乙肝五项是乙型肝炎常规检测的血清标志物,其检测方法较多,常用的方法是酶联免疫吸附试验(Enzyme Linked Immunosorbent Assay,ELISA)。ELISA 可用于测定抗原,也可用于测定抗体。在这种测定方法中有三个必要的试剂:① 固相的抗原或抗体,即"免疫吸附剂";② 酶标记的抗原或抗体,称为"结合物";③ 酶反应的底物。

Ⅰ. 检测原理

ELISA 检测乙型肝炎血清标志物的原理主要有以下几种类型:

(ⅰ) 双抗体夹心法测抗原

双抗体夹心法是检测抗原最常用的方法,操作步骤如下(见图 12.1):

(1) 将特异性抗体与固相载体联结,形成固相抗体。

(2) 加受检标本,保温反应。标本中的抗原与固相抗体结合,形成固相抗原抗体复合物。洗涤除去其他未结合物质。

(3) 加酶标抗体,保温反应。固相免疫复合物上的抗原与酶标抗体结合。彻底洗涤未结合的酶标抗体。此时固相载体上带有的酶量与标本中受检抗原的量相关。

(4) 加底物显色。固相上的酶催化底物成为有色产物。通过比色,测知标本中抗原的量。

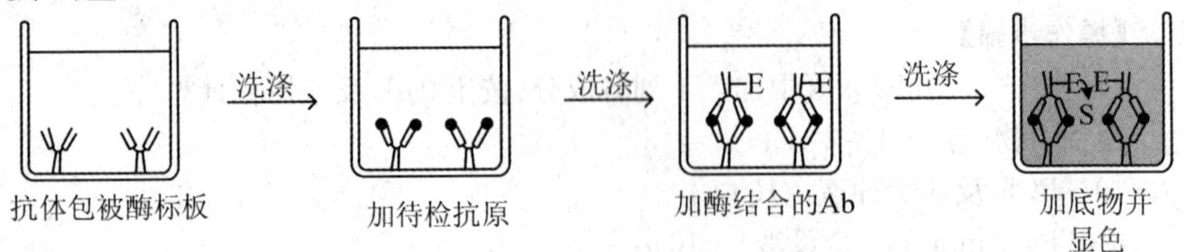

图 12.1 双抗体夹心法测抗原操作步骤

(ⅱ) 双抗原夹心法测抗体

反应模式与双抗体夹心法类似。用特异性抗原进行包被和制备酶结合物,以检测相应的抗体。与间接法测抗体的不同之处为以酶标抗原代替酶标抗抗体。此法中受检标本不需稀释,可直接用于测定,因此其敏感度相对高于间接法。

(ⅲ) 间接法测抗体

间接法是检测抗体常用的方法。其原理为利用酶标记的抗抗体(抗人免疫球蛋白抗体)以检测与固相抗原结合的受检抗体,故称为间接法。操作步骤如下(见图 12.2):

(1) 将特异性抗原与固相载体联结,形成固相抗原。洗涤除去未结合的抗原及杂质。

(2) 加稀释的受检血清,保温反应。血清中的特异抗体与固相抗原结合,形成固相抗原抗体复合物。经洗涤后,固相载体上只留下特异性抗体,血清中的其他成分在洗涤过程中被洗去。

(3) 加酶标抗抗体。可用酶标抗人 Ig 以检测总抗体,但一般多用酶标抗人 IgG 检测 IgG 抗体。固相免疫复合物中的抗体与酶标抗体结合,从而间接地标记上酶。

洗涤后，固相载体上的酶量与标本中受检抗体的量呈正相关。

(4) 加底物显色。间接法的优点是只要变换包被抗原就可利用同一酶标抗抗体建立检测相应抗体的方法。

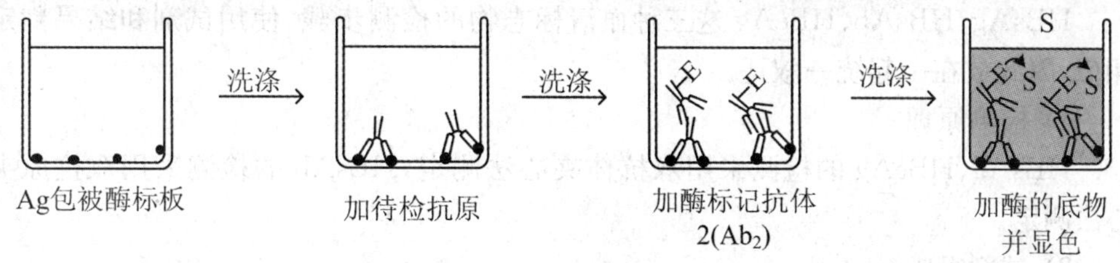

图 12.2　间接法测抗体操作步骤

(ⅳ) 竞争法测抗体

当抗原材料中的干扰物质不易除去，或不易得到足够的纯化抗原时，可用此法检测特异性抗体。其原理为标本中的抗体和一定量的酶标抗体竞争与固相抗原结合。标本中抗体量越多，结合在固相上的酶标抗体愈少，因此阳性反应呈色浅于阴性反应。如抗原为高纯度的，可直接包被固相。如抗原中混有干扰物质，直接包被不易成功，可采用捕获包被法，即先包被与固相抗原相应的抗体，然后加入抗原，形成固相抗原。洗涤除去抗原中的杂质，然后再加标本和酶标抗体进行竞争结合反应。竞争法测抗体有多种模式，可将标本和酶标抗体与固相抗原竞争结合，抗-HBc 的检测一般采用此法。另一种模式为将标本与抗原一起加入到固相抗体中进行竞争结合，洗涤后再加入酶标抗体，与结合在固相上的抗原反应。抗-HBe 的检测一般采用此法(见图 12.3)。

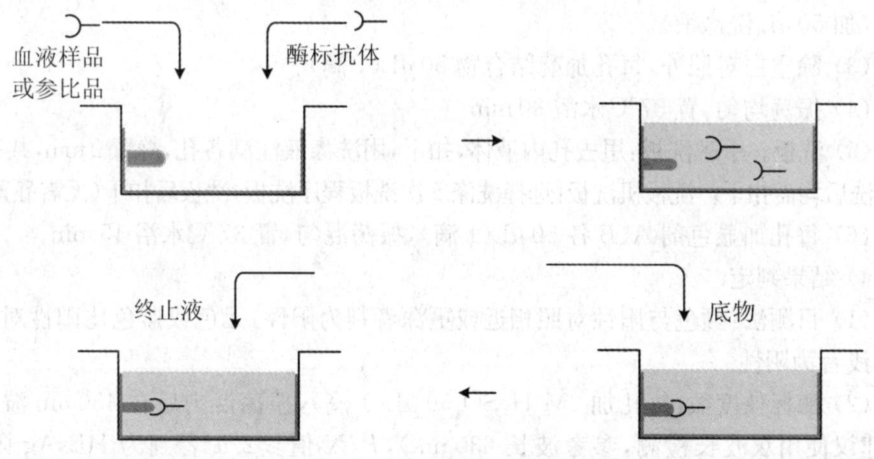

图 12.3　竞争法测抗体示意图

(ⅴ) 竞争法测抗原

小分子抗原或半抗原因缺乏可作夹心法的两个以上的位点，因此不能用双抗体夹心法进行测定，可以采用竞争法模式。其原理是标本中的抗原和一定量的酶标抗原竞争与固相抗体结合。标本中抗原量含量愈多，结合在固相上的酶标抗原愈少，最后的显色也愈浅。小分子激素、药物等 ELISA 测定多用此法。

Ⅱ. 实验步骤

(ⅰ) HBsAg、HBsAb、HBeAg 的检测

HBsAg、HBsAb、HBeAg 这三种血清标志物的检测步骤、使用试剂和结果判定相似，因此放在一起统一叙述。

1) 检测原理

HBsAg、HBeAg 的检测采用双抗体夹心法测定，HBsAb 的检测采用双抗原夹心法测定。

2) 试剂组成：

(1) 抗原或抗体包被干板条 12×4 条
(2) 酶结合物 3.2 mL×1 瓶
(3) 阳性对照 1 mL×1 瓶
(4) 阴性对照 1 mL×1 瓶
(5) 浓缩洗涤液 20 mL×1 瓶 (用蒸馏水 1∶20 稀释)
(6) 显色剂 A 3 mL×1 瓶
(7) 显色剂 B 3 mL×1 瓶
(8) 终止液(2M H_2SO_4) 3 mL×1 瓶

3) 操作步骤

(1) 将微孔条固定于支架按顺序编号。

(2) 分别加待检血清 50 μL 和阴、阳性对照各 50 μL(1 滴)于相应孔中，设空白对照孔(加 50 μL 洗涤液)。

(3) 除空白对照外，每孔加酶结合物 50 μL(1 滴)。

(4) 振荡均匀，置 37 ℃水浴 30 min。

(5) 洗板。手工洗板：甩去孔内液体，扣干，用洗涤液注满各孔，静置 2 min，共 3 次，每次洗后均需扣干。洗板机洗板：选择洗涤 5 次洗板程序洗板，洗板后扣干(无需静置)。

(6) 每孔加显色剂 A、B 各 50 μL(1 滴)，振荡混匀，置 37 ℃水浴 15 min。

4) 结果判定

(1) 目测法：颜色与阳性对照相近或更深者判为阳性，无色或蓝色比阳性对照孔明显浅者为阴性。

(2) 酶标仪度数：每孔加 2M H_2SO_4 50 μL(1 滴)，振荡混匀后在 450 nm 波长读数(建议使用双波长检测，参考波长 630 nm)，P/N 值≥2.1 者判为 HBsAg 阳性，P/N 值<2.1 者判为阴性。(阴性对照孔 OD 值小于 0.05 时按 0.05 计算。)

$$P/N\text{ 值} = \frac{\text{标本 } OD \text{ 值}}{\text{阴性对照 } OD \text{ 值}}$$

(ⅱ) HBeAb 的检测

1) 检测原理

HBeAb 的检测采用竞争法测定。

2）试剂组成

(1) 抗-HBe 包被干板条　　12×4 条

(2) 酶结合物　　3.2 mL×1 瓶

(3) 中和抗原　　3.5 mL×1 瓶

(4) 阳性对照　　1 mL×1 瓶

(5) 阴性对照　　1 mL×1 瓶

(6) 浓缩洗涤液　　20 mL×1 瓶　（用蒸馏水 1∶20 稀释）

(7) 显色剂 *A*　　3 mL×1 瓶

(8) 显色剂 *B*　　3 mL×1 瓶

(9) 终止液(2M H_2SO_4)　　3 mL×1 瓶

3）操作步骤

(1) 将微孔条固定于支架按顺序编号。

(2) 分别加待检血清 50 μL 和阴、阳性对照各 50 μL(1 滴)于相应孔中，设空白对照孔(加 50 μL 洗涤液)。

(3) 除空白对照外，每孔加酶结合物 50 μL(1 滴)。

(4) 每孔加中和抗原 50 μL(1 滴)。

(5) 振荡均匀，置 37 ℃水浴 30 min。

(6) 洗板。手工洗板：甩去孔内液体，扣干，用洗涤液注满各孔，静置 2 min，共 3 次，每次洗后均需扣干。洗板机洗板：选择洗涤 5 次洗板程序洗板，洗板后扣干(无需静置)。

(7) 每孔加显色剂 *A*、*B* 各 50 μL(1 滴)，振荡混匀，置 37 ℃水浴 15 min。

4）结果判定

(1) 目测法：无色或蓝色比阴性对照孔明显浅者为抗-HBe 阳性，颜色相近或更深者判为阴性。

(2) 酶标仪度数：每孔加 2M H_2SO_4 50 μL(1 滴)，振荡混匀后在 450 nm 波长读数(建议使用双波长检测，参考波长 630 nm)，标本 *OD* 值<临界值为阳性，标本 *OD* 值≥临界值为阴性。(阴性对照孔 *OD* 值>2.5 时按 2.5 计算。)

$$\text{临界值}(COV) = \frac{\text{阴性对照平均 } OD \text{ 值} + \text{阳性对照平均 } OD \text{ 值}}{2}$$

(ⅲ) HBcAb 的检测

1）检测原理

HBcAb 的检测采用竞争法测定。

2）试剂组成

(1) HBcAg 包被干板条　　12×4 条

(2) 酶结合物　　3.2 mL×1 瓶

(3) 阳性对照　　1 mL×1 瓶

(4) 阴性对照　　1 mL×1 瓶

(5) 浓缩洗涤液　　20 mL×1 瓶　(用蒸馏水 1∶20 稀释)

(6) 显色剂 A　　3 mL×1 瓶

(7) 显色剂 B　　3 mL×1 瓶

(8) 终止液(2M H_2SO_4)　　3 mL×1 瓶

3) 操作步骤

(1) 稀释标本,用洗涤液将待检标本 1∶30 稀释。

(2) 将微孔条固定于支架按顺序编号。

(3) 分别加待检血清 50 μL 和阴、阳性对照各 50 μL(1 滴)于相应孔中,设空白对照孔(加 50 μL 洗涤液)。

(4) 除空白对照外,每孔加酶结合物 50 μL(1 滴)。

(5) 振荡均匀,置 37 ℃水浴 30 min。

(6) 洗板。手工洗板:甩去孔内液体,扣干,用洗涤液注满各孔,静置 2 min,共 3 次,每次洗后均需扣干。洗板机洗板:选择洗涤 5 次洗板程序洗板,洗板后扣干(无需静置)。

(7) 每孔加显色剂 A、B 各 50 μL(1 滴),振荡混匀,置 37 ℃水浴 15 min。

4) 结果判定

(1) 目测法:无色或蓝色比阴性对照孔明显浅者为抗-HBc 阳性,颜色相近或更深者判为阴性。

(2) 酶标仪度数:每孔加 2M H_2SO_4 50 μL(1 滴),振荡混匀后在 450 nm 波长读数(建议使用双波长检测,参考波长 630 nm),标本 OD 值<临界值为阳性,标本 OD 值≥临界值为阴性。(阴性对照孔 OD 值>2.5 时按 2.5 计算。)

$$临界值(COV) = \frac{阴性对照平均\ OD\ 值 + 阳性对照平均\ OD\ 值}{2}$$

(3) 如做流行病学调查,血清可原倍加样,结果判定:临界值(COV)=阴性对照值×0.3。样品 OD 值/COV>1 者为抗-HBc 阴性,样品 OD 值/COV≤1 者为抗-HBc 阳性。

4. 血脂测定

血脂是血浆中中性脂肪(甘油三酯和胆固醇)和类脂(磷脂、糖脂、固醇、类固醇)的总称,它们是生命细胞基础代谢的必需物质,广泛存在于人体中。血浆脂类含量虽然只占全身脂类总量的极小一部分,但外源性和内源性脂类物质都需经过血液运转于各组织之间。因此,血脂含量可以反映体内脂类代谢的情况。一般说来,血脂中的主要成份是甘油三酯和胆固醇,其中甘油三酯参与人体内能量代谢,而胆固醇则主要用于合成细胞浆膜、类固醇激素和胆汁酸。血脂测定对于高血压、冠心病、脑血管病、糖尿病等多种慢性病的临床诊断、治疗以及预防都有重要意义。由于血浆胆固醇和甘油三酯水平的升高与动脉粥样硬化的发生关系密切,因此这两项成为血脂测定的重点项目。不同的血脂成分如血清总胆固醇、甘油三酯、高密度脂蛋白、低密度脂蛋白等检测方法也不同,本次实验以血清总胆固醇为例,介绍其检测的原理和方法。

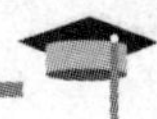

Ⅰ. **检测原理**

采用胆固醇酯酶、胆固醇氧化酶偶联 Trinder 反应。胆固醇酯酶先催化胆固醇酯的水解产生胆固醇和脂肪酸，随后，胆固醇氧化酶催化胆固醇氧化形成胆甾-4-烯-3-酮和过氧化氢，后者与 4-氨基安替比林和对羟基苯甲酸经过氧化物酶的作用(Trinder 反应)形成红色的醌亚胺化合物，红色醌亚胺化合物的生成量与样本中的胆固醇浓度成正比。

$$\text{胆固醇酯} + H_2O \xrightarrow{\text{胆固醇酯酶}} \text{胆固醇} + RCOOH$$

$$\text{胆固醇} + O_2 \xrightarrow{\text{胆固醇氧化醇}} \Delta^4\text{- 胆甾烯酮} + H_2O_2$$

$$H_2O_2 + \text{4- 氨基安替比林} + ESPAS \xrightarrow{\text{过氧化物酶}} \text{醌亚胺染料} + H_2O$$

ESPAS：N- 乙基 -N-(3- 磺丙基)-3- 甲基苯胺

Ⅱ. **操作步骤**

现以国内某血清总胆固醇检测试剂盒为例，测定样本的总胆固醇含量。

实验基本参数

波长	546 nm/660 nm		
测定方法	终点法	反应温度	37 ℃
比色杯光径	1 cm	标本/试剂	1∶100

实验步骤

加入物	空白管(B)	标准管(S)	测定管(T)
蒸馏水(μL)	3	—	—
血清(μL)	—	—	3
标准(μL)	—	3	—
试剂(μL)	300	300	300
混匀，置 37 ℃水浴 5 分钟，以空白管调零，在 546 nm 波长下比色读取各管吸光度值			

Ⅲ. **结果计算**

$$\text{总胆固醇含量(mmol/L)} = \frac{\text{测定管吸光度值}}{\text{标准管吸光度值}} \times \text{胆固醇标准液浓度}$$

Ⅳ. **参考值**

参考值为(2. 33～5. 69)mmol/L 或(90～220)mg/dL。

期望水平＜5. 2 mmol/L；临界水平(5. 2～6. 2)mmol/L；治疗最低目标＜6. 2 mmol/L。

问题 1. 1　给出检测血清的 HBsAg 结果。

问题 1. 2　血清学实验中得出阳性、阴性结果的可能原因有哪些？

课题2 案例讨论

【案例 2.1】 霍乱是国际检疫传染病，也是我国的甲类传染病。在 1992 年以前，霍乱弧菌被分为 138 个 O 血清群(serogroup)或血清型(serotype)，其中只有 O1 群菌株可以引起霍乱。在 O1 群中又可分为古典生物型(classical biotype)和埃尔托生物型(El Tor biotype)，前六次霍乱世界大流行都是古典型霍乱弧菌引起的，1961 年开始的第七次霍乱世界大流行是由埃尔托型霍乱弧菌引起的，几十年来已波及世界上五大洲 140 多个国家和地区。1973 年以来，美国海湾地区不断分离出 O1 群霍乱弧菌埃尔托型菌株，有产毒株和非产毒株，但这一地区却没有霍乱暴发流行，仅有散发病例，与摄食来自海湾的海产品密切相关。这些菌株在一般表型上与埃尔托菌株的世界大流行株无法区分，给霍乱的防治工作带来很大困难，也使很多科学工作者感到困惑。为了从遗传本质上阐明这些菌株的分子特征，Kaper 等(1982 年)根据霍乱弧菌主要致泻因子——霍乱毒素(CT)基因与大肠杆菌不耐热肠毒素(LT)基因具有 70%～80%的同源性的理论依据(当时 LT 基因已被克隆，而 CT 基因尚未被克隆)，以 LT 基因为探针，对美国海湾地区分离的埃尔托型霍乱弧菌和第七次世界大流行病菌株的染色体进行 Southern blotting 分析。结果发现，美国海湾地区分离的产毒埃尔托型霍乱弧菌的杂交带型与世界大流行株的杂交带型明显不同，从而表明海湾地区的埃尔托型霍乱弧菌可能是一种地方性菌株，其在海湾地区存在多年，不是造成世界大流行的菌株，我国学者随后鉴定它们是非流行株。这一研究结果解决了当时霍乱防治中的一个重要问题。

问题 2.1 根据上述例子，你认为在传染病防治实践中，分子流行病学的主要优势是什么？

问题 2.2 结合所学知识，请简要归纳分子流行病学在传染病研究中主要可以解决哪方面的问题。

【案例 2.2】 我国每年约有 25 万新诊断的食管癌病例，占全世界食管癌病例数的 50%。据全国肿瘤防治办公室 1990～1992 年资料显示：我国食管癌死亡率为男性 27.54/(10 万)，女性 14.05/(10 万)，居癌症死因第四位。我国大部分地区食管癌发病率均较低，但在河南、山西、河北三省交界的太行山南侧地区，其发病率超过 100/(10 万)。此外，一些沿海地区，如广东省汕头地区的食管癌发病率也比较高。近年来低发区的食管癌发病率已显著下降，例如，上海市食管癌死亡率 1998 年已比 1972 年降低了 50%。然而，高发区人群的食管癌死亡率仍然在高位徘徊。

研究发现，食品中和人体内合成的亚硝胺类致癌物与食管癌有密切关系。社会经济地位低的人群发生食管癌的风险高。在生活方式方面，吸烟已被确定可引起食管癌，特别是吸烟加过度饮酒可显著增加食管癌风险。此外，在高发区的研究还发现，膳食中缺少蔬菜水果、缺少微量营养素和生物活性物质，食用含有霉菌毒素和其他致癌物的霉变食物和酸菜等也与食管癌风险增高相关。为了验证食管癌与某些营

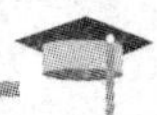

养素缺乏有关的假设，在河南省林县开展了大规模的干预实验。5 年的追踪结果表明，添加营养素的干预实验并没有显著降低食管癌发病率和死亡率。

研究表明叶酸缺乏与多种癌症相关，动物实验也证明叶酸缺乏可诱发肿瘤。叶酸的重要生物学功能是提供甲基基团，用于细胞 DNA 的甲基化和核苷酸从头合成。目前认为，叶酸缺乏可能通过扰乱正常 DNA 甲基化、DNA 合成和 DNA 修复而致癌。叶酸需要代谢转化才能发挥其生物学作用，因此，叶酸代谢障碍可能与叶酸摄入不足有相同的生物学效应。亚甲基四氢叶酸还原酶(methylentetrahydrofolate reductase，MTHFR)是催化叶酸生物转化形成甲基供体的关键酶。MTHFR 基因有两个常见的单核苷酸多态性(singlenucleotidepolymorphism，SNP)位点，即 677C/T 和 1298A/C。这两个突变均导致 MTHFR 活性显著降低。因此研究者设想，在叶酸代谢通路中起关键作用的 MTHFR 基因功能性变异可能是食管癌的遗传易感因素。为此在北方地区进行了一个包括 240 例食管癌患者和 360 名正常对照的病例对照研究，分析 MTHFR 基因多态性与食管癌风险的关系。

结果发现，携带 677TT 和 1298CC 基因型者发生食管癌的风险分别比携带 677CC 和 1298AA 者高 6.18 倍(95%*CI*:3.32～11.51)和 4.43 倍(95%*CI*:1.23～16.02)，而且风险增加与 677T 等位基因数量呈剂量—效应关系(CT 基因型的 *OR* 值为 3.14，TT 基因型的 *OR* 值为 6.18)。677C/T 和 1298A/C 多态性有协同作用，携带 677CT/1298AA 基因型的 *OR* 值为 2.30，而携带 677CT/1298CC 基因型的 *OR* 值增高到 19.2。研究对象中没有 677TT/1298CC 基因型，年龄、性别和吸烟等潜在的食管癌危险因素对 MTHFR 基因多态相关的食管癌风险均无影响。

问题 2.3　食管癌发病率在小地理区域内有如此大的差异，且随时间进展而变化，对研究食管癌的危险因素方面有何意义？

问题 2.4　上述研究能否证实食管癌的危险因素？阐述其原因。

问题 2.5　若要深入研究上述与食管癌风险增高相关膳食因素，如何改进研究设计方案？

问题 2.6　根据上述的研究结果，如何解释叶酸代谢基因多态与食管癌的关系？

问题 2.7　联系本研究设计，阐述传统流行病学研究方法在分子流行病学研究中的作用。

【案例 2.3】　系统性红斑狼疮(systemic lupus erythematosus，SLE)是一种累及全身多系统、多器官的自身免疫性疾病，该病以大量自身抗体产生、补体系统激活、免疫复合物沉积形成为主要病理特征。白细胞介素-10(interleukin-10，IL-10)是一种多功能的细胞因子。尽管近年来围绕其生物学功能和基因表达方面的大量研究，都印证了 IL-10/IL-10 基因与 SLE 发病可能有关，但 IL-10/IL-10 基因在 SLE 发病中的机制和作用通路，至今尚未完全阐明。白细胞介素-10 受体(interleukin-10 receptor，IL-10R)，包括 IL-10R1 和 IL-10R2，在 IL-10 表达和发挥生物学作用方面扮演着重要的角色。本研究通过比较中国汉族人群 SLE 患者和正常对照 IL-10R1 基因(rs9610)、IL-10R2 基因(rs2834167)等位基因和基因型频率，探讨 IL-10R 基因 SNP

与SLE遗传易感性及有关临床表型之间的关系。其中部分结果见表13.1。

表13.1 IL-10R2基因rs2834167(A/G)位点在病例组与对照组中的等位基因和基因型频率分布

rs2834167	病例组(n=667) n(%)	对照组(n=676) n(%)	χ^2	P	OR(95% CI)[①]
等位基因					
A	594(44.53)	543(40.16)	5.24	0.022	1.196(1.026~1.394)
G	740(55.47)	809(59.84)			1.000
基因型					
AA	128(19.19)	115(17.01)	3.44	0.064	1.346(0.983~1.843)
AG	338(50.67)	313(46.30)	5.44	0.020	1.334(1.047~1.699)
GG	201(30.13)	248(36.69)			1.000
显性模型					
AA+AG	466(69.87)	428(63.31)	6.46	0.011	1.343(1.070~1.687)
GG	201(30.13)	248(36.69)			1.000
隐性模型					
AA	128(19.19)	115(17.01)	1.07	0.300	1.158(0.877~1.530)
GG+AG	539(80.81)	561(82.99)			1.000

注:① 按年龄因素调整值。

问题2.8 本研究涉及哪些流行病学研究方法?

问题2.9 如何解释上述研究结果?

问题2.10 如果得出该基因SNP与疾病存在统计学关联,能否说明该基因在SLE的发病中起重要作用?

【案例2.4】 某市发生甲肝暴发流行,持续2月余,罹患率为1008.7/(10万)。为了解甲肝暴发感染谱而检查甲肝隐性感染情况,于流行期末检测健康人群随机样本343人的血清标本,结果如表13.2所示。

表13.2 某市健康人群甲肝隐性感染结果

年龄组	检测人数	抗-HAV IgM阳性数	阳性率(%)
0~	19	0	
5~	27	6	
10~	31	3	
15~	39	2	

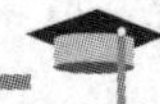

(续)表 13.2

年龄组	检测人数	抗-HAV IgM 阳性数	阳性率(%)
20～	61	2	
30～	45	2	
40～	60	2	
≥50	41	0	
合计	343	17	

问题 2.11　选择何种血清学指标诊断甲肝隐性感染?

问题 2.12　请计算相应的甲肝隐性感染率并填入上表中。

问题 2.13　这些结果对我们有何启示?

(安徽医科大学　　张志华　潘海峰)

实习 13 消毒及效果评价

【目的】 理解消毒和消毒学的基本概念，了解消毒学试验的基本内容，掌握消毒剂现场消毒效果鉴定的方法和操作步骤，学会如何开展在医疗卫生机构和疫源地的消毒灭菌工作。

【时间】 3 学时

课题 1 基本概念

消毒与灭菌是人类与病原微生物作斗争中逐渐发展起来的应对手段，消毒学是研究杀灭、去除和抑制外环境中病原微生物和其他有害微生物的理论、方法和技术的科学，已成为预防医学不可或缺的重要组成部分。

现代消毒学的研究方法可分为两大类：实验室研究和人群研究。实验室研究是指在实验室中开展的工作，包括：评价灭菌和消毒效果的试验、去除残留消毒剂持续作用的试验、评价抗菌效果的试验。人群研究主要采用流行病学研究方法，评价消毒、灭菌、防腐的人群应用效果和经济效益。

问题 1.1 何谓消毒、灭菌、抗菌和抑菌？

问题 1.2 何谓化学指示物和生物指示物？

问题 1.3 何谓消毒剂？消毒剂如何分类？

问题 1.4 何谓灭菌水平？达到灭菌水平常用的方法有哪些？

问题 1.5 消毒水平可划分为哪几类？其常用的方法有哪些？

课题 2 消毒剂现场消毒效果鉴定

2002 年，国家在《中华人民共和国传染病防治法》和卫生部《消毒管理办法》的基础上，颁发了《消毒技术规范》(以下简称《规范》)。该《规范》中将消毒学试验分为实验室试验、模拟试验和现场试验三个阶段。

实验室试验以悬液定量试验为主，试验应重复 3 次。对不适宜用悬液定量试验评价的消毒剂，如黏稠的消毒剂、冲洗用消毒剂和原液一次性使用的消毒剂等的实验室试验用载体定量试验，试验应重复 3 次。在无特殊要求的情况下，载体定量试验以布片为载体，用途单一、明确的可以选用对应的玻璃片、不锈钢片、滤纸片等。评价消毒剂的实验室试验，消毒剂试验浓度需用产品说明书规定的该消毒剂对某一有代表

性消毒对象的最低使用浓度。试验设 3 个不同作用时间，原则上第一时间为说明书规定的最短作用时间的 0.5 倍，第二时间为最短作用时间，第三时间为最短作用时间的 1.5 倍。对多用途的消毒剂，消毒对象所涉及的微生物相同时，若使用浓度相同，选择各种用途中最短的作用时间。若作用时间相同，选择各种用途中最低的使用浓度。使用浓度低、作用时间短者与使用浓度高、作用时间长者同时存在时，以前者为准。使用浓度高、作用时间短者与使用浓度低，作用时间长者同时存在时，每个剂量均须进行试验。

消毒模拟现场或现场试验，以使用说明书的最低有效浓度（强度）和最短作用时间进行试验，试验应重复 3 次。每次试验均应该设立规定数量的阴性对照和阳性对照。

灭菌模拟现场或现场试验，以使用说明书的最低使用浓度（强度）和 0.5 倍的最短作用时间进行试验，消毒器械的灭菌试验应重复 5 次，消毒剂的灭菌试验应试验 60 个样本，至少重复 3 次。每次试验均应该设立规定数量的阴性对照和阳性对照。

2.1　消毒剂对其他物体表面模拟现场消毒效果鉴定试验

1. 实验目的

用于验证消毒剂对人工污染于一般物体表面细菌的消毒效果。

2. 实验器材

(1) 实验菌株：大肠杆菌(8099)。菌悬液的制备见本实习附录。

(2) 中和剂溶液：经中和剂鉴定试验合格。

(3) 稀释液：胰蛋白胨生理盐水溶液(TPS)。

TPS 的制备：胰蛋白胨 1.0 g，氯化钠 8.5 g。先用 900 mL 以上蒸馏水溶解，并调节 pH 值在 7.0±0.2，最终用蒸馏水加至 1 000 mL，分装后，经 121 ℃压力蒸汽灭菌后使用。

(4) 培养基：胰蛋白胨大豆琼脂培养基(TSA)。

TSA 的制备：胰蛋白胨 1.5%，大豆蛋白胨 0.5%，氯化钠 0.5%，琼脂 1.6%。用蒸馏水配制而成，调节 pH 值为 7.0±0.2，经 121 ℃压力蒸汽灭菌后使用。

(5) 标准硬水：硬度 342 mg/L。

标准硬水的制备：氯化钙($CaCl_2$)0.034 g，氯化镁($MgCl_2 \cdot 6H_2O$)0.139 g，蒸馏水加至 1 000 mL。

(6) 规格板：采用不锈钢材料制备，中央留一个 5.00 cm×5.00 cm 的空格作为采样部位。

(7) 无菌棉拭。

(8) 电动混匀器。

3. 实验步骤

(1) 一般以木制桌面为代表进行人工染菌，也可以特定的实物为染菌对象。每次试验，各类物品表面测试 30 个样本。

(2) 染菌时，选物品较平的部位，于规格板中央空格，用无菌棉拭沾以菌悬液均匀涂抹。待自然干燥后进行试验。每次试验设 2 个区块为阳性对照区，10 个区块为试验区。

(3) 将无菌棉拭在含 10 mL 稀释液试管中浸湿，于管壁上挤干，对对照组区块涂抹采样，每区块横竖往返各 8 次。以无菌操作方式将棉拭采样端剪入原稀释液试管内，电动混匀器振荡 20 s，或在手掌上振打 200 次，用稀释液做适当稀释后，作为阳性对照组样本。

(4) 按说明书中的方法和使用剂量对物体表面进行消毒。将无菌棉拭在含 10 mL 中和剂溶液试管中浸湿，于管壁上挤干，消毒作用至设定时间时，分别对消毒区块进行涂抹采样，每区块横竖往返各 8 次。采样后，以无菌操作方式将棉拭采样端剪入原中和剂溶液试管内，电动混匀器振荡 20 s，或在手掌上振打 200 次，作为试验组样本。

(5) 将阳性对照组和试验组样本分别取 1.0 mL，以倾注法接种平皿，每个样本接种 2 个平皿，置于 37 ℃恒温培养箱中培养 48 h，观察最终结果。

(6) 将本次试验未用完的同批次中和剂溶液、稀释液、棉拭、培养基等分别设阴性对照。

(7) 试验重复 3 次。

(8) 计算平均杀灭对数值。

4. 实验结果判断

阴性对照组无菌生长，阳性对照组检测菌量为 2.5×10^7 cfu/样本～1.25×10^8 cfu/样本，30 个样本的平均杀灭对数值≥3.00，判定为消毒合格。

5. 实验注意事项

(1) 阳性对照组和试验组应在相邻的区域，但不得在同一区内进行试验。

(2) 棉拭涂抹采样较难标准化，为此，应尽量使棉拭的大小、用力均匀，吸取采样液的量，洗菌时敲打的轻重等等先后一致。

(3) 现场样本需及时检测。室温存放不得超过 2 h，4 ℃冰箱存放不得超过 4 h。

2.2 消毒剂对其他物体表面现场消毒效果鉴定试验

1. 实验目的

用于验证消毒剂对一般物体表面自然菌的消毒效果。

2. 实验器材

(1) 中和剂溶液：经中和剂鉴定试验合格。

(2) 稀释液：胰蛋白胨生理盐水溶液(TPS)。

(3) 培养基：胰蛋白胨大豆琼脂培养基(TSA)。

(4) 规格板：用不锈钢材料制备，中央留一个 5.00 cm×5.00 cm 的空格作为采样部位。

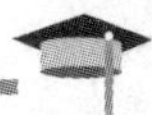

(5) 无菌棉拭。

(6) 电动混匀器。

3. 实验步骤

在使用现场,按说明书介绍的用量、作用时间、使用频率和消毒方法、消毒物体表面,检测样本数应大于或等于 30 份。

(1) 在物体表面(桌面、台面、门等)用规格板标定 2 块相邻的面积各为 25 cm^2 的区块,一块供消毒前采样,另一块供消毒后采样。

(2) 将无菌棉拭在含 10 mL 稀释液试管中浸湿,于管壁上挤干,对对照区块涂抹采样,横竖往返各 8 次。采样后,以无菌操作方式将棉拭采样端剪入原稀释液试管内,电动混匀器振荡 20 s 或在手掌振打 200 次,做适当稀释后,作为阳性对照组样本。

(3) 按说明书中的方法和剂量对物体表面进行试验。将无菌棉拭在含 10 mL 中和剂溶液试管中浸湿,于管壁上挤干,消毒作用至设定时间,对消毒区块涂抹采样,横竖往返各 8 次。采样后,以无菌操作方式将棉拭采样端剪入原中和剂溶液试管内,电动混匀器振荡 20 s 或在手掌振打 200 次,作为试验组样本。

(4) 将阳性对照组和试验组样本,分别取 1.0 mL,以琼脂倾注法接种平皿,每个样本接种 2 个平皿,置 37 ℃恒温培养箱中培养 48 h,每日观察并记录最终结果。

(5) 将本次试验未用完的同批次中和剂溶液、稀释液、棉拭、培养基等分别设阴性对照。

(6) 计算杀灭对数值。

$$\text{杀灭率} = \frac{\text{对照组活菌浓度} - \text{试验组活菌浓度}}{\text{对照组活菌浓度}} \times 100\%$$

$$\text{平均杀灭率} = \frac{\text{对照组活菌浓度平均值} - \text{试验组活菌浓度平均值}}{\text{对照组活菌浓度平均值}} \times 100\%$$

计算杀灭率与平均杀灭率时,取小数点后两位数,第 3 位以后的数不论多少均不再进位。平均杀灭率的表达,除写出其平均值外还应写出重复试验中所得的最低值和最高值。

4. 实验结果判断

阴性对照组应无菌生长,阳性对照组应有较多细菌生长,消毒样本的平均杀灭对数值≥1.00,判定为消毒合格。

5. 实验注意事项

(1) 在现场试验中,自然菌的种类复杂,平板上常出现大面积霉菌生长,导致无法计数菌落。在两个平行的平板中如有一个平板可数清菌落数时,即按该平板菌落数计算结果。如两平板均有大面积霉菌生长,应重新进行试验。

(2) 阳性对照组和试验组应在相邻的区域,但不得在同一区内进行试验。

(3) 棉拭涂抹采样较难标准化,为此应尽量使棉拭的大小、用力的均匀程度、吸取采样液的量、洗菌时敲打的轻重等先后一致。

(4) 现场样本需及时检测,室温存放不得超过 2 h,4 ℃冰箱内存放不得超过 4 h。

问题 2.1 请对本次试验结果作出解释。

问题 2.2 影响试验结果的因素有哪些?

问题 2.3 试验中设置对照组的目的是什么?如何保证组间的可比性?

问题 2.4 请分析试验操作中的污染。应如何控制技术操作误差?

问题 2.5 本次实验你是如何开展质量控制的?

课题 3 医疗卫生机构的消毒灭菌

医院消毒是预防医院内感染、防止感染传播的重要手段。为此,中华人民共和国卫生部于 2012 年 4 月 5 日发布,并于 2012 年 8 月 1 日正式实施了新的《医疗机构消毒技术规范》(2012 年版)。适宜的消毒灭菌措施的实施,可防止和减少医院感染,反之,若消毒灭菌措施不当,甚至不进行消毒灭菌,将造成严重的医院感染事件。

【案例 3.1】 安徽宿州"眼球摘除"事件。

2005 年 12 月,安徽宿州市立医院眼科,10 名患者实施白内障超声乳化手术后发生感染!结果导致 9 名患者施行眼球摘除手术,1 名施行玻璃体切割手术。

事件的原因之一:手术室不具备开展眼科手术的基本条件,手术室布局、流程、环境、设施等均不符合开展无菌手术的基本要求,造成手术患者的医源性感染所致。

【案例 3.2】 天津市蓟县妇幼保健院 5 名新生儿死亡事件。

2009 年 3 月,北京市儿童医院陆续接收了天津市蓟县妇幼保健院转来的 6 名重症患儿,3 月 22 日 5 名患儿死亡。

事件的原因之一:新生儿暖箱污染严重,清洁消毒不彻底。新生儿吸氧所用的湿化瓶没有更换,消毒液浓度也不合格。

【案例 3.3】 山西省太原公交公司职工医院、山西煤炭中心医院血液透析感染事件。

2009 年 2 月,太原公交公司职工医院 6 名患者投诉,反映在该院进行血液透析时感染丙肝。进一步调查,47 名在太原公交公司职工医院进行血液透析患者,结果 20 名患者丙肝抗体阳性。这 20 名患者中有 14 名曾在山西煤炭中心医院进行血液透析。

事件的原因之一:对血液透析器的处理过程不规范,消毒方法不正确;对丙肝抗体阳性患者不能实施专机血液透析和专区处理血液透析器,存在交叉感染。

【案例 3.4】 深圳妇儿医院消毒剂配制错误事件。

1998 年 4~5 月,深圳市妇儿医院发生了严重的医院感染暴发事件。该院 1998 年 4 月 3 日~5 月 27 日,共计手术 292 例。至 8 月 20 日止,发生感染 166 例,切口感染率为 56.85%。

事件原因之一:此次感染是以龟型分枝杆菌为主的混合感染,感染原因是浸泡刀片和剪刀的戊二醛因配制错误未达到灭菌效果。戊二醛用于手术器械灭菌浓度应为 2%,浸泡 4 小时,而该院制剂员将新购进未标明有效浓度的戊二醛(浓度为 1%)当作 20%的稀释 200 倍供有关科室使用，致使浸泡手术器械的戊二醛浓度仅为 0.005%，且长达半年之久未能发现。

问题 3.1　请分析当前我国医疗机构在消毒灭菌领域面临的挑战。

问题 3.2　如何理解清洁和清洗在医疗机构消毒工作中的作用？

问题 3.3　医疗机构用品的危险性分类有哪些？

问题 3.4　医疗机构选择消毒、灭菌方法的原则是什么？

问题 3.5　医疗机构常用的消毒灭菌方法有哪些？

问题 3.6　如何开展医疗机构消毒灭菌效果的监测？

【案例 3.5】　疫源地的消毒灭菌。

2009 年 3 月底，甲型 H1N1 流感首先在墨西哥和美国加利福尼亚州、得克萨斯州出现。由于病毒传播快，人群易被传染，且重症病例、死亡等病例的出现，5 月 WHO（世界卫生组织）将这种新型流感病毒命名为新甲型 H1N1 流感病毒（Novel H1N1 Influenza），并于 6 月 11 日正式将警戒级别提升至最高的 6 级，即宣布流感大流行已经发生。

甲型 H1N1 流感大流行期间，某地区预防控制中心接收了一起密切接触者的隔离检疫工作。该密切接触者为一名来自澳大利亚的中国汉族女学生，与其同机同座位的男友被确诊为甲型 H1N1 流感患者。

问题 3.7　什么是疫源地消毒和预防性消毒？

问题 3.8　什么是终末消毒和随时消毒？

问题 3.9　为避免疫情扩散，作为 CDC 的一位工作人员，你应如何实施消毒工作？

经过现场调查确定密切接触者，经过 1 周的检疫隔离和实施现场消毒措施，该接触者并没有发病，其咽拭子采样检测结果为阴性，同时也未出现其他新的感染病例。

问题 3.10　如何开展疫源地消毒效果的评价？

问题 3.11　请分析消毒在应对突发不明原因传染病事件中的作用。

附　　录

附录 13.1　细菌繁殖体悬液的制备

(1) 以无菌操作方式开启菌种管，用毛细吸管加入适量营养肉汤培养基，轻柔吹吸数次，使菌种融化分散。取含 5.0～10.0 mL 营养肉汤培养基试管，滴入少许菌种悬液，置 37 ℃ 培养 18～24 h。用接种环取第 1 代培养的菌悬液，划线接种于营养琼脂培养基平板上，置 37 ℃培养 18～24 h。或从 microbank 中取出一粒菌珠接种于平皿上，置 37 ℃培养 18～24 h，挑取上述第 2 代培养物中典型菌落，接种于营养琼脂斜面，置 37 ℃培养 18～24 h，即为第 3 代培养物。

(2) 取第 3～6 代的营养琼脂培养基培养 18～24 h 的新鲜斜面培养物，用 5.0 mL 吸管吸取 3.0～5.0 mL 稀释液（一般用 TPS，酸化水用生理盐水）加入斜面试管内，反复吹吸，洗下菌苔。随后，用 5.0 mL 吸管将洗液移至另一无菌试管中，用电动混匀器混合 20 s，或在手掌上振打 80 次，以使细菌悬浮均匀。

(3) 初步制成的菌悬液，先用细菌浓度比浊测定法粗测其含菌浓度，然后以稀释液稀释至所需浓度。

(4) 细菌繁殖体悬液应保存在 4℃冰箱内备用。应当天使用不得过夜。

(5) 怀疑有污染时，应以菌落形态、革兰染色与生化试验等法进行鉴定。

附录 13.2 活菌培养计数(倾注法)

(1) 对菌悬液可直接进行培养计数。对菌片和小型固体样本，将其直接投入含 5.0 mL 稀释液的无菌试管中，对棉拭则将其采样端剪入管内。用电动混匀器混合 20 s，或在手掌上用力振打 80 次，将菌洗下形成菌悬液。以上操作应严格按无菌要求进行。

(2) 将试管按需要数量分组排列于试管架上，每管加入 4.5 mL 稀释液。各组由左向右，逐管标上 10^{-1}，10^{-2}，10^{-3}，……

(3) 将菌悬液样本用电动混匀器混合 20 s，或在手掌上用力振打 80 次，随即吸取 0.5 mL 加至 10^{-1}管内。

(4) 将 10^{-1}管依前法用电动混匀器混合 20 s，或在手掌上用力振打 80 次，混匀，再吸取出 0.5 mL 加入 10^{-2}管内。如此类推，直至最后一管。必要时，还可做某稀释度的 1∶1 或 1∶4 稀释。

(5) 选择适宜稀释度试管(以预计生长菌落数每平板为 15～300 cfu 者为宜)，吸取其中混合均匀的悬液 1.0 mL 加于无菌平皿内。每一稀释度接种 2 个平皿。一般需接种 2～3 个不同稀释度。

(6) 将 40～45 ℃熔化的培养基，倾注于已加入样液的平皿中，每平皿 15～20 mL。

(7) 将平皿盖好，即刻轻轻摇动混匀，平放。待琼脂凝固后，翻转平皿使底向上，置 37 ℃恒温培养箱内培养。

(8) 培养至规定时间，计数菌落数。对于现场试验样本，应每日观察并记录菌落数。

(9) 计数菌落时，一般以肉眼观察，必要时用放大镜检查。以每平板菌落数在 15～300 cfu 的稀释度为准记录结果。对黑曲霉菌活菌计数时，以每平板菌落数在 15～100 cfu 的稀释度为准记录结果。对菌量极少的样本，即使平板菌落数未达 15 cfu 时，亦可用其计算最终结果。

(10) 根据稀释倍数和接种量计算每毫升菌液中或每一菌片(染菌载体)上的平均菌落数。

附录 13.3 活菌培养计数注意事项

(1) 严格无菌操作，防止污染。

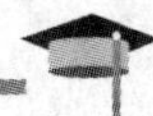

(2) 认真检查实验器材有无破损(要特别注意试管底的裂痕和破洞),以防丢失样本和污染环境。

(3) 注意菌液的均匀分散。

(4) 取液要准确,尽量减少误差。

(5) 每吸取一个稀释度样液,必须更换一支吸管或吸头。

(6) 样液加入平皿后应尽快倾注培养基,避免样液干燥。

(7) 倾注时培养基温度不得超过 45 ℃,以防损伤细菌或真菌。

(8) 倾注和摇动应尽量平稳,勿使培养基外溢,确保细菌分散均匀,便于计数菌落。

(安徽医科大学　　苏　虹)

实习 14 疾病监测

【目的】

(1) 了解我国疾病监测系统概况。

(2) 通过课题讨论,熟悉疾病监测的概念及疾病监测的一般指标,了解疾病监测的一般工作程序。

(3) 学习疾病监测资料的分析方法。

【时间】 3 学时。

课题 1 我国疾病监测系统简介

1.1 疾病监测的发展史

1. 广义的疾病监测

第一阶段:我国疾病监测的初始阶段。

1950 年,我国组建全国法定报告传染病疫情系统。初期工作特点:重视对疾病流行期的监测,并能作出迅速反应,但对流行间歇期的监测重视不够。

第二阶段:我国疾病监测的迅速发展期。

20 世纪 70 年代后期,西方国家疾病监测的概念开始传入,1978 年开始,陆续建立了流感、乙脑、流脑、霍乱、出血热、鼠疫、钩体病等各单病种的监测系统;1980 年建立我国长期综合疾病监测系统。监测工作以传染病监测为主,并开始进行慢性非传染病监测。

第三阶段:行为学监测发展阶段。

20 世纪 90 年代后,部分地区率先在社区开展了与健康有关的行为学监测,这些行为包括吸烟、饮酒、钠盐摄入、体育锻炼等。例如,世界银行贷款卫 9 项目在新疆、福建、广西、山西四个项目省开展了分别针对高危人群、脆弱人群和一般人群的行为学监测。同时,我国传染病监测进入科学化和现代化管理轨道。

2. 法定传染病报告系统

20 世纪 50 年代,由中国医学科学院流行病研究所进行疫情的报告管理;文化大革命期间,疫情报告管理工作曾中断过;文化大革命结束到 1983 年,恢复疫情报告后由卫生部防疫司进行直接管理;1984 年以后,由中国预防医学科学院进行疫情报告系统的建设与管理;2002 年以后由中国疾病预防控制中心管理。2004 年通过网络直

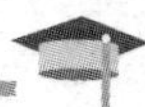

报系统的建设，监测工作发生了根本性的历史转变。

3. 中国疾病预防控制信息系统(网络直报系统平台)

我国于 2003 年 11 月建成国家疾病监测数据中心机房。2004 年 1 月 1 日正式启动基础疫情报告系统，可满足 2 万人同时使用，2 000 个医疗单位在同一时间上报 39 种甲、乙、丙类法定传染病和其他非法定传染病疫情，全国平均每日有 2 000～3 000 个报告单位上网直报疫情，每日平均产生 1 万多监测病例信息，日运算量达 200 亿条记录，实现日、周、月、季、年、跨年度及任意时段数据分析，实现对突发公共卫生事件初次报告、进程报告、结案报告的信息管理以及传染病自动预警等监测功能。

中国疾病预防控制信息系统网址为 http://www.cdpc.chinacdc.cn，登录界面如图 14.1 所示。

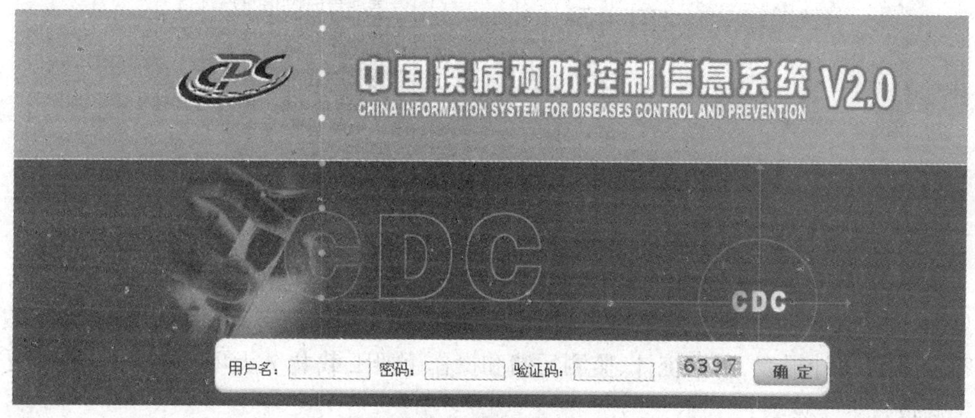

图 14.1　中国疾病预防控制信息系统登录界面

输入用户名码、密码和验证码，点击【确定】按钮即可进入“中国疾病预防控制信息系统”首页(见图 14.2)。因为疾病监测数据涉及国家机密，因此不同级别的用户会有不同的子系统和相应的使用权限。

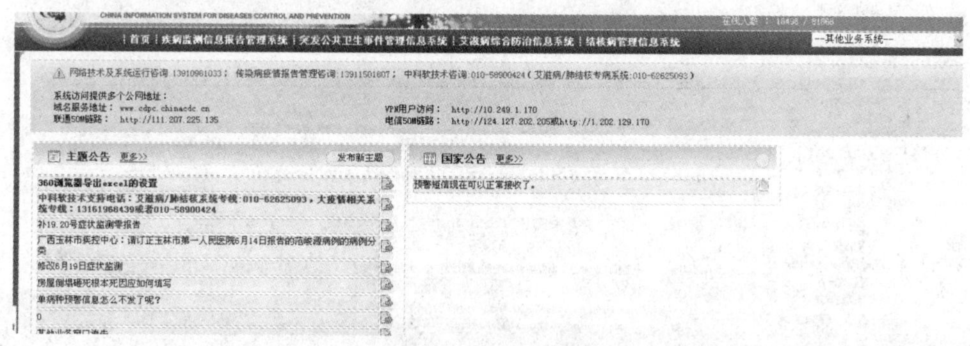

图 14.2　中国疾病预防控制信息系统首页

目前中国疾病监测体系包括疾病监测信息报告管理系统、突发公共卫生事件管理信息系统、艾滋病综合防治信息系统、结核病管理信息系统、死因登记报告信息系统、健康危害监测信息系统等 20 个子系统(见图 14.3)。

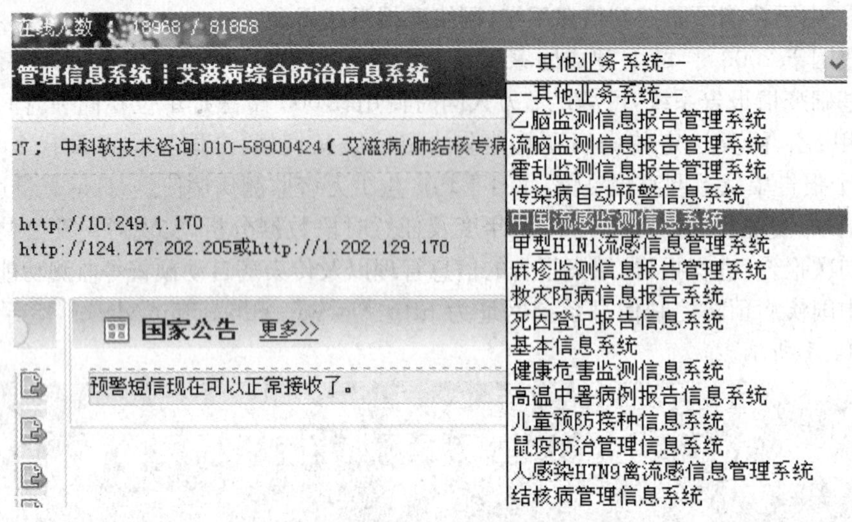

图 14.3 中国疾病预防控制信息系统子系统

Ⅰ. 疾病监测信息报告管理系统

单击“疾病监测信息报告管理系统”之后,点击报卡浏览审核,出现图 14.4 所示界面,图中左界面可见功能菜单,包括报卡管理、统计报表、资料分析以及截止昨日 24 点累计统计报表、质量统计、监测反馈和操作手册下载共 7 大项功能;右界面为传染病报告卡一览表。

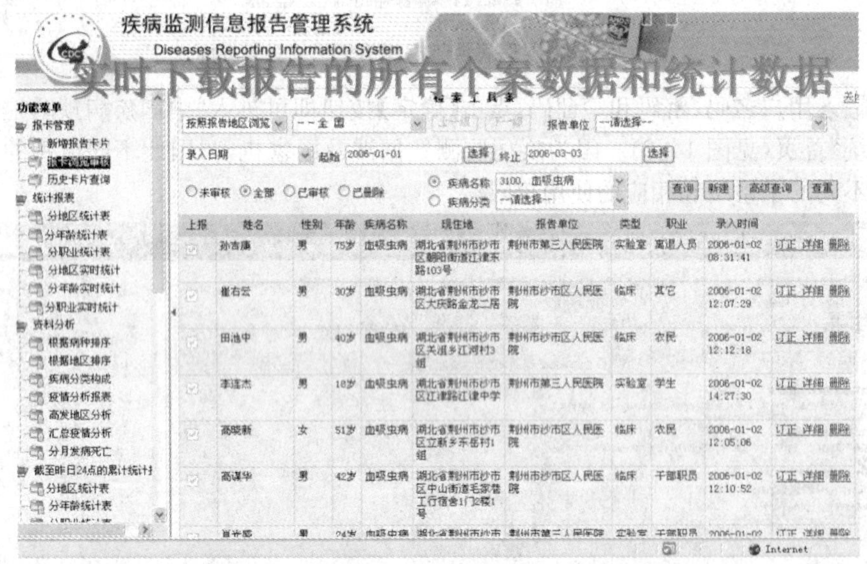

图 14.4 疾病监测信息报告管理系统主界面

(ⅰ)报卡管理

该模块可以实现新增报告卡、报告卡浏览审核以及历史报告卡查询 3 项功能。

新增录入完毕后用户需要按“保存”才能把刚录入的数据提交到服务器保存起来，如果中途退出或关机，那么录入的数据将不会被保存。保存后，可以继续填写下一张报告卡。对于有逻辑性错误的报卡，会发出相应的提示信息，要求用户改正后才能保存。

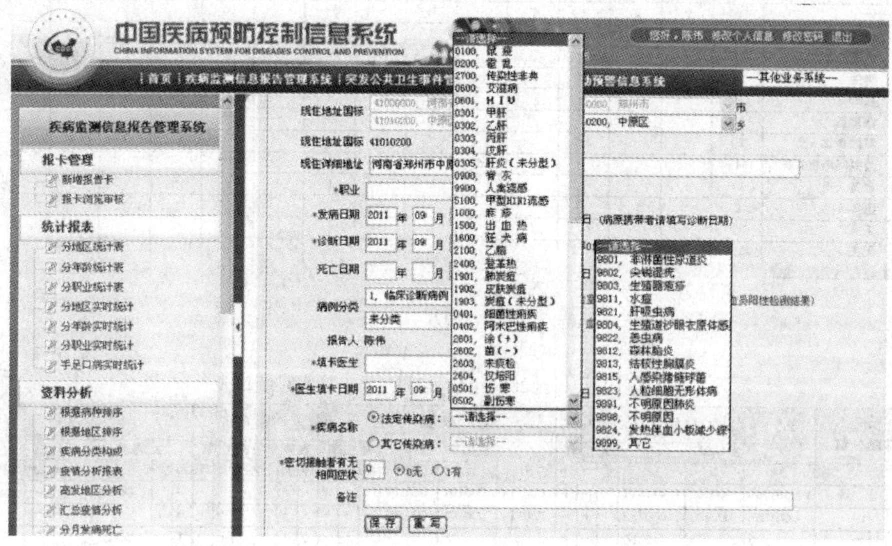

图 14.5　疾病监测信息报告管理系统新增报卡界面

（ⅱ）统计报表

该模块的统计报表分为两类，第一类为静态报表：分地区报表、分年龄报表、分职业报表，此类报表在固定时间内（日、周、旬、月、季、半年、年）一旦生成，不再改变；第二类为实时动态报表：分地区实时报表、分年龄实时报表、分职业实时报表以及直报单位统计表，此类报表是根据用户选择的任意时段来进行实时动态统计。所有统计报表都是按现住地址和报告卡终审日期/发病日期统计（表示在一定期间内、一定人群中发现并报告某病新病例的数量，统计时以“终审日期”为判定指标。年内定期统计报表及对外公布数据采用此条件进行统计。表示在一定期间内、一定人群中某病新发病例的数量，统计时以“发病日期”为判定指标。年度统计报表及对外公布数据采用此条件进行统计）。传染病统计分析表的界面分成两部分，上半部分显示的是分析表查询条件，下半部分为按照查询条件显示的报表及其内容。

报表中包含了多种统计条件，用户可以选择多个条件自由组合进行查询，得到自己想要的数据。用户可以选择按审核日期或发病日期查询，可以选择按年统计、半年统计、季统计、月统计、旬统计、周统计、日统计查询，同时可以选择地区、疾病分类、疾病病种等条件进行综合查询。选择发病率/死亡率，可统计发病率/死亡率，否则统计发病数/死亡数；条件选择完毕，按下【确定】按钮，可显示出符合查询条件的统计表。点击列表下方的【打印】按钮，可打印统计表；点击列表下方的【导出至 Excel】按钮，可导出统计结果至 Excel 文件中。以下所有统计报表均可按上述方法操作。图 14.6

(a)、(b)分别为对 2004 年 10 月 2 日至 2004 年 11 月 2 日重点传染病的职业与年龄实时统计报表结果。

2004年10月2日至2004年11月2日 分职业实时统计表

职业名称	总计		鼠疫		霍乱		肝炎		甲肝		乙肝		丙肝		
	发病数	死亡数	发病数	死亡数	发病数	死亡数	发病数	死亡数	发病数	死亡数	发病数	死亡数	发病数	死亡数	发病
总计	290	2	2	-	2	-	53	-	24	-	26	-	2	-	
幼托儿童	18	-	1	-			4	-	1	-	3	-			
散居儿童	22	-					4	-			3	-	1	-	
学生	27	-	1	-	-	-	6	-	1	-	5	-			
教师	15	-					6	-	4	-	2	-			
保育员	3	-					1	-	1	-					
餐饮食品人员	20	-					7	-	7	-					
公共场所服务员	4	-			1	-									
商务人员	17	1					2	-	1	-	1	-			
医务人员	2	-					-	-			-	-			
工人	22	-			1	-	2	-			2	-			
民工	10	-					1	-	1	-					

(a)

2004年10月2日至2004年11月2日 分年龄实时统计表

年龄分组	合计						鼠疫						霍乱						肝炎						
	发病率			死亡率			发病率			死亡率			发病率			死亡率			发病率			死亡率			
	男	女	计	男	女	计	男	女	计	男	女	计	男	女	计	男	女	计	男	女	计	男	女	计	男
合 计	19.001365	.000202	7.417417	-	-	-	.000114	.000101	.000107	-	-	-	1	-	.5	-	-	-	3	-	1.083333	-	-	-	1
0-	.001365	.000202	.000752	-	-	-	.000114	.000101	.000107	-	-	-	-	-	-	-	-	-	-	-	-	-	-	-	-
1-	5	-	.416665	-	-	-	-	-	-	-	-	-	-	-	-	-	-	-	1	-	.083333	-	-	-	-
2-	8	-	4	-	-	-	-	-	-	-	-	-	-	-	-	-	-	-	1	-	.5	-	-	-	-
3-	6	-	3	-	-	-	-	-	-	-	-	-	1	-	.5	-	-	-	1	-	.5	-	-	-	1
4-	-	-	-	-	-	-	-	-	-	-	-	-	-	-	-	-	-	-	-	-	-	-	-	-	-
5-	-	-	-	-	-	-	-	-	-	-	-	-	-	-	-	-	-	-	-	-	-	-	-	-	-
6-	-	-	-	-	-	-	-	-	-	-	-	-	-	-	-	-	-	-	-	-	-	-	-	-	-
7-	-	-	-	-	-	-	-	-	-	-	-	-	-	-	-	-	-	-	-	-	-	-	-	-	-
8-	-	-	-	-	-	-	-	-	-	-	-	-	-	-	-	-	-	-	-	-	-	-	-	-	-

(b)

图 14.6 疾病监测信息报告管理系统统计表界面

(ⅲ)资料分析

资料分析有 7 个模块,按用户需要,根据病种排序、地区排序、疾病分类构成、疫情分析报表、高发地区分析、汇总疫情分析、分月发病死亡,直接生成相应的统计报表。

(ⅳ)其他模块

该系统还包括截至昨日 24 点累计统计报表、质量统计、信息反馈以及操作手册下载模块(此处从略)。省级和国家级用户还可以实现 GIS 实时预警功能,能让我们直观地查看某病在全国的疫情状态,并实时预警,如图 14.7 所示。

Ⅱ. 突发公共卫生事件管理信息系统

分事件管理、实时统计分析、按月定时统计分析和操作手册下载 4 个模块。通过该系统,报告传染病暴发、聚集性原因不明疾病、食物中毒、职业中毒、化学品泄漏、环境气象事件等突发公共卫生事件(图 14.8)。限于篇幅,其他子系统从略。

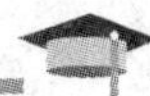

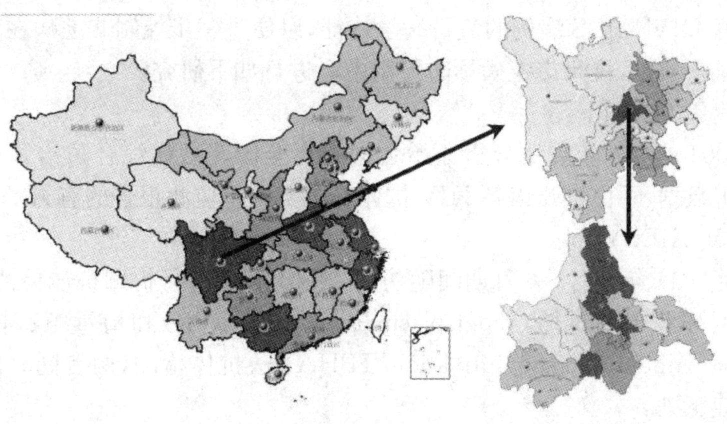

图 14.7 GIS 预警展示

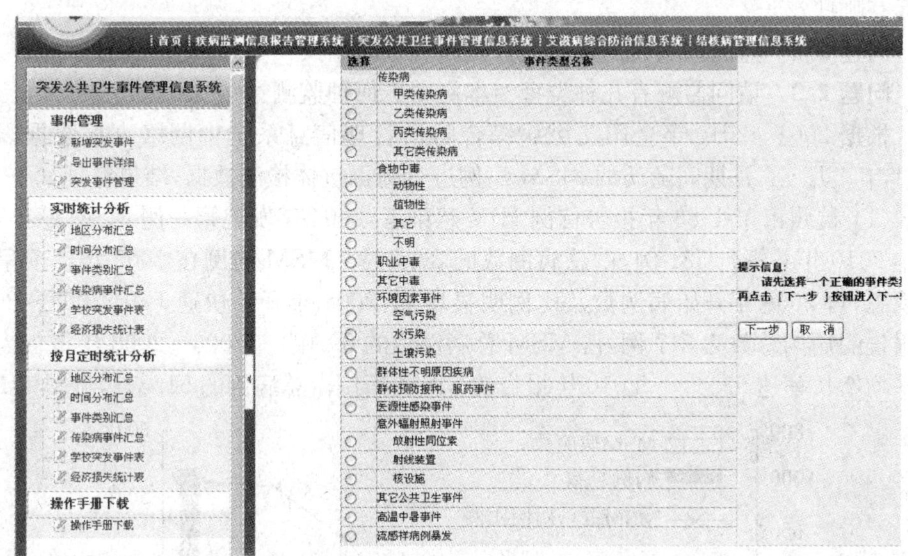

图 14.8 突发公共卫生事件管理信息系统新增事件界面

课题 2 杭州市男—男性接触者艾滋病与梅毒监测分析

近年来，男—男性接触者（men who have sex with men，MSM）艾滋病病毒（human immunodeficiency virus，HIV，人类免疫缺陷病毒）感染者和艾滋病（acquired immunodeficiency syndrome，AIDS）人数快速上升，全世界有 5%～10%的 HIV/AIDS 是由男—男性接触所致。至 2009 年底，我国男—男同性性传播造成感染的人数已占报告总数的 32%以上。可见，MSM 已成为艾滋病防治工作的重点人群。

杭州市从 1985 年开始 HIV/AIDS 疫情监测，2004 年发现第一例病例，近年来病例数快速增加，艾滋病对 MSM 人群的影响日益凸显。为全面分析杭州市男—男

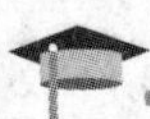

性行为人群 HIV/AIDS 病例的流行病学特征，以便进一步控制艾滋病在该人群中的传播提供科学依据，杭州市疾病预防控制中心进行如下研究。

资料收集方法如下：

(1) 2004～2010 年疫情分析原始数据来自全国艾滋病综合防治管理信息系统中网络直报数据，系由杭州市各 HIV 抗体筛查实验室监测报告的有男—男性接触史的所有 HIV/AIDS 病例。

(2) 对 2011 年 4 月～6 月期间随访的 MSM 病例进行梅毒抗体检测，采用快速血浆反应素环状卡片试验（rapid plasmaregaining, RPR）和梅毒螺旋体凝固试验（treponema pallidum bemagglutination, TPHA）法抗体检测，两者同时阳性者认定为梅毒现症感染。

问题 2.1 如果由你负责该病疫情的监测，需要做哪些具体工作？该病的监测指标有哪些？

问题 2.2 监测该病目的是什么？具体有什么意义？

问题 2.3 请问监测有几种类型？本例属于何种监测？

根据 2004～2010 年全国艾滋病综合防治管理信息系统中网络直报数据以及 2011 年 4 月～6 月期间随访的 MSM 病例进行梅毒抗体检测数据，结果整理如下：

(1) 杭州市于 1985 年报告首例 HIV 感染者，2004 年发现第一例 MSM 感染者，截至 2010 年共报告 581 例，占总病例数的 33.8%。MSM 病例在 2005 年以前呈散发状态，自 2006 年开始病例数及比例明显增加，2008 年开始快速上升，2008～2010 年报告的病例总数为 517 例，占 MSM 总病例数的 89.0%。2006～2008 年报告人数年平均增长率达 93.4%。2010 年报告的 MSM 病例占总病例的 51.3%，见图 14.9。

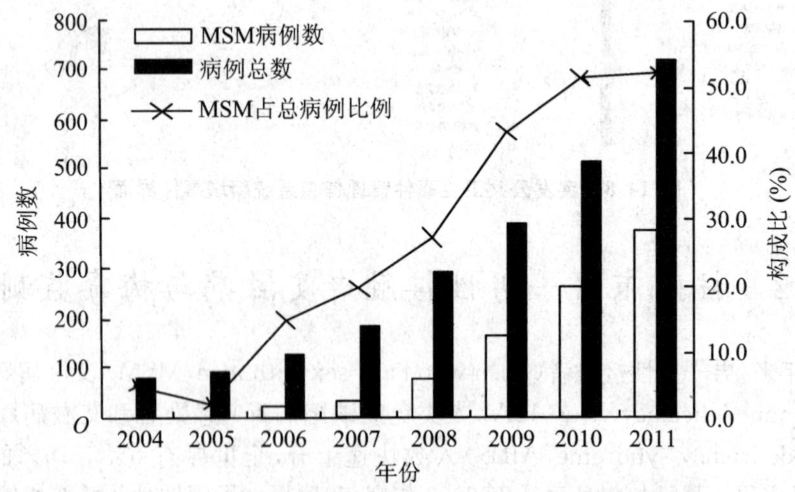

图 14.9　2004～2010 年杭州市 MSM 人群 HIV/AIDS 病例时间分布

(2) 581 例 MSM 病例以省外流动人口为主，占 49.9%(290/581)，主要来自安徽、江苏、河南和四川等省。杭州市常住人口和省内流动人口分别占 26.5%(154/

581)和 23.4%(136/581),外籍占 0.2%(1/581)。MSM 病例分布与总病例分布基本一致,主要集中在病例较多的上城、下城、江干和西湖区,以上 4 个区域病例数占全市 MSM 总病例数的 88.7%。

(3) 从报告机构分析,以疾病预防控制中心(CDC)报告为主,占 52.0%(302/581),各级医疗机构占 39.4%(229/581),血液中心占 6.4%(37/581),出入境检验检疫机构占 0.7%(4/581);从检出途径分析,居前 5 位的分别是检测咨询(42.9%,249/581),性病门诊(13.9%,81/581),医疗机构其他就诊者(11.2%,65/581),术前检测(9.6%,56/581),无偿献血筛查(6.4%,37/581)。

(4) MSM 病例年龄中位数为 27 岁,最小 16 岁,最大 71 岁,20～39 岁年龄组占 79.5%(462/581);以汉族为主,占 97.4%(566/581);婚姻状况以未婚为主,占 68.7%(399/581),已婚占 22.7%(132/581);随着年龄段的上升,已婚和离异/丧偶所占比例呈快速上升趋势,未婚所占比例呈快速下降趋势(卡方趋势检验,$P<0.01$),见表 14.1;MSM 病例文化程度较高,高中/中专及以上占 65.8%(382/581),高于总体疫情中所占比例(37.9%);职业分布以从事商业服务者居多,占 20.5%(119/581),其他主要从事职业依次是工人占 13.6%(79/581),干部职员占 6.5%(38/581),在校学生占 6.4%(37/581),民工占 6.2%(36/581)。近年来,MSM 中的 HIV 感染不断侵袭新的职业人群,2007 年首次发现在校学生和教师感染者,已分别累计报告 37 例和 11 例,占 6.4%(37/581)和 1.9%(11/581),报告人数呈上升趋势,见图 14.10。2009 年首次发现医务人员感染者,累计报告 4 例,占 0.7%(4/581)。

表 14.1　杭州市不同年龄组 MSM 病例婚姻状况分布情况

年龄组(岁)	未婚		已婚		离异/丧偶	
	人数	构成比(%)	人数	构成比(%)	人数	构成比(%)
16～	337	92.8	21	5.8	5	1.4
30～	53	39.6	59	44.0	22	16.4
40～	9	10.7	52	61.9	23	27.4
合计	399	68.7	132	22.7	50	8.6

(5) 艾滋病相关危险因素:581 例 MSM 病例均有同性性行为史,同性性伴数的中位数为 7 人(最少 1 人,最多 200 人),其中 43 人还同时有非婚异性性接触史,占 7.4%(43/581),非婚异性性伴数中位数为 3 人(最少 1 人,最多 16 人);212 人有明确性病史,占 36.5%(212/581)。

(6) 2011 年 4 月～6 月,对接受随访服务的 187 例病例进行梅毒检测,TPHA 抗体检测阳性率为 41.2%(77/187),同时 RPR 抗体检测阳性率为 24.6%(46/187),即梅毒现症感染率为 24.6%,明显高于其他途径感染病例的梅毒现症感染率(5.8%,$P<0.01$)。

问题 2.4　根据杭州市疾病预防控制中心监测的结果,你认为该病有什么流行

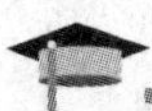

特点？为何会有此流行规律？如何有针对性地采取一些防疫措施？

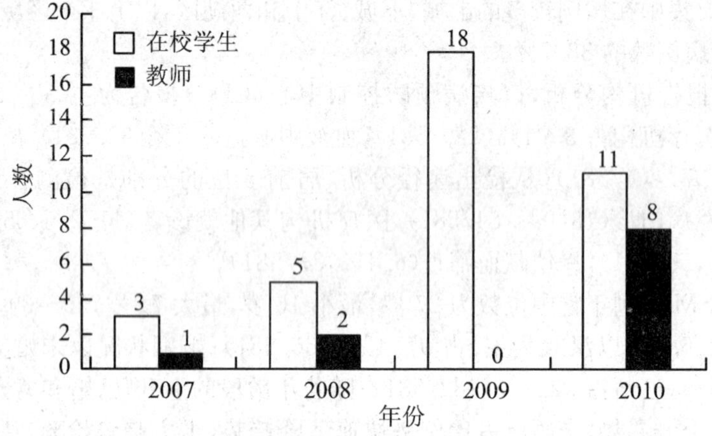

图 14.10　2007～2010 年杭州市在校学生和教师 HIV/AIDS 病例时间分布

问题 2.5　根据检测结果，近年来该病出现哪些新的特征？对我们防控该病有什么启示？

问题 2.6　请根据监测结果，制定该病今后的防治方案，并说明理由。

问题 2.7　通过本课题的学习，请你选择本地区流行的某一疾病，列出该病的监测计划。

（安徽中医药大学　　武　松）

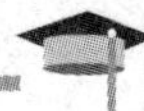

实习 15 临床试验

【目的】 掌握实验流行病学概念以及临床试验的基本原理、特征；熟悉临床试验设计的基本步骤，了解临床试验设计的类型。

【时间】 3 个学时。

【内容】 实验流行病学是将来自同一总体的研究对象随机分为实验组和对照组，实验组给予干预因素，对照组不给予该因素，然后前瞻性地随访各组的结局并比较其差别的程度，从而判断实验的效果。人为施加干预措施是实验流行病学不同于观察法的一个重要特征；实验设计得好，研究能确认干预因素与观察结局之间是否存在因果关联。良好的实验设计，应首先满足三个基本要素：① 根据研究目的确定研究因素，予以详尽而充分的说明；② 合适的研究对象，选取时应注意同质性、代表性和数量等方面的问题；③ 可以很好反映观察结局的效应指标。严格遵守以下四个基本原则：对照原则、随机化原则、重复原则和盲法原则，安排研究对象的分组、研究因素的施加及资料的采集与分析等研究方案。

问题 1 构成实验研究的三个基本要素是什么？

问题 2 效应指标在实验研究中主要起何作用？

问题 3 实验研究设计时强调随机化分组的主要目的是什么？

课题 1 根除幽门螺杆菌临床实验[1]

1.1 研究背景

幽门螺杆菌（Hp）是慢性胃炎的常见致病菌。以质子泵抑制剂（Proton Pump Inhibitor，PPI）为基础的三联 Hp 根除率逐渐下降。含铋剂的四联疗法是 Maastricht Ⅲ共识推荐的 Hp 根除治疗方案。铋剂对 Hp 有直接的杀灭作用，但长期使用含铋化合物可致神经毒性及急性肾功能衰竭，短期标准剂量应用则可引起牙齿临时性着色及消化道不良反应（如恶心、呕吐、口腔有金属味、粪便变黑等）。依卡倍特钠广泛应用于保护胃黏膜细胞，具有抑制 Hp 的作用，能提高 Hp 根除率。本研究拟探讨与枸橼酸铋钾相比，依卡倍特钠联合奥美拉唑镁、阿莫西林和克拉霉素根除慢性胃

---

〔1〕 选自：梁洁，吴开春，杨云生，等. 依卡倍特钠四联疗法根除幽门螺杆菌的临床试验：全国多中心临床研究[J]. 中华消化杂志，2012，32(10)：662～664.

炎患者 Hp 的疗效和安全性。

1.2 研究对象

1. 来源

2009 年 6 月至 2011 年 6 月，在西安、北京、上海、广州等 4 个城市 8 家医院就诊的慢性胃炎患者 311 例。

2. 纳入标准

年龄 18～70 岁，性别不限；^{13}C 或^{14}C 尿素呼气试验阳性；未接受过根除 Hp 治疗或胃部手术；签署知情同意书。

3. 排除标准

消化性溃疡、肿瘤及明显的胃黏膜糜烂、出血等病变；既往对所用药物有过敏史；合并急性感染、心肺功能不全、肝肾功能障碍、恶性疾病；孕妇、哺乳期妇女或试验期间有生育计划者；入选前 5 天内用过 PPI 或入选前 2 周内曾连续使用 PPI 超过 3 天；试验期间需要合用规定外的药物，如感冒药、外用药、其他中药、其他胃黏膜保护剂、H_2受体拮抗剂、抗生素、胃肠动力药物、其他 PPI、非甾体类抗炎药等；试验前 3 个月内参加过其他药物临床试验；酗酒、有药物依赖或其他不宜进行药物临床试验者。

4. 剔除标准

纳入后无用药记录者；纳入后发现不符合入选标准或符合排除标准者。

问题 1.1 本研究的研究对象是什么？

问题 1.2 多中心选取研究对象有何益处？

问题 1.3 为何要制定详尽的研究对象纳入标准、排除标准和剔除标准？

1.3 方法

1. 分组

各中心均按随机数字表法将研究对象随机分为两组，即试验组和对照组：① 试验组：155 例，其中，男 48 例，女 107 例，平均年龄(45.23±12.16)岁；② 对照组：156 例，其中，男 55 例，女 101 例；平均年龄(43.55±13.08)岁。

问题 1.4 采用随机化方法为组的目的何在？

2. 治疗

(1) 试验组：每日两次，每次口服奥美拉唑镁 20 mg(商品名为洛赛克，无锡阿斯利康制药有限公司生产)，克拉霉素 500 mg(商品名为利迈先，西安利君制药有限公司生产)，阿莫西林 1 000 mg(商品名为阿莫西林胶囊，石家庄中诺制药有限公司生产)，依卡倍特钠 1 000 mg(商品名为依卡倍特钠颗粒，天津田边制药有限公司提供)，疗程为 10 天。

(2) 对照组：每日两次，每次口服奥美拉唑镁 20 mg(同上)，克拉霉素 500 mg(同上)，阿莫西林 1 000 mg(同上)，枸橼酸铋钾 220 mg(商品名为丽珠得乐，丽珠集团丽珠制药厂生产)，疗程为 10 天。

问题 1.5 对研究因素及其实施方案进行详细规定的意义何在？

问题 1.6 本研究采用标准疗效对照进行试验有何益处？

3. 评价指标

在治疗第38天时以^{13}C或^{14}C尿素呼气试验结果判断Hp根除情况，并计算根除率。记录和分析出现的不良反应。

问题 1.7 确定临床试验效应指标时应遵循哪些原则？

4. 统计处理

借助SAS8.2软件进行统计分析，组间性别构成及Hp根除率差异性比较采用χ^2检验进行，组间年龄差异性比较采用t检验进行；检验水准$\alpha=0.05$，行双侧检验。

1.4 结果

1. 均衡性

两组患者性别构成($\chi^2=0.646, P=0.4217$)、年龄($t=1.157, P=0.2481$)和一般情况($\chi^2=0, P=1.0$)比较，差异均无统计学意义($P>0.05$)。

问题 1.8 为什么要做均衡性比较？良好的组间均衡性对试验结果的解释有何益处？

2. 疗效分析

试验组和对照组Hp根除率分别为68.39%(106/155)和67.95%(106/156)，差异无统计学意义($\chi^2=0.007, P=0.934$)。

问题 1.9 试验组的Hp根除率是否优于对照组的？

3. 安全性评价

试验组的不良反应主要为口干、口苦、尿常规检查结果异常、皮疹、胃肠道反应。对照组的不良反应为肝功能异常。试验组和对照组的不良反应发生率分别为20.00%(31/155)和25.64%(40/156)，差异无统计学意义($\chi^2=1.404, P=0.236$)。两组均未见严重不良反应。

问题 1.10 试评价两组的安全性。

问题 1.11 根据上述研究结果，写出你的结论。

课题2 白芍总苷治疗类风湿关节炎[1]

2.1 研究背景

类风湿性关节炎(Rheumatiod Arthritis, RA)是一种常见的以关节滑膜慢性炎症病变为主要表现的自身免疫性疾病。目前西医临床用药多为非甾体类抗炎药和免

---

〔1〕 选自：万琦兵，杨惠琴. 白芍总苷治疗类风湿性关节炎31例[J]. 安徽中医学院学报，2012，31(6)：25～26.

疫抑制剂，但疗效不佳且胃肠道反应大；而有临床研究表明，中药白芍总苷治疗RA疗效显著。本研究拟观察白芍总苷对RA患者血清肿瘤坏死因子-α(TNF-α)和白细胞介素-6(Interleukin-6，IL-6)的影响，探讨其治疗RA的作用机制。

2.2 研究对象

1. 来源

选择2010年1月至2011年12月，在武汉市第一医院风湿免疫科就诊的RA患者62例。

2. 纳入标准

病人符合美国风湿病学会1987年制定的RA诊断标准(活动性RA)；每日晨僵持续时间≥60 min；关节肿胀数≥3；类风湿因子(RF)阳性；红细胞沉降率(ESR)≥28 mm/h，C反应蛋白(CRP)≥正常值的1.5倍。

3. 排除标准

排除有严重心、肝、肾及胃、十二指肠溃疡病变和病史者；有药物过敏史和过敏体质者；妊娠期或哺乳期妇女等。

问题2.1 本研究的研究对象是什么?

问题2.2 研究对象仅来自一家医院，存在什么偏倚?

问题2.3 临床试验时如何确定研究对象的样本量?

问题2.4 样本量不足，可能会对结果造成什么影响?

2.3 方法

1. 分组

采用随机数字表法将62例RA病人随机分为两组，每组31例。治疗组：男8例，女23例；年龄26～60岁，平均(42.3±10.3)岁；病程1～10年，平均(5.1±3.0)年。对照组：男9例，女22例；年龄25～61岁，平均(43.4±9.2)岁；病程1～10年，平均(5.4±2.5)年。

2. 治疗

对照组：口服甲氨蝶呤，每次15 mg，每周1次；美洛昔康每日10 mg。治疗组：口服白芍总苷(帕夫林胶囊)，每次600 mg，每日2次。疗程12周，治疗期间不再用其他抗风湿药物及糖皮质激素。

问题2.5 本研究的研究因素是什么?

问题2.6 本研究采用了何种类型的对照? 为何不宜采用空白对照?

问题2.7 常用的对照形式有哪些? 各自的适用性是什么?

3. 指标观察

(1) 晨僵时间：由患者记录早晨醒来时出现僵硬至消失的时间。

(2) 关节肿痛(压痛)指数：等于各受累关节的肿胀(压痛)级别之和。肿胀(压痛)级别评分：0分，无肿胀(重压无疼痛)；1分，轻度肿胀(重压轻度疼痛)；2分，中度

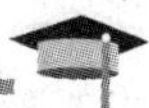

肿胀(轻压即有疼痛);3分,重度肿胀(轻压即有明显缩回动作)。治疗前后分别抽取清晨空腹静脉血,采用ELISA方法测定ESR、CRP、RF、TNF-α和IL-6含量。

4. 疗效标准

进步:晨僵、握力、压痛关节数、肿胀关节数、ESR改善50%,RF下降≥2个稀释度。显效:上述6项指标中至少4项进步;有效:6项中有3项进步者;无效:6项指标中进步不足3项及病情恶化者。

5. 统计处理

借助SPSS13.0软件进行统计分析,计量资料的组间比较采用t检验或Wilcoxon秩和检验,同组治疗前后的比较采用配对t检验或符号秩和检验;计数资料的组间比较采用χ^2检验,等级资料的组间比较采用Wilcoxon秩和检验;检验水准$\alpha=0.05$。

问题2.8 本研究采用效应指标的客观性如何?

问题2.9 本研究是否采用了盲法原则?盲法原则在实验设计中的应用价值是什么?

2.4 结果

1. 均衡性

两组患者性别、年龄、病程等资料比较,差异无统计学意义($P>0.05$)。

2. 疗效分析

(1) 晨僵时间、关节肿胀指数和关节压痛指数与治疗前相比,两组治疗后的晨僵时间、关节肿胀指数和关节压痛指数均显著降低($P<0.01$)。治疗后,治疗组晨僵时间、关节肿胀指数和关节压痛指数均低于对照组,但差异没有统计学意义($P>0.05$),见表15.1。

表15.1 两组治疗前后晨僵时间、关节肿胀指数和关节压痛指数的比较($\bar{x}\pm s$)

组别	差异来源	晨僵时间/min	关节肿胀指数	关节压痛指数
对照	疗前	129.98±71.65	7.06±3.65	10.95±4.69
(n=31)	疗后	51.72±33.67	4.12±1.98	5.96±2.96
治疗	疗前	132.31±68.96	6.89±3.82	11.32±4.63
(n=31)	疗后	46.82±32.63	3.64±1.76	5.51±2.85

(2) 两组疗效比较:治疗组疗效与对照组比较,差异有统计学意义($P=0.036$),治疗组优于对照组,见表15.2。

表15.2 两组疗效的比较

组别	n	显效/例	有效/例	无效/例
对照	31	4	18	9
治疗	31	10	17	4

（3）治疗前后两组 ESR、CRP、RF、TNF-α 和 IL-6 比较：治疗前，两组 ESR、CRP、RF、TNF-α 和 IL-6 差异无统计学意义（$P>0.05$）；治疗后，两组 ESR、CRP、RF、TNF-α 和 IL-6 均较治疗前显著下降（$P<0.01$），但治疗组患者 ESR、CRP、TNF-α 和 IL-6 均明显低于对照组，差异有统计学意义（$P<0.05$ 或 $P<0.01$）；见表 15.3。

表 15.3　两组治疗前后 ESR、CRP、RF、TNF-α 和 IL-6 的比较（$\bar{x}\pm s$）

组别	差异来源	ESR(mm/h)	RF(IU/mL)	CRP(mg/L)	TNF-α(ng/mL)	IL-6(ng/mL)
对照	疗前	64.96±22.12	179.86±60.18	26.05±5.18	38.65±8.95	79.86±14.67
(n=31)	疗后	46.55±18.71	116.87±51.37	21.43±5.16	23.55±7.93	56.22±13.43
治疗	疗前	65.28±21.34	186.25±58.32	25.68±5.37	37.32±9.11	81.28±13.22
(n=31)	疗后	30.63±14.45	98.94±46.71	16.12±4.65	18.74±7.92	48.84±11.65

问题 2.10　根据上述研究结果，写出你的结论。

问题 2.11　本课题的实验设计存在哪些不足？如何改进？

课题 3　间质流膏治疗特发性间质性肺炎[1]

3.1　研究背景

特发性间质性肺炎（Idiopathic Interstitial Pneumonia，IIP）是一组发病原因不明，以肺实质受到不同形式及程度炎症和纤维化损害为特点的疾病，从属于弥漫性实质性肺疾病；本病尚无安全有效的治疗药物，故其致死率高、预后差。目前糖皮质激素是西医治疗肺纤维化的首选药物，但不良反应大，且可能使患者的肺纤维化程度加重。而中医药以其毒性和不良反应小、耐药性低等优点，为治疗肺纤维化开创了崭新的局面。

3.2　研究对象

1. 来源

2009 年 3 月至 2011 年 3 月，山东中医药大学附属医院就诊的 IIP 患者 60 例。

2. 纳入标准

年龄 40～75 岁；符合国际公认的 IIP 诊断标准；属于中医证候中气阴两虚、瘀毒阻络型者。

3. 排除标准

已知原因的间质性肺疾病；发病后使用过治疗本病相关药物；晚期或危重病患

[1]　选自：郑心，李雪妮. 间质流膏治疗特发性间质性肺炎 30 例[J]. 安徽中医学院学报，2012，31(6)：27～29.

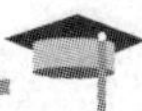

者;合并心、脑、肝、肾和造血系统等严重原发疾病者,或精神疾病患者;过敏体质及对本药已知成分过敏者。

问题 3.1　本研究的研究对象是什么?

问题 3.2　本研究对研究对象进行了哪些方面的规定?

问题 3.3　对研究对象进行上述规定的目的是什么?

3.3　方法

1. 分组

按随机数字表法将 60 例研究对象随机分为两组,每组 30 例;其中,间质流膏(试验)组:男 18 例,女 12 例,年龄(56.50±7.64)岁;激素(对照)组:男 16 例,女 14 例,年龄(59.53±7.54)岁。

问题 3.4　本研究在进行研究对象分组时是否遵循了随机化原则?

问题 3.5　你能模拟出该研究的随机分组过程吗?

2. 治疗

(1) 间质流膏组:口服间质流膏(药物组成,略;山东中医药大学第二附属医院药剂室协助制作,规格 1 g/mL),30 mL/每次,每日 3 次,共 12 周。

(2) 激素组:口服泼尼松(天津力生制药股份有限公司生产,批号 050209,每片 5 mg),疗程 12 周;1～4 周每日 0.5 mg/kg,5～8 周每日 0.25 mg/kg,9～12 周每日 0.125 mg/kg。

问题 3.6　实验设计中,对研究因素应进行哪些质量控制?

问题 3.7　本研究采用了何种类型的对照?

3. 指标观察

(1) 临床、影像、生理(Clinical, Radiologic and Physiological, CRP)评分:参照 Watters 等,1986 年推荐的判断特发性肺纤维化(idiopathic pulmonary fibrosis, IPF)病情的 CRP 评分法进行。

(2) 血清转换生长因子 β_1(Transforming Growth Factor-β_1, TGF-β_1)、肿瘤坏死因子-α(Tumor Necrosis Factor-α, TNF-α):采集患者静脉血,采用 ELISA 法进行测定(试剂盒购自武汉博士德生物工程有限公司)。

问题 3.8　本研究采用的效应指标是什么?其客观性如何?

问题 3.9　实验设计中,确定效应指标应遵循的原则有哪些?

4. 统计处理

借助 SPSS16.0 软件进行统计分析。

3.4　结果

1. 均衡性

两组患者性别、年龄比较,差异无统计学意义($P>0.05$)。

问题 3.10　均衡性的分析结果提示了什么?目的是什么?

2. 疗效分析

与治疗前相比，治疗后的 CRP 评分、TGF-β_1 及 TNF-α 水平均降低，差异有统计学意义（P<0.01）；两组治疗后的 CRP 评分，TGF-β_1 及 TNF-α 水平不同，以间质流膏组的降低程度更大，差异有统计学意义（P<0.01），见表 15.4。

表 15.4　两组治疗前后 CRP 评分，TGF-β_1 及 TNF-α 水平的比较（$\bar{x}\pm s$）

组别	n	CRP 评分		TGF-β_1（ng/mL）		TNF-α（ng/mL）	
		疗前	疗后	疗前	疗后	疗前	疗后
激素	30	52.27±1.04	44.67±9.78	39.63±6.83	34.66±3.63	2.15±0.24	1.88±0.25
间质流膏	30	50.97±1.09	39.40±1.03	39.40±1.03	15.13±4.72	2.17±0.24	1.39±0.24

问题 3.11　根据上述研究结果，试评价间质流膏治疗特发性间质性肺炎的效果。

问题 3.12　试从统计设计的角度，谈谈本研究可以进一步改进的地方与改进措施。

（安徽中医药大学　　朱继民）

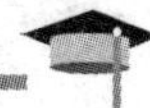

实习16 医院感染

【目的】 掌握医院感染的定义、分类及其特殊性；熟悉医院感染的预防与控制；了解医院感染的流行过程及促进因素。

【时间】 3学时。

【内容】 随着现代医学技术的迅猛发展，各种新的诊断、治疗仪器和抗菌药物的应用越来越广泛，加之新病原体的不断出现，使医院感染已成为当今全球性的影响医院人群健康，特别是住院病人康复的重要问题。由于医院感染的发生可导致住院患者病情加重，增加并发症和提高病死率，其结果不仅严重威胁患者的身心健康和造成不良预后，也给国家、社会和个人带来严重的经济负担。因此，必须充分认识到医院感染的危害性，强化预防医院感染的规范管理，全方位地预防和控制医院感染的发生。

课题1 新生儿肺炎克雷伯菌感染某院感染科

1990年9月30日在常规医院感染检测中，在细菌室发现7株肺炎克雷伯菌，追踪发现这7株菌均来自产科新生儿室。

问题1.1 什么是医院感染？什么是医院感染暴发？医院感染暴发有哪些流行特点？

问题1.2 什么是医院感染检测？

问题1.3 如果你是该院感染科的医生，你应该怎么做？

初步调查结果 对9月份所有住院出生的新生儿进行详细的病历和现场个案调查，并采取各种标本149份。9月24日至10月2日共出生新生儿60名，肺炎克雷伯菌感染10人，罹患率为16.67%。肺炎克雷伯菌感染10人中，早产儿3人，体重<2000g者2人，宫内感染、宫内窒息、早破水、水囊引产、产钳各1人；另外，孕妇产前感染2人。

(1) 实验检查结果：从感染的10人中分离出肺炎克雷伯菌14株，其中脐分泌物7株、眼分泌物5株、血液2株。

(2) 死亡病例与医院感染：9月份共死亡新生儿5人，其中2例与暴发流行无关。在另外可能与暴发流行有关的3例中，1例血液中培养出肺炎克雷伯菌，该新生儿为足月小样儿，出生体重1900g，其母为慢性支气管炎并肺炎克雷伯菌肺部感染；另外2例为脐分泌物中分离出肺炎克雷伯菌，1例为水囊引产、早产(30)周、体重1560g，

1例为早产、宫内窒息、早破水。

(3) 新生儿室、产房细菌学调查：环境物品中爽身粉盒口、体重秤盘和浴巾中各培养出1株肺炎克雷伯菌，工作人员的鼻腔拭子(4株)、手(3株)和痰(1株)中均培养出肺炎克雷伯菌。

问题1.4 该医院感染有哪些流行特征？

问题1.5 医院感染的传染源有哪些？该医院的感染可能的主要传染源是什么？

问题1.6 医院感染的传播途径有哪些？该医院的感染暴发可能的主要传播途径是什么？

深入调查及结果显示，除上述分离出肺炎克雷伯菌外，另收集其他科室分离出的肺炎克雷伯菌，总共56株，其中23株为流行株，33株为散发株。

(1) 耐药普分型：94.6%的菌株为多重耐药菌株，56株菌的耐药模式有7种，流行病株和散发株之间无显著差异。

(2) 噬菌体分型：56菌株被5种分型噬菌体分成12型，分型率50%，其中流行株分型率仅30.43%，散发株则可达63.63%，流行株已不可分型为主。

(3) 质粒分型：56株菌的质粒提取率达85.7%。经质粒酶切指纹图谱分析，散发株的指纹完全不同，说明其非同源性。流行株有多条共同酶切片段，证实系同源感染，从首例病儿母亲分离出的肺炎克雷伯菌与其他细菌无共同片段，排除了该母亲是本次流行传染源的可能，并证实传染源是一名产科医生。另外，从医院人员手、浴巾、爽身粉盒口分出了同源株，确立了本次流行的传播方式。

问题1.7 该医院感染发生之后，怎么采取控制措施？在以后的工作中，怎样预防此类事件的发生。

课题2 烧伤整形科病人腹泻

1995年2月16日，某院烧伤整形科护士长报道4位病人出现腹泻，感染科接到报告后立即开展调查。

问题2.1 如果你是该院感染科的医生，你怎么来开展调查？

经过调查，结果如下：

(1) 发病地点：烧伤整形科共有4名病人腹泻，其中3名病人住整形区20～26床的大病室，1名住烧伤区抢救室。通过电话另外询问了医院其他9个病区负责人，没有发现医院内腹泻病例增多的现象。结果显示腹泻病例仅集中于该院的烧伤整形科。

(2) 发病时间：2月8日出现首例腹泻病人(26床)，2月14日出现3名腹泻病人(21床、23床、抢Ⅱ床)，2月8～16日该科有37名病人。

(3) 病人情况：4名腹泻病人的一般情况见表16.1。这些病例非同一名医生主管，且在医务人员中未发现腹泻情况。

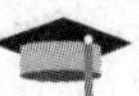

表16.1　4名腹泻病人的一般情况

姓名	床位	性别	年龄	原发病	入院日期	进餐地点、方式	服药情况
肖某	26	男	10月	烧伤	02/07/95	喂奶	未用
许某	21	男	54岁	电烧伤	12/24/94	职工、营养食堂不定	中药3号
吴某	23	女	5岁	烫伤	02/08/95	早餐食堂、中晚餐自备	中药3号
许某	抢Ⅱ	男	29岁	烧伤	02/16/95	自备	中药3号

问题2.2　1995年2月8～16日这段时间之内，该医院烧伤整形科感染罹患率多少？

问题2.3　该医院烧伤整形科感染有哪些流行特征？属于内源性感染还是外源性感染？

问题2.4　表16.1提示我们该医院烧伤整形科感染可能由什么原因导致？可以采用什么方法来确认？

采用回顾性队列研究方法，将该病科室病人按是否服用中药3号分组，比较两组的腹泻发生率，以检验中药3号与腹泻发生的关系，如表16.2所示。

表16.2　回顾性队列研究

中药3号	调查人数	腹泻人数	发病率(%)
服用	10	3	30.00
未服用	27	1	3.70
合计	37	4	10.81

问题2.5　上述采用的回顾性队列研究方法与病例对照研究方法有什么区别？相比有哪些优点？

问题2.6　对本次研究进行分析，可以得出什么结论？

进一步调查中药3号的熬制过程，发现该院的中药熬制是在病室配餐室，用蒸汽冲熬，中药容器为500mL输液瓶，容器在配餐室中冲洗，蒸汽柜中蒸汽消毒。每瓶中药可分配给数位病人服用。

对配餐室进行环境细菌学调查，在该科配餐室采集标本10份，合格率仅为10%。在热水龙头、煤气灶台面、药瓶口内外、煤气灶开关均检出金黄色葡萄球菌(表16.3)。

表16.3　配餐室环境细菌学检测结果

标本	菌落数(CFU/cm^2)	细菌种类
蒸药柜门把手	6	枯草杆菌、表皮葡萄球菌
蒸药柜门顶	>10	枯草杆菌、表皮葡萄球菌、哈夫尼亚菌
冷水龙头	>10	表皮葡萄球菌、摩拉不动杆菌

(续)表 16.3

标本	菌落数(CFU/cm²)	细菌种类
热水龙头	>10	金黄色葡萄球菌、不动杆菌属
开水柜龙头	>10	表皮葡萄球菌、枯草杆菌
煤气灶开关	2	金黄色葡萄球菌、枯草杆菌
煤气灶台面	>10	金黄色葡萄球菌、枯草杆菌
药瓶口内外	>10	金黄色葡萄球菌
药液	>10	枯草杆菌
药瓶塞	>10	表皮葡萄球菌、枯草杆菌

问题 2.7 表 16.3 综合以上及表 16.2,该医院烧伤整形科腹泻属于外源性感染的哪一种?其传播途径是什么?

问题 2.8 针对此次的医院感染事件,应该采取什么控制措施?怎么来评价控制措施的效果?怎样预防此类事件的发生?

课题 3 羊肠线吸收不良与术后伤口感染

1989 年,某医院感染科专职监控职员在常规检测中发现该院 12 月份外科系统术后伤口感染率高达 9.21%,大于基础感染率 2.7%的 3 倍多。

问题 3.1 该医院感染科常规检测的数据提示我们什么?怎样确认?

1. 初步调查

比较 1989 年 12 月外科系统中各科手术后伤口感染率,发现妇科、产科、普外科、泌尿外科 4 科的术后伤口感染率明显高于其他科室,分别达 10.81%、17.14%、14.81%、12.50%。提示手术后归感染主要以腹部伤口为主。仔细观察病人的伤口,发现感染发生均由内向外,且伤口内有羊肠线头。

2. 实验检测

从手术室采集工作人员手、消毒液、无菌物品、空气等各类标本 74 份,进行细菌学检查,结果全部合格。

问题 3.2 通过上述调查,提示我们什么?可以采用什么流行病学方法来检验?

进一步调查,调查 12 月份手术室使用的羊肠线,发现该批羊肠线为新批号的羊肠线,主要是上述 4 科室用于缝合腹部深层组织。但对该批羊肠线进行细菌学培养均无菌生长。为了进一步弄清该批羊肠线与伤口感染是否有关,将该院外科 12 月份的手术病人按是否使用羊肠线而分为两组,收集两组人群的伤口感染发生情况,结果如下:12 月份共手术病人 315 人,使用新羊肠线 169 人,其中 24 人发生感染,未使用新羊肠线的手术病人有 5 人发生感染。

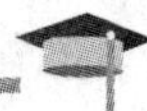

问题 3.3 该研究采用的是什么流行病学方法?

问题 3.4 使用新羊肠线和未使用新羊肠线两组人群术后伤口感染发生率为多少?差别有无统计学意义?请列出表格分析。

问题 3.5 该研究能得出什么结论?

(皖南医学院 姚应水 常微微)

实习17 医学文献的评阅

【目的】 了解医学文献的基本阅读方法，掌握如何对医学文献进行评价。

【时间】 3个学时。

【内容】 医学文献是医学知识赖以保存、记录和传播的一切著作的总称。医学文献汇集了医学家在探索和研究人类疾病过程中所积累的宝贵经验，是医学信息交流的重要工具，是医学工作者进行预防、科研、教学的知识来源。经常阅读医学文献可开阔视野，了解医学最新进展，从而培养自己防治疾病的实践能力，提高科研、教学水平。因此，掌握阅读和评价医学文献的基本技能和方法十分重要。

课题1 医学文献的阅读

现实生活中，医学文献繁多，但是每个医务工作者每天的阅读时间又相对有限，为克服阅读任务重、阅读时间少的矛盾，我们需要研究阅读技巧，提高阅读效率。每个医务工作者都可能有各自阅读医学文献的方法。

问题1.1 你在阅读医学文献时运用了什么方法？你觉得此种方法的优点在什么地方？

这些阅读方法对医务工作者自己来说是实用的，但并不一定具有普遍性和科学性，这里介绍三种阅读医学文献的基本方法。

1.1 浏览性阅读

浏览性阅读适合利用零散的时间在Pubmed、CBM等医学文献数据库、去图书馆浏览或翻阅最新出版的杂志和参考书，多属于粗读形式。对于杂志主要看论文的标题、摘要、主要数据和结论，对于参考书主要看书名、作者、章节目录、主要结论、重要的数据等。浏览性阅读的目的是了解该专业及其相关专业的进展情况，并以最快的速度找到自己所需的部分，以便进一步阅读。浏览性阅读的一般程序如下：

1. 看标题

在搜到相关文献后，首先浏览文章标题，看有无适合自己专业或对自己研究课题具有参考价值的论文，以决定是否需要细读文章的具体内容。通过标题阅读，可以了解你的研究领域目前什么是热点、别人在做什么、进展如何。

2. 看摘要

在浏览过文章标题后，如果觉得有必要对该文章做进一步的了解，那么可以仔细

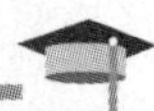

阅读论文摘要。论文摘要可提供较多的信息，如研究背景、研究目的、研究方法、设计类型、主要结果和结论等。目前很多期刊的主页和文献数据库都提供免费的论文摘要。

1.2　选择性阅读

由于工作实践的需要，医学科技工作者常常需带着有关问题有目的、有针对性地选择相关文献阅读，怎样才能查找到这些相关文献呢？可供查阅的文献种类较多，如科教书、参考书、杂志、会议论文汇编等，但最主要的途径还是通过各种索引和参考文献查找所需文献。查到文献后，需要了解该文是否满足自己工作实际的要求，是否值得从头到尾阅读，如何阅读等。这时就可以选择性阅读论文中的一部分，例如：

(1) 读引言。可以了解作者撰写论文的目的及想要解决的问题。引言是一篇文章的关键，引言的主要作用在于阐明本研究的研究背景和必要性。通过引言我们可以了解作者的研究思路和科学假说。

(2) 读方法。对于多数文献，方法这一部分内容是可以略过而不需要阅读的。但是，当文献所采用的方法正好是你的研究将要用到的方法时，就需要仔细阅读方法这部分内容，重点去看别人用了哪些试剂、工具、实验步骤和其他注意事项等。

(3) 读结果。通过结果，可以了解作者是怎样对其所做的研究工作结果进行总结和归纳的，从而根据自己掌握的信息，以决定取舍；结果是研究中发现内容的集中体现。通过结果，可以证实或推翻研究的科学假说。

(4) 读讨论。讨论是对一篇论文研究结果的总结与分析。通过讨论，首先可以了解该项研究是否已经达到了预期的目标，是否已对引言中提出的问题作出了合理的解答以及与以往相关研究存在的异同点及可能的原因；其次可以了解该研究中每个发现的意义，了解论文的创新点和整个研究的意义和重要性。

1.3　精读

精读是对文献内容进一步深入地认识，同时也是酝酿科学思维的抽象过程。精读的方法有通读全文、阅读重点的论述、数据及结论等。在精读时，应同时做题录或摘记。

课题 2　医学文献的评价

刊物上发表的医学文献并非都是正确的，阅读时可能会遇到有错误的文献，这些错误可能是明显的，但多数是隐蔽的，因此，我们应采取科学的、批判的态度来阅读文献。评价医学文献的目的，一是进行科学探索、取长补短、相互学习、共同提高；二是获取真实可靠的科学信息，用于指导医疗、科研和教学工作。

问题 2.1　你在阅读医学文献时是如何进行评价的？对于错误的文献你是如何处理的？

根据流行病学主要研究方法的设计原则和附件1、附件2、附件3，对下述文献作出客观的评价。

含氟喹诺酮类药物方案治疗耐利福平肺结核患者的近期效果和安全性评价

【摘要】 **目的** 评价中国结核病控制项目地区以含氟喹诺酮类药物方案治疗耐利福平肺结核患者的近期治疗效果和安全性。**方法** 对2004～2006年黑龙江、浙江两省及深圳市结核病控制项目地区结核病耐药监测中发现的耐利福平肺结核患者随机分为试验组(含氟喹诺酮类药物方案组，采用3RFT AM Ofx Pto PAS-INH/5RFT Ofx Pto PAS-INH方案治疗)和对照组(复治方案组，采用$3H_3R_3Z_3E_3S_3/5H_3R_3E_3$方案治疗)，采用遵循研究方案分析和意向性分析，比较两组的近期治疗效果并观察不良反应。**结果** ① 共入选154例耐利福平肺结核患者。其中单耐利福平25例(16.2%)，耐多药(耐利福平＋异烟肼、耐利福平＋异烟肼＋链霉素、耐利福平＋异烟肼＋乙胺丁醇和耐利福平＋异烟肼＋乙胺丁醇＋链霉素)114例(74.0%)，其他(耐利福平＋链霉素、耐利福平＋乙胺丁醇和耐利福平＋乙胺丁醇＋链霉素)15例(9.8%)。114例耐利福平肺结核患者完成疗程，其中试验组71例，对照组43例。② 经遵循研究方案分析试验组和对照组阴转率分别为78.9%和65.1%($\chi^2_{CMH}=4.558, P=0.011$)；意向性分析试验组和对照组阴转率分别为65.9%和40.6%($\chi^2_{CMH}=0.272, P=0.001$)，试验组阴转率高于对照组；治疗耐多药的效果试验组阴转率高于对照组。③ 两组各有3例因严重不良反应退组；完成疗程的试验组不良反应发生率为23.9%(17/71)，对照组不良反应发生率为18.6%(8/43)，两组不良反应发生率差异无统计学意义($\chi^2=0.446, P=0.504$)。**结论** 含氟喹诺酮类药物治疗方案和复治方案治疗耐利福平/耐多药肺结核都可取得一定疗效，而且含氟喹诺酮类药物治疗方案组的疗效优于复治方案组。

【关键词】 结核病，耐多药，耐药，安全性

耐药结核病是对一种或多种抗结核药物耐药的结核病，至少对异烟肼和利福平同时耐药的结核病称为耐多药结核病(multidrug-resistant TB)[1]。耐药和耐多药结核病在许多国家已经成为重要的公共卫生问题，阻碍了全球结核病的有效控制[2]。耐药结核病的用药和治疗比较复杂，端木宏谨等[3]研究表明利福喷汀对部分利福平耐药患者仍有活性。有研究表明利福喷汀体内外抗菌活性均优于利福平，氟喹诺酮类药物(fluoroquinolones)通过抑制回旋酶而达到杀菌作用[4]。本研究针对我国结核病控制项目地区耐药结核病的耐药状况，评价应用含利福喷汀、氟喹诺酮类药物方案(含氟喹诺酮类药物方案)的试验组和我国

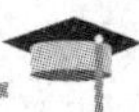

结核病控制项目复治方案的对照组治疗耐利福平肺结核患者的近期治疗效果和安全性，为临床合理用药提供依据。

对象与方法

1. 研究对象

(1) 纳入标准：①2004～2006 年，我国结核病控制项目地区黑龙江、浙江两省及深圳市结核病耐药性监测中的耐药肺结核患者；②年龄 18～70 岁；③痰涂片阳性，结核分枝杆菌培养阳性并获药敏试验结果的患者；④至少耐利福平的肺结核患者；⑤门诊病例；⑥符合伦理学要求，患者和(或)家属签署知情同意书等。

(2) 排除标准：①肝、肾功能不正常者；②有其他可能会影响疗效观察的伴发疾病或并发症，如糖尿病患者等；③孕妇；④患各种精神性疾病等。

(3) 退组标准：①用药过程中出现严重不良反应；②研究期间未按规定方案用药者；③未完成疗程和资料不全者；④研究期间同时应用研究方案以外的影响疗效观察药物者等。

(4) 随机分组：应用 SPSS 软件产生随机数字将研究对象随机分为试验组和对照组。

2. 治疗方案

我国结核病控制项目的复治方案疗程为 8 个月，为同步观察，便于比较，本课题总结 8 个月的近期观察结果。

(1) 试验组(含氟喹诺酮类药物方案)：采用利福喷汀(RFT)、丁胺卡那霉素(AM)、氯氟沙星(Ofx)、丙硫异烟胺(Pto)、对氨酸水杨酸异烟肼(PAS-INH)治疗方案，即 3RFT AM Ofx Pto PAS-INH/5RFT Ofx Pto PAS-INH，治疗观察时间为 8 个月。

(2) 对照组(结核病控制项目的复治方案组)：采用我国结核病控制项目的复治方案治疗[异烟肼(H)、利福平(R)、吡嗪酰胺(P)、乙胺丁醇(E)、链霉素(S)方案]，即 $3H_3R_3Z_3E_3S_3/5H_3R_3E_3$，治疗观察时间为 8 个月。

(3) 近期疗效判断标准程不良反应观察：按我国结核病控制项目的复治方案要求，以治疗第 6 个月和第 8 个月连续两次痰涂片阴性为评价标准。不良反应由门诊医生参照不良反应与所服用药物的关系诊断与处理。

(4) 质量控制：按 WHO 推荐的药敏观察法，在省级参比实验室管理的耐药监测项目中选择耐药病例；参加研究人员经过统一培训，按要求填写调查表。

(5) 临床疗效分析：采用遵循研究方案分析和意向性分析[5]。①遵循研究方案分析(per-protocolanalysis，PP)是对入组后完全遵循医嘱、完成方案治疗病例的资料进行分析。PP 分析需要剔除失访者的资料，仅计算随访完整的病例。②意向性分析(intention-to-treat analysis，ITT)是对所有纳入随机分配的病例，不管最终接受分配的治疗与否，在最后资料分析时都应该包括在内。ITT 分析可以保证两组具有可比性的随机化分配的优点，使结论更加真实可信。

(6) 统计学分析：采用 Epi Data 3.1 软件建立数据库，以双人双输的办法进行临床观察数据的录入、校对和数据库的逻辑检查。设 $\alpha=0.05$ 为检验水准。应用 SPSS 13.0 软件进行描述性分析、t 检验、χ^2检验等。

结　果

1. 病例选择

(1) 入选病例：依照病例选择标准，共纳入 154 例耐利福平肺结核患者。其中试验组 85 例(初治 28 例，复治 57 例)，对照组 69 例(初治 31 例，复治 38 例)。男性 107 例(69.5%)，女性 47 例(30.5%)。年龄 19～67 岁，平均年龄(39.44±12.81)岁。

(2) 退组病例：本研究所涉及研究对象均为门诊病例，人员流动性较大且不易随访。因各种原因脱落 40 例，其中严重不良反应 6 例，死亡 4 例，失访或迁出 8 例，治疗中途不愿意继续治疗 6 例，违背治疗方案 1 例，合并其他疾病而住院治疗 2 例，资料不全 13 例。

(3) 完成疗程的病例：完成疗程的耐利福平肺结核患者 114 例，其中试验组 71 例(初治 22 例，复治 49 例)，对照组 43 例(初治 20 例，复治 23 例)。年龄 20～67 岁，平均年龄(39.98±13.05)岁。男性 79 例(69.3%)，女性 35 例(31.7%)。试验组和对照组在年龄($t=0.572$，$P=0.568$)、性别($\chi^2=1.799$，$P=0.180$)、初复治($\chi^2=2.774$，$P=0.096$)分布中差异无统计学意义，两组均衡可比。

2. 耐利福平肺结核患者的耐药情况

(1)全部入选耐利福平肺结核患者的耐药情况：单耐利福平 25 例(16.2%)，耐多药(耐 R+H，耐 R+H+S，耐 R+H+E 和耐 R+H+E+S)114 例(74.0%)，其他(耐 R+S，耐 R+E 和耐 R+E+S)15 例(9.8%)。

(2)完成疗程的耐利福平肺结核的耐药情况：单耐利福平 18 例(15.8%)，耐多药(耐 R+H，耐 R+H+S，耐 R+H+E 和耐 R+H+E+S)85 例(74.6%)，其他(耐 R+S，耐 R+E 和耐 R+E+S)11 例(9.6%)。

(3)耐多药情况：全部入选耐利福平肺结核患者中耐多药 114 例(74.0%)。只耐 R+H 者 27 例(23.7%)，耐 3 药及以上 87 例(76.3%)。耐多药依次为：耐 R+H+S 者 41 例(36.0%)，耐 R+H+E+S 者 34 例(29.8%)，耐 R+H 者 27 例(23.7%)，耐 R+H+E 者 12 例(10.5%)。完成疗程的耐利福平肺结核患者中耐多药 85 例(74.6%)。只耐 R+H 者 21 例(24.7%)，耐 3 药及以上 64 例(75.3%)。耐多药依次为：耐 R+H+S 者 29 例(34.1%)，耐 R+H+E+S 者 24 例(28.3%)，耐 R+H 者 21 例(24.7%)，耐 R+H+E 者 11 例(12.9%)。

(4) 耐药顺位：全部入选耐利福平肺结核患者中，耐药顺位由高到低依次为：

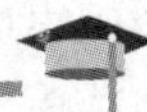

H(74.0%)、S(56.5%)、E(32.5%)；完成疗程的耐利福平患者中，耐药顺位由高到低依次为：H(74.6%)、S(53.5%)、E(34.2%)。说明在耐利福平患者中耐H、S、E的比例均较高。

3. 试验组和对照组近期疗效的评价

(1) 分组情况：本研究依从分组定义见表 17.1，试验组中完成治疗 71 例，未完成治疗或改变治疗 14 例；对照组中完成治疗 43 例，未完成治疗或改变治疗 26 例。

表 17.1　PP 分析和 ITT 分析的定义

分组	PP 分析	ITT 分析
试验组	随机分配纳入的患者中完成疗程的试验组患者	随机分配纳入的患者包括完成和未完成疗程的试验组患者
对照组	随机分配纳入的患者中完成疗程的对照组患者	随机分配纳入的患者包括完成和未完成疗程的对照组患者

(2) PP 分析：分析比较完成治疗的试验组和对照组的治疗结果。PP 分析试验组和对照组的治疗结果表明，在结核病控制项目地区的化疗方案下，以治疗第 6 个月和第 8 个月连续两次痰涂片阴性为评价标准，试验组阴转率 78.9%，对照组阴转率65.1%，两组阴转率差异无统计学意义($\chi^2=2.614, P=0.106$)。考虑到同一方案治疗不同耐药情况的耐药肺结核患者疗效可能不同，故以耐药情况为分层变量，试验组和对照组阴转率差异有统计学意义($\chi^2_{CMH}=2.977, P=0.036$)，试验组阴转率高于对照组。

试验组治疗耐多药组的阴转率为 76.4%，治疗非耐多药组的阴转率为 87.5%；对照组治疗耐多药组的阴转率为 56.7%，治疗非耐多药组的阴转率为 84.6%，两组阴转率差异无统计学意义($\chi^2=3.547, P=0.060$)。以耐药情况为分层变量，两组治疗耐多药阴转率差异有统计学意义($\chi^2_{CMH}=4.558, P=0.011$)，试验组阴转率高于对照组(见表 17.2)。

表 17.2　PP 分析治疗耐多药的疗效

分组	耐多药	治疗结果		合计
		阴转	未阴转	
试验组	是	42(76.4)	13(23.6)	55
	否	14(87.5)	2(12.5)	16
	合计	56(78.9)	15(43.3)	71
对照组	是	17(56.7)	13(43.3)	30
	否	11(84.6)	2(15.4)	13
	合计	28(65.1)	15(34.9)	43

注：括号外数据为例数，括号内为构成比(%)；以耐药情况为分层变量 $\chi^2_{CMH}=4.558, P=0.011$。

(3) ITT分析：分析比较全部入选试验组和对照组的治疗结果(包括完成和未完成的患者)表明，在结核病控制项目地区的化疗方案下，以治疗第6个月和第8个月连续两次痰涂片阴性为评价标准，试验组阴转率65.9%，对照组阴转率40.6%，两组阴转率差异有统计学意义($\chi^2=9.834$，$P=0.002$)。考虑到同一方案治疗不同耐药情况的耐药肺结核患者疗效可能不同，以耐药情况为分层变量，试验组和对照组阴转率差异有统计学意义($\chi^2_{CMH}=0.272$，$P=0.001$)，试验组阴转率高于对照组。

试验组治疗耐多药组的阴转率为61.8%，治疗非耐多药组的阴转率为82.3%；对照组治疗耐多药组的阴转率为37.0%，治疗非耐多药组的阴转率为47.8%，两组治疗耐多药阴转率差异有统计学意义($\chi^2=6.763$，$P=0.009$)。以耐药情况为分层变量，两组治疗耐多药阴转率差异有统计学意义($\chi^2_{CMH}=0.316$，$P=0.001$)，试验组阴转率高于对照组(见表17.3)。

表17.3　ITT分析治疗耐多药的疗效

分组	耐多药	治疗结果		合计
		阴转	未阴转	
试验组	是	42(61.8)	26(38.2)	68
	否	14(82.3)	3(17.7)	17
	合计	56(65.9)	29(34.1)	85
对照组	是	17(37.0)	29(63.0)	46
	否	11(47.8)	12(52.2)	23
	合计	28(40.6)	41(59.4)	69

注：括号外数据为例数，括号内为构成比(%)；以耐药情况为分层变量$\chi^2_{CMH}=0.316$，$P=0.001$。

(4)不良反应：试验组和对照组因严重不良反应退组各有3例。完成疗程的试验组不良反应发生率为23.9%(17/71)。对照组不良反应发生率为18.6%(8/43)。两组不良反应发生率差异无统计学意义($\chi^2=0.446$，$P=0.504$)。以胃肠反应恶心、呕吐最为突出共10例，其中试验组6例，对照组4例；6例出现食欲不振，两组各有3例；6例出现头痛、头晕，其中试验组5例，对照组1例；4例出现皮疹，其中试验组3例，对照组1例；其他不良反应包括耳鸣、水肿、关节痛等。

讨　论

结核病患者排出的结核分枝杆菌对任何一种抗结核药物具有耐药性，即为耐药结核。判断结核病患者是否耐药，需要通过实验室药物敏感试验证实体外对一种或多种抗结核药物耐药。异烟肼和利福平是抗结核药物中最为有效的药物，被称为抗结核一线药物。若对异烟肼、利福平同时发生耐药，即为耐多药结核。

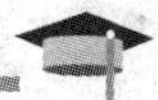

全世界每年新发耐药结核病约 80 万[6]，由于耐药结核病具有治疗费用高、治愈率低、病死率高的特点，目前已受到世界范围内的广泛重视，国内外都进行了耐药结核病的监测[7,8]。

本课题利用黑龙江省、浙江省和深圳市进行结核病耐药监测，选取耐利福平的肺结核患者作为研究对象，研究耐利福平肺结核患者耐异烟肼、链霉素、乙胺丁醇的情况。三地共入选 154 例耐利福平肺结核患者，结果说明耐利福平患者中同时耐异烟肼、耐链霉素和耐乙胺丁醇的比例较高，尤其是同时耐异烟肼和耐链霉素者，分别达到 74.0%和 56.5%，耐多药结核病患者占 74.0%，且耐 3 药及以上的患者较多，其中耐 R+H+S(36.0%)和耐 R+H+S+E(29.8%)居多，说明本研究涉及的耐多药结核病患者耐药情况较为严重，给治疗带来较大困难。

1996 年，WHO 推出的“耐药结核病处理指南”把氟喹诺酮类药物作为二线抗结核药物[9]，已经成为治疗主选化疗药物之一。但氟喹诺酮类药物同时作为广谱抗生素，广泛地应用于临床各系统的感染中，其耐药性已不容乐观。耐多药结核病应联合氟喹诺酮类药物和多种抗结核病药物来治疗。根据我国国情本研究以试验组应用利福喷汀联合丁胺卡那霉素、氧氟沙星、丙硫异烟胺和对氨基水杨酸异烟肼等药物治疗耐药结核病，这些药物可与利福喷汀发生协同作用杀灭结核菌[10]。

本研究患者来自医院门诊，由于人员流动性大且不易随访，失访率较高(为 26.0%即 40/154)，可能对研究结果有影响。为此在疗效分析时使用 PP 分析和 ITT 分析。PP 分析显示试验组阴转率 78.9%，对照组阴转率 65.1%；ITT 分析试验组阴转率 65.9%，对照组阴转率 40.6%。考虑到耐药情况可能影响治疗结果，以耐药情况为分层变量，含氟喹诺酮类药物联合多种抗结核药物治疗方案的试验组阴转率高于对照组($P<0.05$)。由于本研究仅为含氟喹诺酮类药物方案治疗耐多药肺结核的探索性研究，研究例数较少，其结果有待进行大人群试验予以印证。

WHO 推荐应用丁胺卡那霉素、氧氟沙星、对氨基水杨酸钠、丙硫异烟胺、环丝氨酸等二线抗结核药物来治疗耐药结核病[11]。耐药结核病的出现主要是由于治疗不当引起的，不合理用药、治疗管理不善、药物供应不足与质量不佳以及间断用药等均是产生耐药结核病例的重要原因[12]。因此，应该对结核病患者提供正确的诊断和治疗，合理用药，执行 DOTS(Directly Observed Treatment Short course)策略，预防耐药结核病的出现。当前我国大多数县级医疗防治机构不具备进行结核分枝杆菌培养和药物敏感试验的条件，不少耐药结核病患者在当地采用复治方案进行治疗。本研究试验组治疗耐药结核病的 8 个月阴转率得到 78.9%(PP 分析)和 65.9%(ITT 分析)，且阴转率高于复治方案的对照组，为我国治疗耐药结核病和耐多药结核病患者取得了一定经验，在有条件的地区可以采用 WHO 推荐的耐药治疗方案，条件不具备时可使用含氟喹诺酮类药物方案，但要注意合理使用，防止产生新的耐药结核病，特别要防止产生严重耐多药结核病。

参考文献

[1] 严碧涯，端木宏谨. 结核病学[M]. 北京：北京出版社，2003.

[2] Duggal P, Sarkar M. Audiologic monitoring of multi-drug resistant tuberculosis patients on aminoglycoside treatment with long term follow-up [J]. BMC Ear, Nose and Throat Disorders, 2007, 7(5): 1～7.

[3] 端木宏谨，刘宇红，姜广路，等. 结核分枝杆菌对利福喷汀与利福平交叉耐药的实验研究[J]. 中华结核和呼吸杂志，2005，28(3)：192～194.

[4] 王陇德. 结核病防治[M]. 北京：中国协和医科大学出版社，2004.

[5] 黄悦勤. 临床流行病学[M]. 2 版. 北京：人民卫生出版社，2006.

[6] Mitaiek CD, Caslro KG, Harrington M, et al. Randomized trials to optimize treatment of multidrug-resistant tuberculosis[J]. PLoS Med, 2007, 4(11): 1730～1734.

[7] 王甦民，王雪静，赵新平，等. 浙江、广东省耐药监测项目中耐药肺结核治疗现况研究[J]. 中国防痨杂志，2005，27(6)：370～373.

[8] Robert J, Trystram D, Truffot-Pemot C, et al. Mulfidrug-resistant tuberculosis: eight years of surveillance in France[J]. Eur Respir J, 2003, 22(5): 833～837.

[9] WHO/IUATLD Global Working Group On Antituberculosis Drug Resistance Surveillance. Guidelines for surveillance of drug resistance in tuberculosis[M]. Geneva: WHO, 1996.

[10] 朱莉贞，付瑜，初乃惠，等. 利福类联合多种药物长疗程方案治疗耐多药结核病肺结核[J]. 中华结核和呼吸杂志，2006，29(8)：520～523.

[11] World Health Organization. Treatment of tuberculosis: guidelines for national programs[M]. 3rd ed. Geneva, 2003.

[12] Sharma SK, Alladi M. Multidrug resistant TB: a menaec that threatens to destabilize tuberculosis control[J]. Chest, 2006, 130(1): 261～272.

茯白方联合恩替卡韦分散片治疗乙型肝炎肝硬化低蛋白血症临床观察

【关键词】 肝硬化；低蛋白血症；茯白方；中医证候

慢性乙型病毒性肝炎较易发展为肝硬化，低蛋白血症是肝硬化患者常见的临床表现之一，常引起腹水、浮肿、全身倦怠、腹胀和食欲下降等症状。一般采用输注人血清蛋白或血浆等治疗，但远期疗效差，费用昂贵。我们自2009～2010年应用我院协定处方茯白方联合恩替卡韦分散片治疗乙型肝炎肝硬化低蛋白血症，现报道如下。

1. 临床资料

1.1　一般资料

103例乙型肝炎肝硬化患者来自2006年8月至2009年12月我院住院或门诊患者。按随机数字表法分为2组。治疗组52例，其中，男31例，女21例；年龄(48.95±9.20)岁；肝功能Child分级：A级21例，B级31例。对照组51例，男33例，女18例；年龄(50.42±9.44)岁；肝功能Child分级：A级23例，B级28例。两组患者性别、年龄、肝功能Child分级等方面差异无统计学意义，具有可比性($P>0.05$)。

1.2　诊断标准

肝炎肝硬化诊断依据2000年9月西安中华医学会传染病与寄生虫病学会、肝病学分会联合修订的《病毒性肝炎防治方案》诊断标准。

1.3　纳入与排除标准

(1) 纳入标准：①符合西医诊断标准；②年龄15～65岁；③丙氨酸氨基转移酶(ALT)≤100 U/L，总胆红素≤170 μmol/L；④血清白蛋白(ALB)≥30 g/L但小于35 g/L；⑤入组治疗前1个月内未用过人血白蛋白、血浆及影响蛋白合成的中西药，如马洛替酯、复方氨基酸胶囊；⑥中医辨证为气阴两虚，湿热痰瘀互结。

(2) 排除标准：①肝癌等恶性肿瘤；②伴有心、肾、肺、内分泌、血液、代谢及胃肠道严重原发病者或精神病患者；③合并消化道出血、肝性脑病Ⅱ度以上、肝肾综合征患者；④妊娠期或哺乳期妇女。

2. 治疗方法

2组均用恩替卡韦分散片[我院自制制剂，总制字(2009)F04001]。如有腹水或胸水，加用螺内酯(上海医药有限公司信谊制药厂，国药准字H31021273)、氢氯噻嗪(天津力生制药有限公司，国药准字H12020166)等对症治疗。如有自发性腹膜炎者予以注射用头孢曲松钠(上海罗氏制药有限公司，国药准字H10983038)治疗。治疗组在恩替卡韦分散片治疗基础上加服茯白方(我院协定处方：由黄芪、茯苓、白术、当归、阿胶、楮实子等组成)水煎服，每次1袋(200 mL)，每日2次。疗程均为6个月。

3. 疗效观察

3.1　疗效标准

分别在12周、24周复查血清ALB指标。同时观察治疗前后HBVDNA(PCR)变化,其中血清ALB升高2g为有效,无变化及降低为无效。血清ALB复常率为ALB达到正常值(ALB≥35g/L)的比率。

3.2　两组患者治疗12周、24周后血清ALB比较

如表17.4所示,治疗组在治疗12周后,血清ALB升高2g比率高于对照组,差异有统计学意义($P<0.05$)。如表17.5所示,治疗24周后,治疗组与对照组比较,差异有统计学意义($P<0.01$)。提示应用中药茯白方治疗12周后,血清ALB就有明显提高,但24周后的疗效更为显著。

表17.4　两组患者治疗后12周ALB升高2g比率比较

组别	例数	有效(例,(%))	无效(例,(%))
治疗组	52	30(57.7)	22(42.3)
对照组	51	16(31.4)	35(68.6)

表17.5　两组患者治疗24周ALB升高2g比率比较

组别	例数	有效(例,(%))	无效(例,(%))
治疗组	52	38(73.1)	14(26.9)
对照组	51	20(39.2)	31(60.8)

3.3　两组患者治疗12、24周后血清ALB复常率比较

将治疗组(52例)分为治疗1组(22例)和治疗2组(23例)。如表17.6所示,治疗12周后,两组血清ALB复常率与对照组比较,差异无统计学意义($P>0.05$)。如表17.7所示,治疗2组口服中药茯白方24周后,血清ALB复常率高于对照组,差异有统计学意义($P<0.01$)。

表17.6　三组患者治疗12周ALB复常率比较

组别	例数	有效(例,(%))	无效(例,(%))
治疗1组	22	6(27.3)	16(72.7)
治疗2组	23	6(26.1)	17(73.9)
对照组	24	0	24(100.00)

表 17.7　两组患者治疗 24 周 ALB 复常率比较

组别	例数	显效(例,(%))	无效(例,(%))
治疗 2 组	23	10(43.5)	13(56.5)
对照组	24	0	24(100.00)

3.4　不良反应

治疗过程中两组患者未见有不良反应发生。

4. 讨论

中医认为,血清白蛋白属气血精微范畴。脾为仓禀之官,气血精微生化之源。方中白术、黄芪、茯苓等健脾燥湿,益气利水,使气复血行,气行液走;因肝藏血,肾藏精,肝肾同源。肝硬化低蛋白血症的患者,每有"穷必及肾",用阿胶、当归等以培补肝肾之精血。肝硬化属中医的"癥积"等范畴,多因湿毒热邪稽留血分而肝络不通,或致虚生瘀,或因气滞生瘀,均能留而生成,用楮实子、当归等活血通络,软坚散结;共奏健脾益气、滋养肝肾、活血通络,提高血清白蛋白之功效。现代医学研究也表明,白术、黄芪、茯苓、阿胶、当归等药物不但是直接可补充白蛋白,而且还更能起到减轻肝细胞坏死及变性,促进肝细胞再生的作用,改善肝脏微循环,抑制纤维组织增生,抑制纤维组织增生,对抗肝纤维化,清除免疫复合物及沉积造成的损害,并显著增加 3H-亮氨酸渗入血清和肝脏蛋白合成的速率,促进蛋白更新,提高血清清蛋白含量。

参考文献(略)。

附件 17.1　STROBE 声明:观察性流行病学研究的论文报告中需陈述的项目清单

论文章节		队列研究	病例-对照研究	横断面研究
题目和摘要	1	(a) 在题目或摘要中用常用术语表明研究所采用的设计 (b) 在摘要中对所做工作和获得的结果作一个简明的总结		
前言				
背景/基本原理	2	对本次研究的科学背景和基本原理进行解释		
研究目的	3	阐明研究目的,包括预先确定的假说		
研究方法				
研究设计	4	尽早阐述研究设计中的关键内容		

(续)附件 17.1

论文章节		队列研究	病例-对照研究	横断面研究
研究现场	5	描述研究现场、研究地点及相关资料,包括招募的时间范围、暴露、随访和数据收集		
研究对象	6	(a) 描述入选标准,研究对象的来源和选择方法,随访方法	(a) 描述入选标准,病例和对照的来源及确认病例和选择对照的方法,病例和对照的选择原理	(a) 描述入选标准,研究对象的来源和选择方法
		(b) 如果是匹配研究,需要给出匹配的标准以及暴露和非暴露的人数	(b) 如果是匹配研究,需要给出匹配的标准和每个病例匹配的对照的数量	
研究变量	7	明确定义结局、暴露、预测因子,可能的混杂因素及效应修饰因子。如果可以,给出诊断标准		
数据来源/测量方法	8[①]	对每个有意义的变量,给出数据来源和详细的测量方法。如果有一个以上的组,还应该描述不同组间的测定方法的可比性		
偏倚	9	描述解决潜在偏倚的方法		
样本量	10	描述样本量的估算方法		
定量的变量	11	解释如何分析定量的变量。如果可以,描述分组的方法和原因。		
统计学方法	12	(a) 描述所有的统计学方法,包括控制混杂的方法		
		(b) 描述所有分析亚组和交互作用的方法		
		(c) 解释如何处理缺失值		
		(d) 如果可以,描述失访的处理方法	(d) 如果可以,描述如何对病例和对照进行匹配	(d) 如果可以,描述考虑到抽样策略的分析方法
		(e) 描述敏感性分析的方法		
研究结果				
研究对象	13[②]	(a) 报告每个阶段研究对象的数量,例如,可能合格的个体数量,经检查合格的个体数量,最终证实为合格研究对象的数量,参与研究的个体数量,完成随访的个体数量,纳入分析的个体数量		
		(b) 描述每个阶段个体未能参加研究的原因		
		(c) 考虑使用流程图		
描述性资料	14[③]	(a) 描述研究对象的基本特征(例如,人口学、临床、社会学特征)以及关于暴露和可能的混杂因素的信息		

（续）附件 17.1

论文章节		队列研究	病例-对照研究	横断面研究
描述性资料	14④	(b) 描述每一个研究变量缺失值的人数		
		(c) 总结随访时间(例如平均随访时间和总随访时间)		
结局资料	15⑤	报告结局事件的数量或汇总指标	报告不同暴露水平的个体数量或暴露汇总指标	报告结局事件的数量或汇总指标
主要结果	16	(a) 报告未调整的估计值，如果可能，给出混杂因素调整后的估计值及其精确度(如 95%可信区间)。阐明调整了哪些混杂因素以及为什么选定这些混杂因素进行调整		
		(b) 如对连续性变量进行分组，要报告每组观察值的范围		
		(c) 在有意义的危险期内，将相对指标转成绝对差异指标		
其他分析	17	报告其他分析结果，例如，亚组分析、交互作用分析和灵敏性分析		
讨论				
关键结果	18	概括与研究假说有关的关键结果		
局限性	19	讨论研究的局限性，包括潜在的偏倚或不准确的来源。讨论潜在偏倚的方向和大小		
解释	20	结合研究目的，研究局限性，多重分析，相似研究的结果和其他相关证据，谨慎给出一个总体的结果解释		
结果的外推	21	讨论研究结果的普遍性(外推有效性)		
其他信息				
资金来源	22	描述资金来源和资助者在当前研究中的作用，如果可以，应该介绍资助者在本文基于的初始研究中的作用		

①、②、③、④、⑤在病例对照研究中，分别描述病例和对照的信息；如果可以，在队列研究和横断面研究中则分暴露和非暴露组进行描述。

注：在一篇详细的解释和示范文章中，讨论了清单中的每一个条目，提供了方法学背景及已发表的明确报告的示范。STROBE 清单最好与这篇文章联合使用(在 PLoS Medicine、Annals of Internal Medicine 和 Epidemiology 网站可免费获得)。在 STROBE 网站可获得队列研究、病例对照研究和横断面研究各自相应的清单。

(译自 http://www.STROBE-statement.org/)

附件 17.2　CONSORT 声明：随机对照试验的论文报告中需陈述的项目清单和流程图

论文章节	条目	描述
题目和摘要	1	研究对象如何被分配接受不同的干预措施(例如,随机化、随机分配)
前言		
背景	2	对本研究的科学背景与基本原理进行介绍和解释
研究方法		
研究对象	3	研究对象纳入的标准和实验数据收集的机构场所和地点
干预	4	详细地描述每组研究对象接受的干预措施,如何以及何时接受干预
研究目的	5	阐明研究目的和假说
结局	6	明确地定义主要结局和次要结局指标,如果可以,应该描述结局测量的质量控制方法(例如,多次观察、培训调查员等)
样本量	7	描述样本量的估算方法,如果可以,应该描述试验的中期分析和终止原则
随机化		
分配序列的产生	8	描述随机分配序列的生成方法,包括任何限制的细节(例如,区组、分层)
隐藏随机化组方案	9	描述实施随机化分组的方法(例如,编号的容器或中心控制的电话),说明在分组前是否隐藏了分组方案
实施	10	描述是谁生成的分配序列,谁募集的研究对象,谁分配研究对象到不同的干预组
盲法	11	描述研究对象、实施干预和评估结局的人是否知道分组情况;如可以,描述如何对盲法实施的成功与否进行评价
统计学方法	12	描述组间比较重要结局指标的统计学方法,以及其他分析(例如,亚组分析和调整分析)的方法
结果		
流程图	13	强烈建议绘制反映每个阶段研究对象数量的流程图;具体地说,报告每组随机分配、接受分配的治疗方案、完成研究计划、纳入主要结局指标分析的研究对象数量;描述与原始研究设计不同的地方,并解释原因
募集	14	描述募集和随访的日期
基线数据	15	描述每组的基线人口学和临床特征

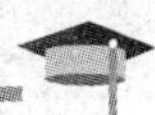

(续)附件 17.2

论文章节	条目	描述
纳入分析的研究对象数量	16	描述每项分析中每组研究对象的数量(分母),分析是否采用了意向性处理;如果可以,展示结果时应用绝对数而不仅仅是百分比(例如,报告 10/20,而不仅仅是 50%)
结局指标和效应估计	17	报告每组每个主要结局和次要结局指标的汇总结果,以及估计的效应大小及其精确度(例如,95%可信区间)
其他分析	18	报告其他分析结果,如亚组分析和调整分析,注明哪些是设计阶段已经定好的分析,哪些是分析阶段探索性的分析,避免多重比较引发的问题
不良事件	19	报告每个干预组中发生的所有重要的不良事件或副作用
讨论		
结果解释	20	结合研究假说、可能存在的偏倚或测量误差,以及因多重比较引发的问题,对结果进行解释
结果外推	21	讨论试验结果的外推性(外部真实性)
概括性的结果解释	22	根据当前的证据,对研究结果进行全面的解释

注:在 www.consort-statement.org 网站,可检索到关于每个项目的举例说明。

(引自:段广才. 流行病学实习教程[M]. 北京:人民卫生出版社,2007.)

附件 17.3　改良 JADAD 评分量表

随机序列的产生

1. 恰当:计算机产生的随机数字或类似方法(2 分)
2. 不清楚:随机试验但未描述随机分配的方法(1 分)
3. 不恰当:采用交替分配的方法如单双号(0 分)

随机化隐藏

1. 恰当:中心或药房控制分配方案或用序列编号一致的容器、现场计算机控制、密封不透光的信封或其他使临床医生和受试者无法预知分配序列的方法(2 分)
2. 不清楚:只表明使用随机数字表或其他随机分配方案(1 分)
3. 不恰当:交替分配、病例号、星期日数、开放式随机号码表、系列编码信封以及任何不能防止分组的可预测性的措施(0 分)
4. 未使用(0 分)

(续)附件 17.3

盲法

1. 恰当:采用了完全一致的安慰剂片或类似方法(2 分)
2. 不清楚:试验陈述为盲法,但未描述方法(1 分)
3. 不恰当:未采用双盲或盲的方法不恰当,如片剂和注射剂比较(0 分)

撤出与退出

1. 描述了撤出或退出的数目和理由(1 分)
2. 未描述撤出或退出的数目或理由(0 分)

注:1～3 分视为低质量,4～7 分视为高质量。

(安徽中医药大学　　李　静)

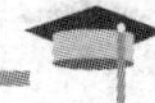

实习 18 Epi Data 软件在流行病学调查中的应用简介

一项流行病学研究可以被视为一次或若干次测量,测量的结果为数据(data),即 n 个个体的 m 个特征值(numbers and characters)。在借助统计软件进行分析前,研究者需要建立一定结构的文件形式将数据保真性地存储起来。这里,"一定结构的文件形式"指的就是数据库文件。数据库文件是数据库管理系统中重要的组成部分。通过数据库管理系统,研究者可以通过一系列简单操作实现建立新文件、打开存在的文件、录入数据以及存储、检索与编辑数据库中记录等功能。

目前,数据库管理软件有很多,如基于 dBase 的 FoxPro 与 Visual、微软 Acess、美国 CDC 开发并升级的 Epi Info 系列以及下面将要介绍的由丹麦的 Jens M. Lauritsen 发起并组织研发的 Epi Data。

近年来 Epi Data 以其界面友好、数据管理功能齐全、免费以及简单易学等特点而在全世界被广泛使用。

Epi Data 软件包括三种基本的文件类型:

(1) QES 文件:调查表文件,决定数据库结构。

(2) REC 文件:数据文件,主要用于存放数据。

(3) CHK 文件:核对文件,存放控制数据录入的核对规则,起质量控制作用。

和 Epi Info 软件一样,Epi Data 也是由 QES 文件来决定数据库结构,然后根据该数据库结构文件生成 QES 文件。因此,一个最简单的数据库创建工作至少要包括以下两步:

(1) 数据库建立 —— 根据调查表制作数据库 QES 文件。

(2) 生成数据文件 —— 根据 QES 文件生成 REC 文件。

从理论上说,有了 REC 文件就可以进行数据录入了,但是在实际工作中往往需要对数据录入进行质量控制,比如,对某些字段设置合法值、跳转,等等。这些质量控制工作需要专门的 CHK 文件来完成。因此,在数据库创建过程中一般还包括编写核对程序。

(3) 编写核对程序 —— 即生成 CHK 文件。

在 Epi Data 软件中,在其主界面的上标示出了数据库创建过程,如图 18. 1 所示。

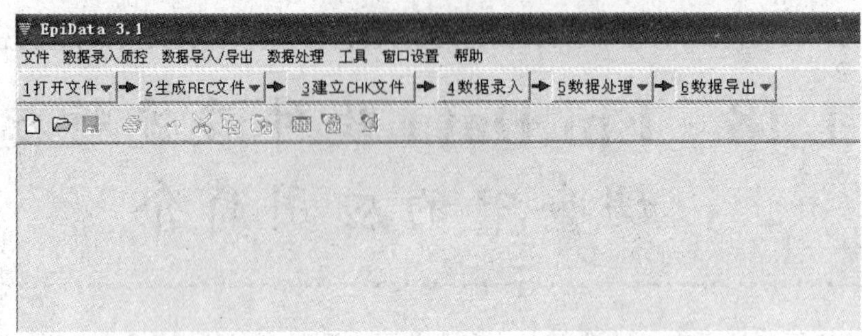

图 18.1　Epi Data 软件的主界面

课题 1　建立调查表文件

建立数据库是使用 Epi Data 录入数据的第一步。首先，我们生成调查表文件(QES 文件)，如图 18.2 所示。点击"生成调查表文件(QES 文件)"后便出现 QES 文件的文本框；接下来，我们就可以在此文本框内编写内容了。

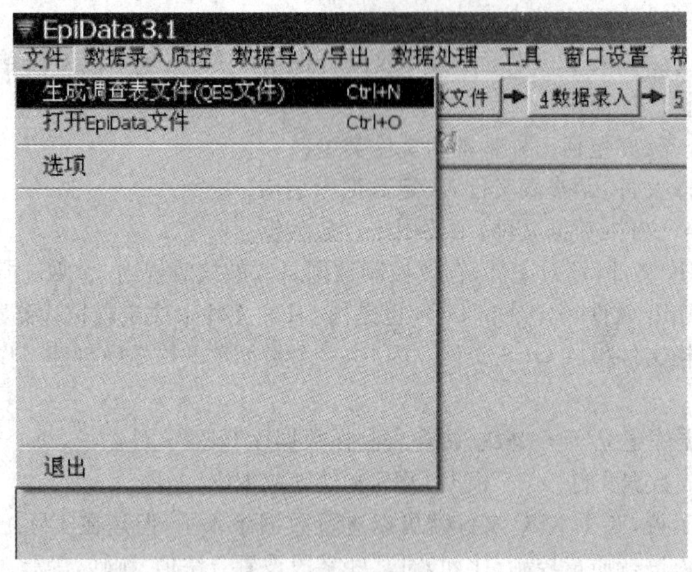

图 18.2　建立调查表文件

下面的这个例子，即为 QES 文件的文本框内编写的内容。

1. 调查表编号　{QuestNum} @＃＃＃＃
2. 对象姓名　{Name} @________
3. 性别　{Sex}　@＃　①男　②女
4. 调查日期　{Date} @<yyyy/mm/dd>

说明：

第 1 句

◆“调查表编号”：说明性文字，在由. qes 文件生成数据库文件时不编译，起提示作用，便于录入。

◆“QuestNum”：字段(变量)名，字段记录的就是调查表编号。

◆“{}”：Epi Data 字段命名的一种方式(其他请参见使用手册)，字段名外不加“{}”也可以，Epi Data 会根据系统的设置自动生成字段名(如 n1aa，n2，n3ae，等等)。建议使用者打开 Epi Data3. 1 界面后，首先对字段命名方式进行选择。具体是依次点击菜单“文件”、“选项”和“生成 REC”文件，出现如图 18. 3 所示界面，在“如何生成字段名”对话框下选择“使用{}内的内容自动添加字段名”，最后点击“确定”。

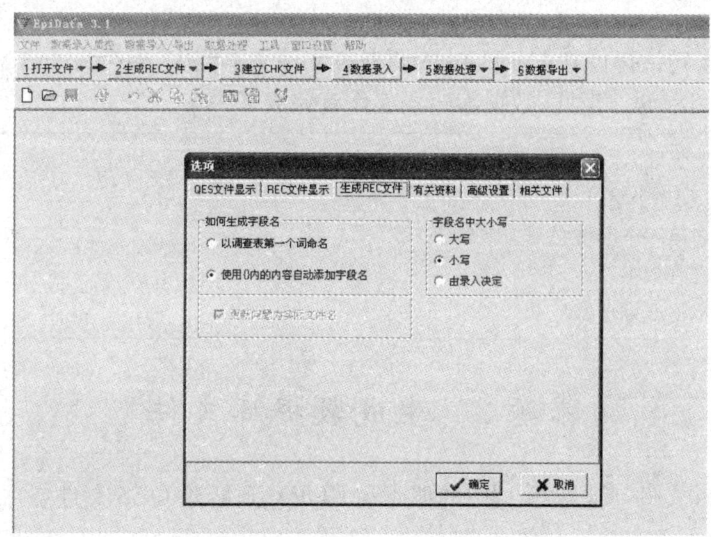

图 18. 3　选择字段名的命名方式

◆“@＃＃＃＃”：@表示一种对齐方式，可以不用，后面有叙述；＃＃＃＃是用来定义 QuestNum 字段的属性的，＃代表一位数字，＃＃＃＃就代表 4 位数字，也就是说调查表编号最大能输入“9999”了。

第 1 句的含义：定义了一个字段“调查表编号”，字段名是“QuestNum”，用于记录 4 位数字形式的数据。

第 2 句

与第 1 句相同部分从略，不同的是@后面的“______”，当然也是定义字段属性的，“______”意味着该字段的取值为字符。一个字母用一个“______”表示(汉字，则要占两个“______”)。此句的含义是：定义了一个字段“对象姓名”，字段名是“Name”，用于记录字符形式的数据。

第 3 句

与第一句大体相同，略。不同的是此句中多了字段名“性别”的两个取值选项

(“①男　②女”)，它们也是说明性文字，其位置前后不限，方便录入即可。另外类似“性别”，其取值只有两项的二分类变量，属性定义可以采用布尔逻辑变量。此句可写成“性别{sex} <Y> 男”或者“性别{sex} <Y> 女”。<Y>代表另外一种格式的数据：布尔逻辑变量，它的值只能是 Y 或 N(在录入时也可输入 1 或 0，系统自动将其变成 Y 或 N)。

第 4 句

“<yyyy/mm/dd>”：定义日期格式的字段，写法是固定的。这一句将“调查日期”的字段名设为“Date”，字段属性设置为 4 位数的年份、2 位数的月份和 2 位数的日期的日期数据格式。在 Epi Data 程序中有三种日期格式供选择，分别是美式、欧式和中式，例子中为中式。具体选择何种表达方式应根据调查表登记的日期格式定，方便至上。

将上述 4 句话拷贝到 Epi Data 的调查表文件文本框内，保存为. qes 后缀的调查表文件(见图 18.4)。至此，数据库建立工作就完成了一半。

❖关键点：定义变量名

(1) 不超过 10 个字符

(2) 变量名第一个字符必须为字母(A－Z)

(3) 中间可有数字

(4) 不含空格或标点符号

课题 2　生成数据库文件

新建 Qes 文件，将【课题 1】中的那 4 句 COPY 到新建 QES 文件空白的编辑区，如图 18.4 所示。

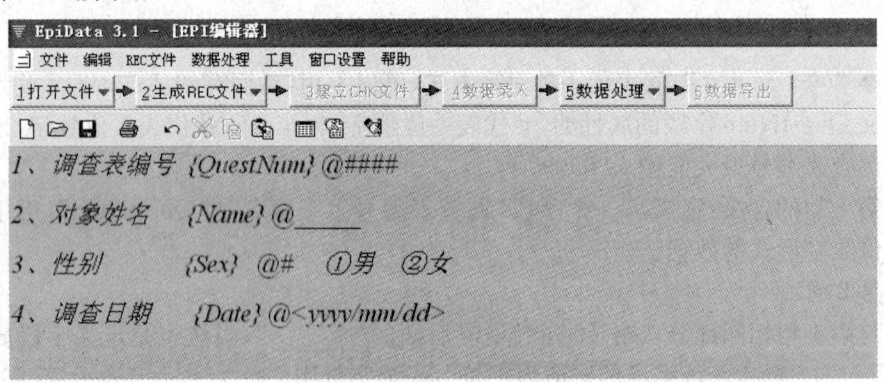

图 18.4　QES 文件编辑窗口

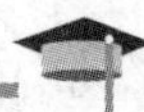

然后点击“生成 REC 文件”，如图 18.5 所示。

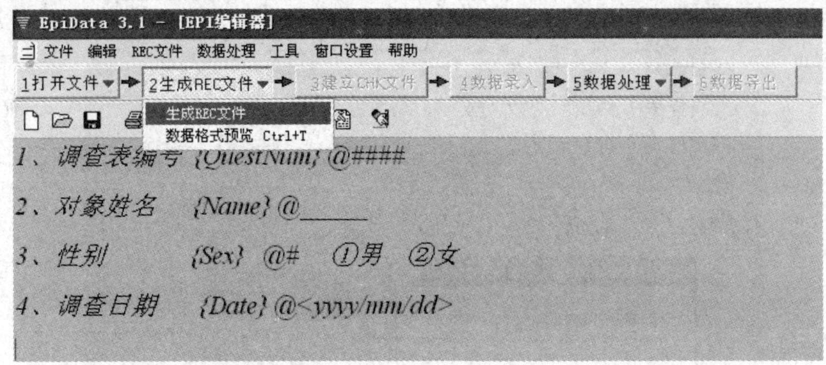

图 18.5　由 QES 文件生成 REC 文件

一路“确定”，这样你的 QES 文件在什么位置，REC 文件便放到同一个文件夹中，见图 18.6。

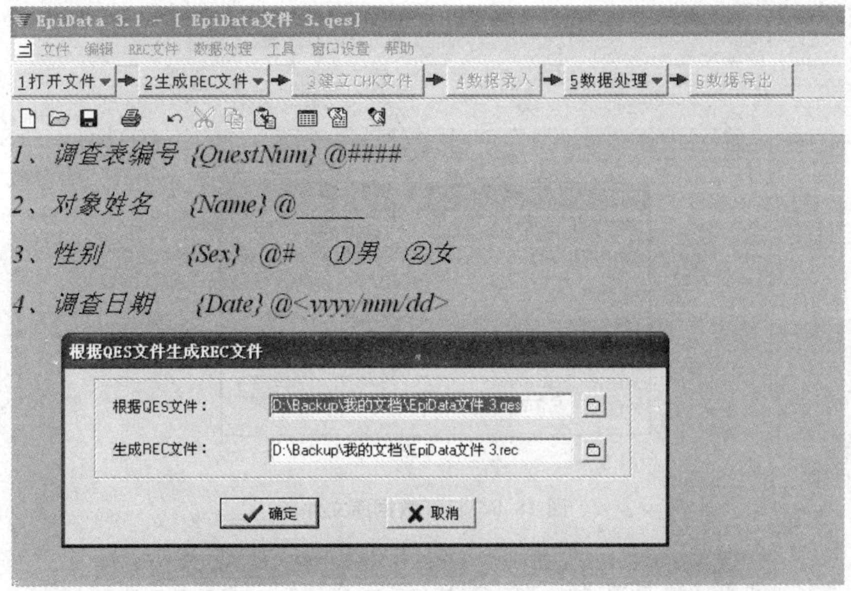

图 18.6　生成 REC 文件

最后出来的这个文件标记，不用管它，“确定”以后，你的数据库文件（以.rec 格式保存）就生成了，如图 18.7 所示。

点击 Epi Data 工具栏中的“数据录入”菜单，选择“数据录入”菜单，如图 18.8 所示。

找到先前生成的那个 Epi Data 文件 3.rec 文件，然后打开，呈现在我们面前的就是数据录入的界面（图 18.9）。理论上，现在可以录入数据了。

EpiData 3.1 - [EPI编辑器]
1打开文件
2生成REC文件
5数据处理
1、调查表编号 {QuestNum} @####
2、对象姓名 {Name} @______
3、性别 {Sex} @# ①男 ②女
4、调查日期 {Date} @<yyyy/mm/dd>
REC文件标记 EpiData文件 3.rec
文件标记(可省略)
确定
取消

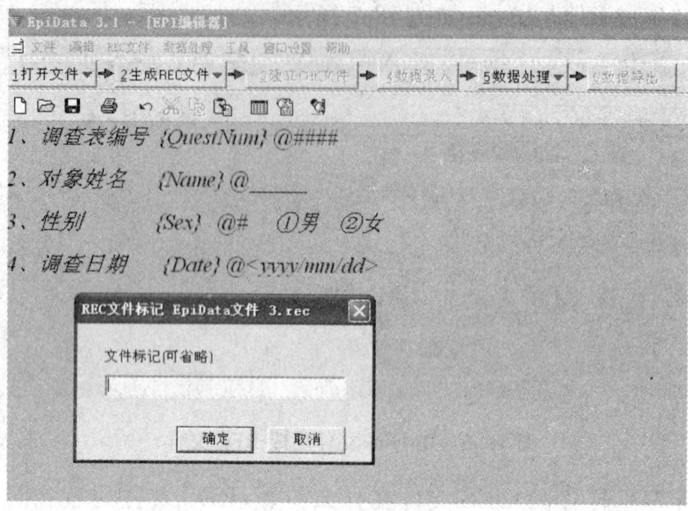

图 18.7　生成 REC 文件过程中的文件标记

EpiData 3.1
1打开文件
2生成REC文件
3建立CHK文件
4数据录入
5数据处理
6数据导出
打开
查找范围(I): 我的文档
KSDStore
Storm
Thunder
图片收藏
新建文件夹
EpiData文件 3
文件名(N): EpiData文件 3
文件类型(T): EpiData数据库文件(*.REC)
打开(O)
取消

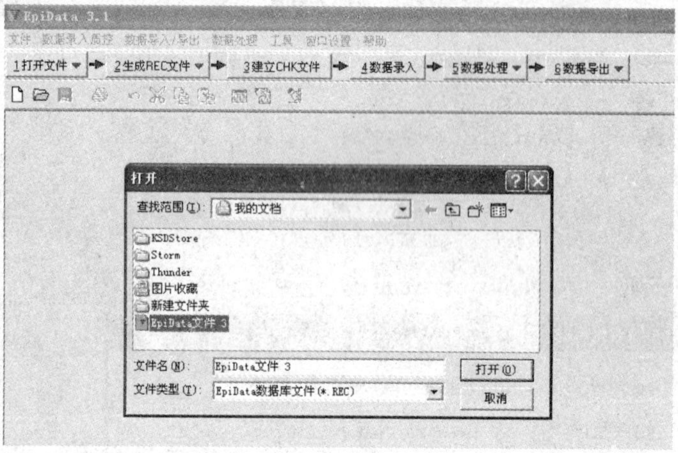

图 18.8　打开数据库文件

EpiData 3.1
文件 查找 过滤器 窗口设置 帮助
EpiData文件 3.rec
1、调查表编号 QuestNum
2、对象姓名 Name
3、性别 Sex ①男 ②女
4、调查日期 Date

图 18.9　数据录入界面

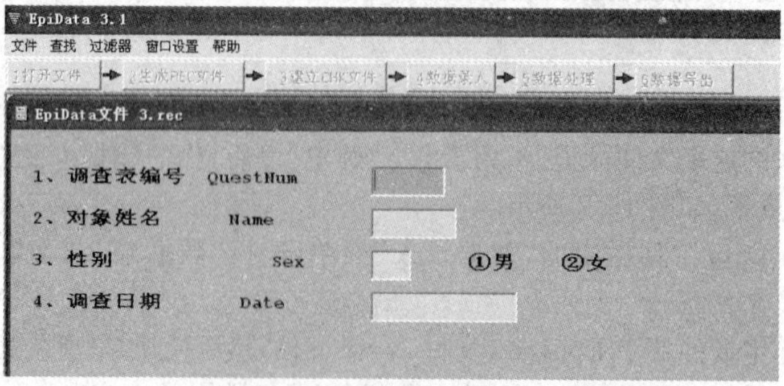

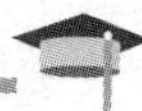

课题 3　数据录入的控制

数据的保真性要求数据库管理系统控制数据的录入过程，最大限度减少录入错误并提高录入效率。先通过一个例子直观感受一下数据录入控制的必要性。

图 18.10 中第 5 个条目，有"门诊"、"住院"和"住院病案号"三项，这三项中门诊和住院这两种情况是相斥的，只有住院病人才有病案号。为此我们要求在录完就诊日期后，光标跳到"门诊"项时，如果这个病人是门诊病人，那么在录入"1"或者"Y"之后，鼠标会自动移至"住院"项。但是实际上，既然是门诊病人，就不会有"住院"和"住院病案号"两项。此时，可以通过鼠标将光标人工移至"录入者编号"。显然，数据录入过程中，人工移动光标的操作既不方便，也容易出错。若光标能略过"住院"项自动跳转到"录入者编号"，则会明显提高录入效率和减少错误。

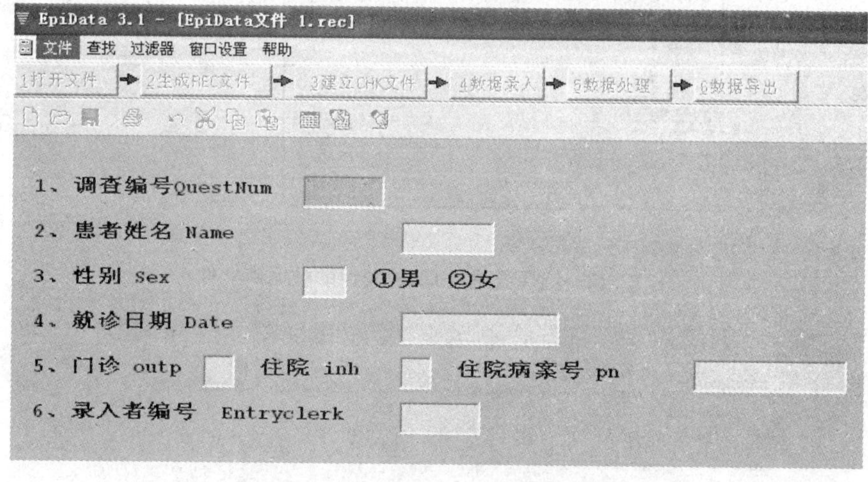

图 18.10　Epi Data 录入界面

在 Epi Data 软件中通过 CHK 文件编辑器进行相应的跳转设置就可以满足上述要求。事实上对数据录入的控制还远不只这些，还包括字段允许值的设定、是否必须录入、是否允许重复数值等。

这些控制过程，需要建一个与.rec 文件同名而后缀为.chk 的文件来实现。在启动 Epi Data 后，在工具栏上就能看到建立 CHK 文件的按钮(图 18.11)。

选择先前生成的 Epi Data 文件 1.rec 文件(图 18.12)。

点击打开后，出现编写 CHK 文件的页面(图 18.13)。

Epi Data 的 CHK 文件，命令有很多，这个编辑窗口，仅列出了比较常用的几个，其他更为复杂的功能，需要点击"编辑"按钮，以文本编辑方式打开 CHK 文件来编写 CHK 命令(图 18.14)。这些命令的使用，大家可以参考《Epi Data 3.1 使用手册》。

下面逐一对 CHK 选项卡中的 5 个项目进行介绍：

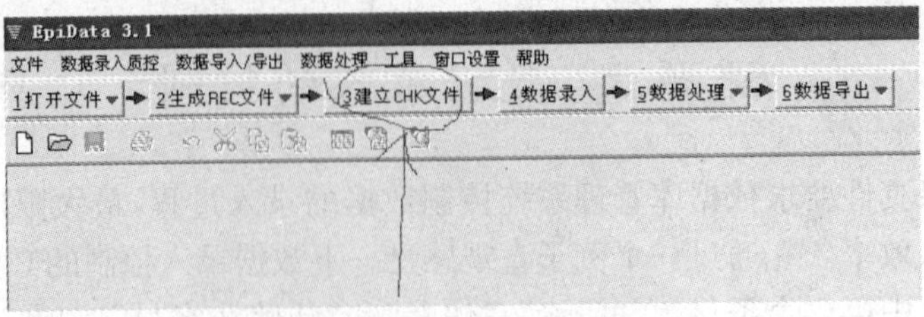

图 18.11　建立 CHK 文件

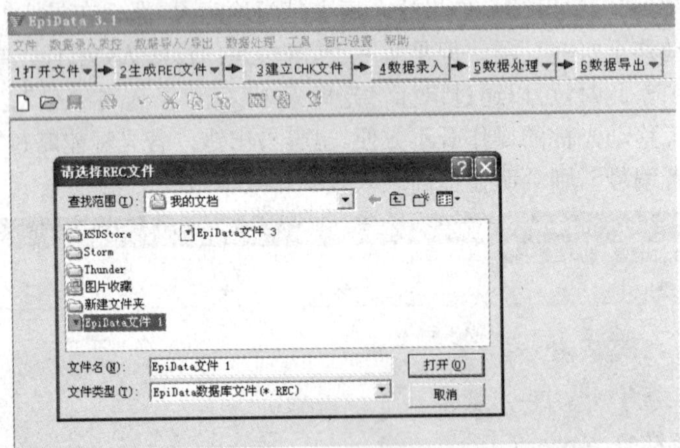

图 18.12　选择要建立 CHK 文件的数据库文件

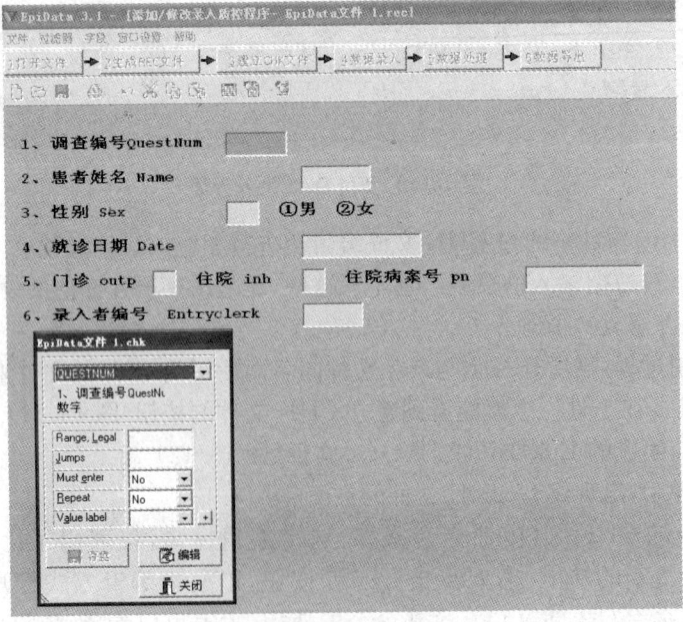

图 18.13　CHK 文件编辑器

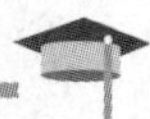

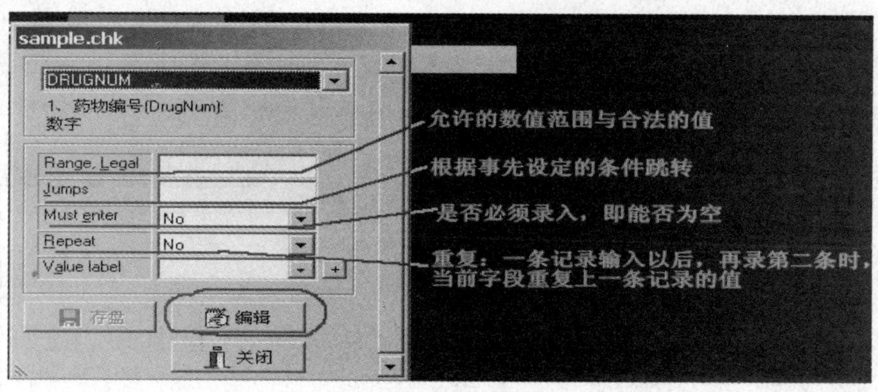

图 18.14　CHK 文件编辑器的选项卡

1. 字段的允许数值范围与允许数值

对应的 CHK 命令为 Range 和 Legal 的"控制"作用：在录入时，如果录入的数值不在这两个命令定义的允许数值(范围)内，系统将报错，需重新录入"合格"的数值。这是 CHK 文件中常用的两个命令，其作用稍有不同，Range 限定的是字段数值的"允许范围"，比如，我们可以键入"1～8"，代表该字段的数值是从 1 到 8 且连续的 8 个数值；而 Legal 则限定字段的允许数值，对上面这种情况，用 Legal 命令的话，我们需要键入"1,2,3,4,5,6,7,8"，如果实际情况是既有连续的数值，又有不连续的，那这两个命令可以一起用，比如，键入"1～6,8,9"，表示这个字段共允许 6 个数值，包括 1 到 6 连续 6 个数以及 8 和 9。如果录入时输入了 7，系统会报错，提示"非法录入"，同时还提示应该输入的允许数值(范围)，如图 18.15 所示。

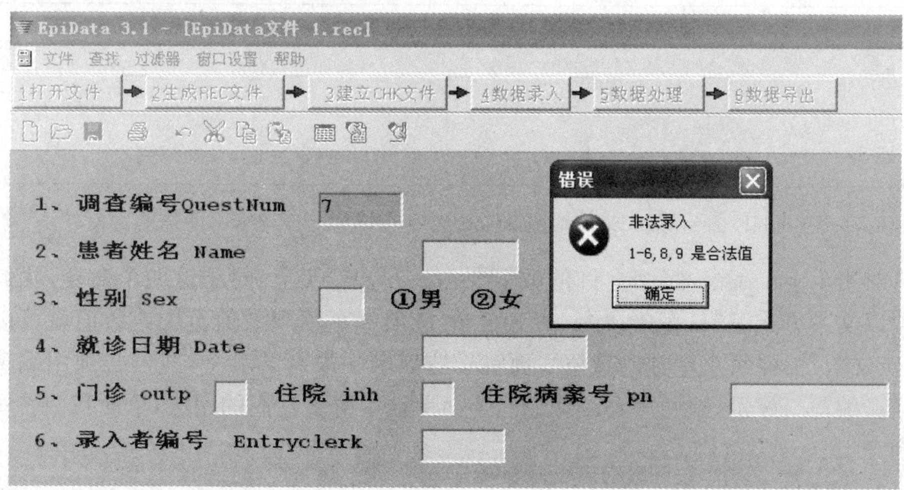

图 18.15　Range 和 Legal 命令

还记得上一个图中那个“编辑”按钮吗？我们点击它看看里面是什么(图 18.16)。

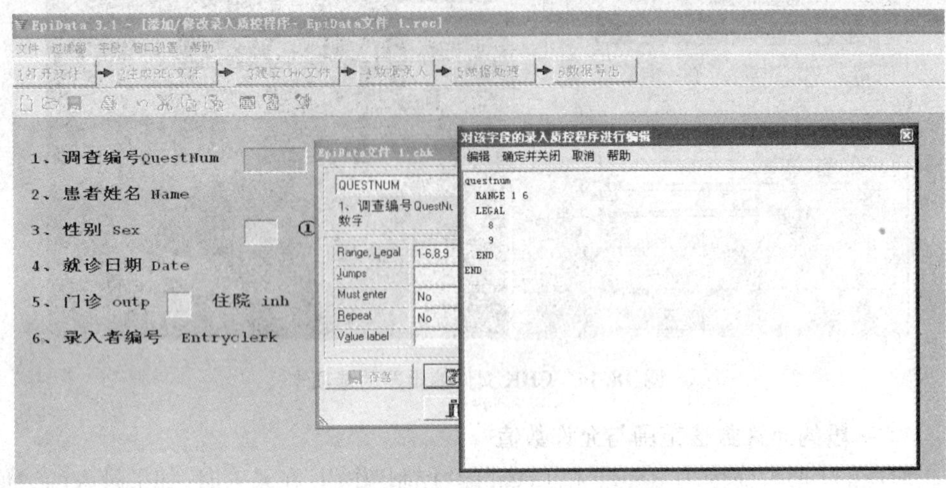

图 18.16　CHK 文件的“编辑”

这是对当前字段的 CHK 命令进行文本方式的编辑(其实 Epi Data 的文件基本都是文本格式，只不过文件的后缀不是. txt 罢了)。在里面我们可以看到，一个合格的 CHK 命令是字段名加 CHK 命令，以 END 结尾。

Range 命令的用法是：

RANGE 1　6(它定义了允许的数值范围是 1 到 6)。

Legal 的用法是：

```
LEGAL
8
9
END
```

注意：很多 CHK 命令都以 END 结尾，比如这个 LEGAL，但 RANGE 不需要。

对于 Legal 命令，每个允许的数值要占一行。事实上，对于这两个命令，我们不需要以文本方式编辑，直接在图 18.13 中的选项卡上填入数值范围或数值就可以了(以英文“,”分隔每个单独的数值)，而对于选项卡中没有的命令，我们必须用编辑文本自己编写。好了，这两个命令我们已经简单地了解了它们的用法，下面我们看看跳转命令 Jumps 怎么用。

2. 跳转对应的 CHK 命令

Jumps 的“控制”作用是，如果录入的值符合条件，则跳转到条件中设定的字段处进行录入。这是一个很常用的 CHK 命令，格式也很简单，如图 18.17 所示。

在图 18.17 中，我们可以看到，如果在 Epi Data 文件 1. chk 那个选项卡中编辑 Jumps 命令的话，格式是 Y>Entryclerk，解释：如果录入的值等于 Y 则将跳转到字

段 entryclerk。对于这个字段，由于是布尔型变量，录入 0 或者 1，系统自动将其转换为 N 或 Y，所以这个字段的 Jumps 命令中，条件取值是 Y 而不是 1。如果进行文本格式的编辑（见图 18.17 中右下角的编辑窗口），Jumps 的命令格式是：

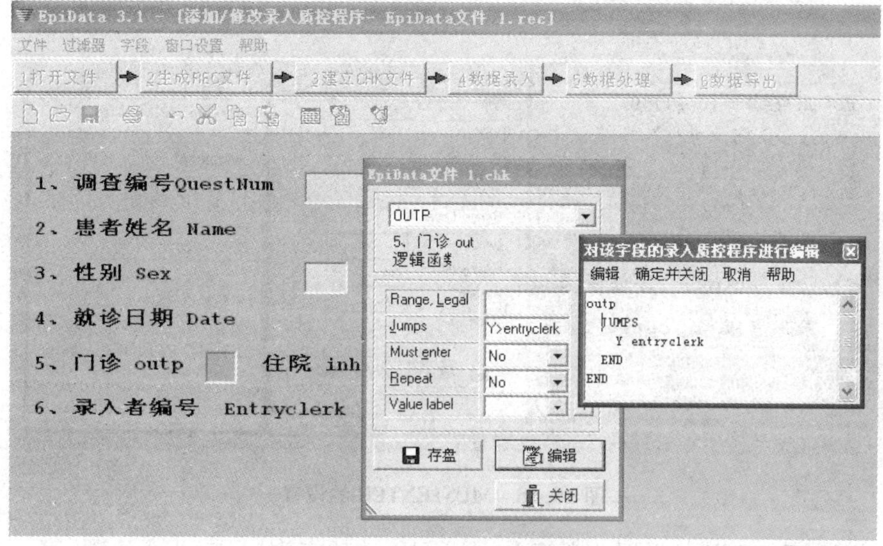

图 18.17　设置跳转命令

Outp	这个是字段名
JUMPS	Jumps 命令开始
Y Entryclerk	跳转条件，可以有多个，每个条件占 1 行
END	Jumps 命令结束
END	outp 字段的 CHK 命令结束

上面这种情况，是一个跳转命令，如果有多个跳转怎么办？在 CHK 选项卡中设置的话，是用英文的“,”分隔不同的跳转命令，如 Y>Entryclerk，N>inh。

这里有一个小窍门，在使用 CHK 选项卡的实际操作中，我们不必书写 Jumps 将要跳转到的字段名称，用鼠标就可以完成：当在 CHK 编辑选项卡的 Jumps 编辑框中，已经输入了“Y>”之后，我们用鼠标点击数据录入界面（图 18.17 中黑色背景）中，我们需要跳转到的那个字段对应的输入框（黑色背景中的灰色输入框）。比如，我们点击“性别”后面那个输入框，则我们正在编辑的 Jumps 命令“Y>”将成为 “Y> Entryclerk”，而不必我们手动输入了。

3. 是否必须录入

对应的 CHK 命令为 MUSTENTER “控制”作用：在录入时，如果设置了 MUSTENTER（默认是 NO，不设置），则该字段必须录入数据，即不能为空（当然对与错它是不管的)。设置见图 18.18。

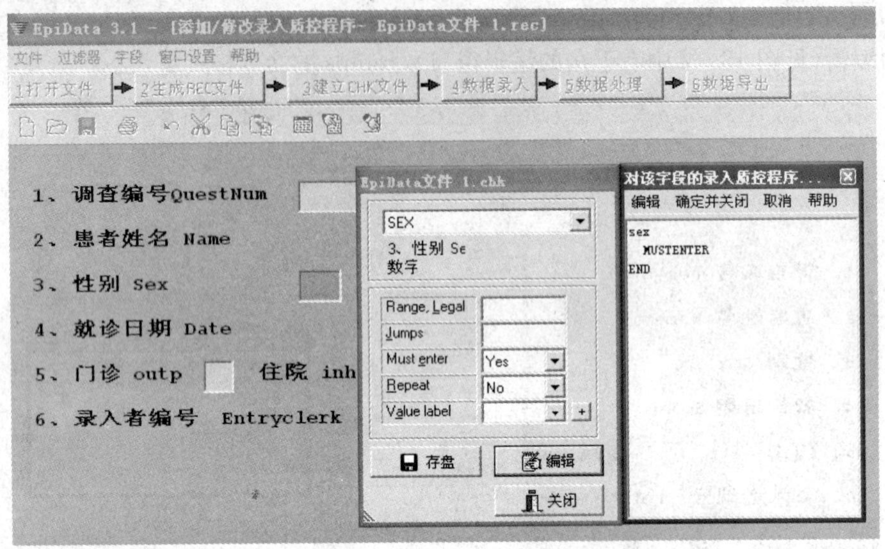

图 18.18 MUSTENTER 的设置

MUSTENTER 的设置非常简单,在 CHK 选项卡中,只有两个选项,第一个是“NO”,第二个是“YES”,图 18.18 中选择了“YES”。点击 CHK 选项卡下方“编辑”按钮,用文本方式打开该字段的 CHK 命令,我们可以看到这个命令的格式:

Sex	字段名称
MUSTENTER	设置为“YES”的情况,若为“NO” MUSTENTER 则不出现
END	该字段的 CHK 命令结束,注意不是 MUSTENTER,MUSTENTER 不需以 END 结尾的 CHK 命令

4. 是否允许重复值

对应的 CHK 命令为 Repeat “控制”作用:在录入时,如果设置了 Repeat(默认是 NO,不设置),则在录入时,设置了 Repeat 的字段,将自动填充上一条记录中该字段的值。当然这个值是允许被修改的。这个命令主要用于字段值较少变化的情况,比如,我们的调查表最后一项是录入者编号,我们可以应用 Repeat 命令,在我们录入下一条记录时,录入者编号相同,不用我们去录入了。如果当前记录,修改了这个字段的值,那么在之后录入的数据中,将调用修改后的新值。这个功能非常实用。Repeat 命令的格式与 MUSTENTER 是相同的,这里就不截图了。其实,还有另外一种情况,那就是在一条记录中,如何重复当前记录中某一字段的值,这个实现起来也很简单,大家可以动动脑筋。

5. 字段的标签

启用标签,对应的 CHK 命令为 COMMENT LEGAL USE (USE 后面跟标签的名称)。标签的“控制”作用:录入时,如果设置字段的标签,则在录入该字段数据时,

按 F9 或者数字键盘上的“+”号，则该字段定义的标签将被调出来显示，以达到提示作用。如图 18.19 所示。

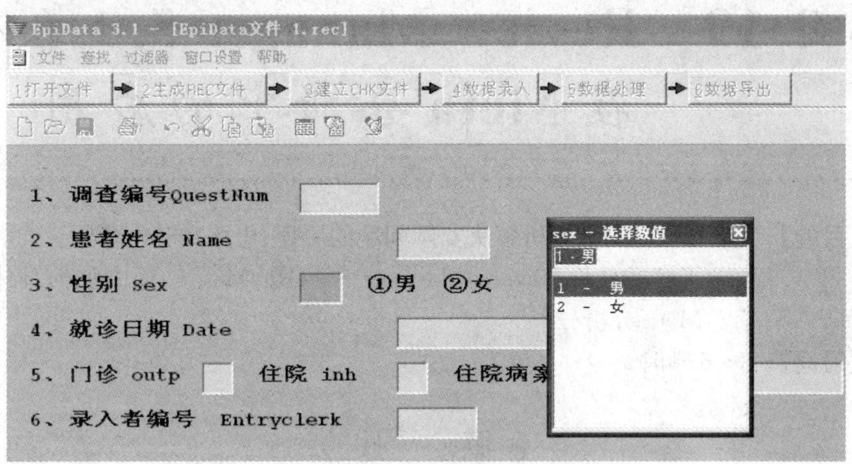

图 18.19　字段标签的提示作用

目前，在 Epi Data 系统中默认标签有 3 个，标签名称分别是 agegroups、continent 和 sex，分别用于年龄组、洲及性别的标识。Epi Data 可对现有标签进行编辑，也可自定义新的标签，方法有两种：一种是更改 Epi Data 目录中的 Epi Data. lbl 这个文件，用记事本打开，按照其中的格式加入自己的标签就可以了。另一种是也可以在 CHK 文件编辑器里来自建。在图 18.18 中，Value Label 选项的右侧有一个“+”号，点击看看，肯定有收获。不过，一般认为标签的这个功能并不实用，如果我们在录入数据的时候，还要按 F9 或者什么“+”号来看看我们需要录入什么数值，那么录入效率肯定成问题。一般做法是在字段后面直接把需要标示的内容写出来，在数据录入时一目了然，比如性别，输入框后面已经明确 1—男，2—女，在录入时根据情况录入 1 或者 2 就可以了，所以事实上这个命令我们从来没用过。

至此，我们已经把 CHK 选项卡上列出的 5 个 CHK 命令都作了简要的介绍，相信大家已经能够写出符合自己要求的控制文件了。当然，如果要实现更为复杂的“控制”，单纯用以上 5 个命令是无法完成的；比如，有字段 A，B，C，D，都是数字型的，D＝A＋B＋C，如何实现 D 值自动填充？再比如，录入了 A，B 后，如果让 C 自动填充上 A 的值？等等，有兴趣的读者可以多花时间看看 Epi Data 的使用手册。

（安徽医科大学　　杨林胜）

实习 19 Review Manager 5.1 软件在 Meta 分析中的应用

【目的】 (1) 学习 Meta 分析解决实际问题的原理、思路和基本步骤。

(2) 了解在软件 Review Manager 5.1(RevMan 5.1)中如何具体实现 Meta 分析。

【时间】 3～6 学时。

概　　述

Meta 分析(Meta Analysis,简称 MA)是针对同一科学研究问题,将一系列由不同研究者独立实施的研究结果进行合并分析的一种综合评价方法。其目的是提高统计分析的效率,解决各研究结果的不一致性、解决单个研究间的矛盾、改进对作用效应的估计、解决以往单个研究未明确的新问题等,最终获得综合分析的结论。目前,MA 能分析计算的基础数据可分为两类:一类是各类研究所报告的检验统计量,如 t 值、χ^2 值、P 值等;另一类是各类研究的统计指标,如均数($\bar{x}$)、相关系数(R)、相对危险度(RR)、比数比(OR)等。

随着循证医学的发展,MA 已被公认为客观评价和合成针对某一特定问题的研究证据的最佳手段,被视为最高级别的证据,成为循证决策的良好依据,已被广泛地应用于临床和科研活动中。

为了适应不同类型的需要,多种 Meta 分析软件被开发出来,这些软件中有的可以进行各种 Meta 分析,有的仅仅是针对某一种类型的 Meta 分析开发的;常见的有 Stata、R、Review Manager。

Stata 是基于 C 语言的一个功能强大而又小巧玲珑的统计分析软件,用户可到 Stata 网站或者其他个人网站上寻找并免费下载所需的程序包安装后使用。该软件通过 meta. ado 模块来实现 Meta 分析,可完成二分类变量、数值型变量、诊断试验、单纯 P 值、单组率、剂量反应关系、生存资料的 Meta 分析,也可以完成 Meta 回归分析、累积 Meta 分析、网状 Meta 分析等几乎所有的 Meta 分析方法,还可以进行 Begg's 检验和 Egger's 检验,可绘制 Meta 分析的相关图形,如森林图(forest plot)、漏斗图(funnel plot)和拉贝图(L'Abbe plot),亦可做排除单个研究的敏感性分析。据悉,Stata 是目前 Meta 分析最受推崇的软件,国外高质量杂志更倾向于接收 Stata Meta 分析图形界面。

R 软件是基于 S 语言的一种免费开放式的统计编程环境,用户可以从 R 软件的官

方网站(http://www.r-project.org)获取最新的软件及相应的统计包(package)。R 软件通过相应的程序包完成 Meta 分析,具有功能完整、作图精美等优点。目前常用的 Meta 分析程序包有 metafor、meta 等,除可以完成二分类及数值型变量的 Meta 分析外,重要的是它可以进行混合效应模型(包括单个、多个分类或连续性调节变量)拟合运算。

Review Manager(RevMan)是国际 Cochrane 协作网制作和保存 Cochrane 系统评价的专用软件,当前最新版本为 5.1.6,任何非商业目的使用者均可免费下载及使用(http://ims.cochrane.org/revman/download)。RevMan 5.1 与之前版本相比,界面更加方便友好,能够输入中文,增加了风险偏倚评估工具表(risk of bias tables)、证据结果总结表(summary of findings tables)、计算器(calculator),可输入效应量、可信区间、标准误、Z 值、P 值进行效应值的转化等。RevMan 软件中设置了干预措施系统评价、诊断试验精确性系统评价、方法学系统评价和系统评价汇总评价 4 类格式,可绘制森林图及漏斗图,但不能进行 Meta 回归分析、累积 Meta 分析、Begg'S 检验、Egger'S 检验及绘制拉贝图等。RevMan 是当前医学领域应用最为广泛的 Meta 分析软件。

本次实习,主要介绍如何用 Review Manager 作 Meta 分析;用一个事例介绍在 Stata 中如何作 Meta 分析,并把两者的分析结果作比较。

Meta 分析的一般步骤

1. 拟定研究计划

任何科学研究都应在实施之前拟定研究计划,Meta 分析也不例外。Meta 分析的研究计划大致包括:明确研究目的、提出检验假设、特殊注意的亚组、确定和选择研究的方法和标准、提取和分析资料的方法和标准。

2. 制定文献检索策略

依据研究目的和指标的选择,制定合理的检索关键词、在哪些文献数据库中检索等检索策略,关键是要求查全和查准。

3. 确定纳入/排除标准

依据纳入/排除标准,在第 2 步检索到的文献集中剔除不符合要求的文献。

4. 对文献的质量评价和数据收集

对某一试验研究的质量评价主要是评价试验结果是否有效,该结果是否适用于当地人群。下面一系列问题可以帮助研究者进行系统的质量评价。

(1) 该研究的试验设计是否明确。

(2) 试验对象是否随机分组为病例和对照。

(3) 病人的随访率是否理想及每组病人是否经过统计分析。

(4) 受试对象、研究人员及其他研究参与者是否在研究过程中实行“盲法”。

(5) 各组病人的年龄、性别、职业等是否相似。

(6) 除进行研究的治疗手段不同外,其他的治疗是否一致。

(7) 治疗作用的效应大小。

(8) 治疗效果的评价是否准确。

(9) 试验结果是否适用于当地的人群,种族差异是否影响试验结果。

(10) 是否描述了所有重要的治疗结果。

对上述质量评价符合设计要求的文献建立数据库,并依据指标提取文献中的相应数据。

5. 统计学分析

统计学分析包括同质性检验、计算合并效应大小、敏感性分析及对入选文献进行发表偏倚估计。

最后是结果解释、写出总结报告。

课题1 计算合并效应大小

1.1 P 值合并方法

对获得的 g 个文献资料,如果表现形式只是 P 值,则可按下列公式合并为 χ^2 值,进而计算出合并的 P 值。

$$\chi^2 = -2\sum \ln(P_i), \quad i = 1,2,\cdots,g, \quad \nu = 2g$$

1.2 分类资料的效应合并

描述分类资料的效应有多种,这里以常用的比数比(OR)为例,说明分类资料的效应合并。

每个独立研究的病例—对照试验表现形式一般如表19.1所示,对 g 个这种同类研究结果进行效应合并,可用下列方法。

表19.1 第 i 个研究结果的资料

组别	病例	对照
暴露	a_i	b_i
未暴露	c_i	d_i

1. 加权合并

$$OR_i = \frac{a_i d_i}{b_i c_i}$$

$$y_i = \ln(OR_i)$$

权重系数

$$\omega_i = \left(\frac{1}{a_i} + \frac{1}{b_i} + \frac{1}{c_i} + \frac{1}{d_i}\right)^{-1}, \quad i = 1,2,\cdots,g$$

(1) 对于固定效应模型,常用Mantel-Haenszel法(简称M-H法)计算加权均数

和均数方差

$$\bar{y} = \frac{\sum \omega_i y_i}{\sum \omega_i}$$

$$S_{\bar{y}}^2 = (\sum \omega_i)^{-1}$$

合并的 OR_C 及其 95%CI 分别为

$$OR_C = \exp(\bar{y})$$

$$95\%CI = \exp(\bar{y} \pm 1.96 S_{\bar{y}})$$

(2) 对于随机效应模型，分别用 μ_i，e_i 表示效应 y_i 的主效应和其他随机效应，即

$$y_i = \mu_i + e_i$$

此时，合并的权重系数为

$$\omega_i^* = (\omega_i^{-1} + S_\mu^2)^{-1}$$

$$S_\mu^2 = \frac{Q - g + 1}{\sum \omega_i - \sum \omega_i^2 / \sum \omega_i}$$

式中，$Q = \sum \omega_i (y_i - \bar{y})^2$。

2. 同质性检验

零假设 H_0 为 g 个独立研究结果的主效应 μ 相等，在 H_0 成立时，Q 服从自由度为 $\nu = g - 1$ 的 χ^2 分布。

当 $P > \alpha$ 时，不拒绝 H_0，可以认为 g 个研究间具有同质性，应采用固定效应模型；反之，可认为 g 个研究间具有异质性，应采用随机效应模型。

异质性可以进一步度量：

$$I^2 = [(Q - g + 1)/Q] \times 100\%$$

I^2 越大，异质性越大。

1.3　数值型资料的效应合并

数值型资料的效应一般用均数($\bar{x}$)来表示，因此，在效应合并时可先计算出各组的效应差，然后加权合并。

1. 加权合并

$$d_i = (\bar{x}_{2i} - \bar{x}_{1i})/S_i, \quad i = 1, 2, \cdots, g$$

$$S_i = \sqrt{\frac{(n_{1i} - 1)S_{1i}^2 + (n_{2i} - 1)S_{2i}^2}{n_{1i} + n_{2i} - 2}}$$

其中，d_i 为第 i 项研究处理效应的大小；$\bar{x}_{1i}$，$\bar{x}_{2i}$ 分别表示第 i 项研究的对照组和病例组的效应；S_{1i}^2，S_{2i}^2 分别表示第 i 项研究的对照组和病例组的方差；n_{1i}，n_{2i} 分别表示第 i 项研究的照组和病例组的样本量。假设第 i 项研究的主效应为 δ_i，其他随机效应为 e_i，则随机效应模型为

$$d_i = \delta_i + e_i, \quad i = 1, 2, \cdots, g$$

合并的均数为

$$\bar{d} = \sum \omega_i d_i / \sum \omega_i$$

合并的总方差为

$$S_d^2 = \frac{\sum \omega_i (d_i - \bar{d})^2}{\sum \omega_i}$$

式中，$\omega_i = \frac{2(n_{1i} + n_{2i})}{8 + d_i^2}$。

2. 同质性检验

零假设 H_0 为 g 个独立的研究结果的主效应 δ 相等，在 H_0 成立时，统计量为 $\chi^2 = \frac{gS_d^2}{S_e^2}$，服从自由度为 $\nu = g-1$ 的 χ^2 分布。

当 $P > \alpha$ 时，不拒绝 H_0，可以认为 g 个研究间具有同质性，应采用固定效应模型；反之，可认为 g 个研究间具有异质性，应采用随机效应模型。

3. 效应合并值的 95%*CI*

效应合并值的 95%*CI* 为 $\bar{d} \pm 1.96\sqrt{\sum \omega_i}$。

问题 1.1 Meta 分析合并效应的原理是什么？如何合并？

课题 2　实际事例及 RevMan 5.1 软件实现

RevMan 5.1 软件的注册用户可以免费享受 Cochrane 中心数据库中各种疾病的系统评价，也可以把用户自己做的系统评价上传到该中心。要把自己做的系统评价上传到 Cochrane 中心数据库中，就必须要做很多的文档工作以满足 Cochrane 中心数据库的格式要求，在 RevMan 5.1 软件中有许多功能是为这个目的服务的。我们只是用这款软件实现 Meta 分析，因此，RevMan 5.1 中其他功能就不再做介绍了。

用 RevMan 5.1 实现 Meta 分析，首先要把上述第 4 步建立的文献数据库的数据录入到 RevMan 5.1 中，然后调用相应的功能模块进行统计学分析。下面结合具体事例加以介绍。

2.1　二分类的资料的 Meta 分析

【例 2.1】 在儿科临床实践中，对是否有必要使用激素预防新生儿肺透明膜病存在争论。文献报道的研究结果也不一致，部分结果显示使用激素可预防新生儿肺透明膜病，降低新生儿死亡率；部分结果则显示死亡率降低无统计学意义。具体数据见表 19.2。文献综述要回答的问题是：激素是否能预防新生儿肺透明膜病，降低死亡率？效应有多大？

表 19.2　14 项研究预防新生儿肺透明膜病的病例对照资料

序号	a	$a+b$	c	$c+d$	weight	OR	95%CI
1	36	96	496	974	29.4%	0.58	[0.38, 0.89]
2	1	6	68	124	2.8%	0.16	[0.02, 1.45]
3	14	34	117	234	9.2%	0.70	[0.34, 1.45]
4	3	10	64	116	3.8%	0.35	[0.09, 1.41]
5	8	18	48	109	4.0%	1.02	[0.37, 2.77]
6	3	15	61	107	6.3%	0.19	[0.05, 0.71]
7	1	8	70	138	3.5%	0.14	[0.02, 1.16]
8	4	15	77	129	6.2%	0.25	[0.07, 0.81]
9	32	66	339	677	16.4%	0.94	[0.57, 1.56]
10	5	9	44	71	2.3%	0.77	[0.19, 3.11]
11	7	20	114	225	6.4%	0.52	[0.20, 1.36]
12	0	1	23	44	0.8%	0.30	[0.01, 7.89]
13	9	20	31	62	4.4%	0.82	[0.30, 2.25]
14	6	15	89	174	4.5%	0.64	[0.22, 1.87]

1. 数据录入

(1) 打开 RevMan 5.1，出现向导，点击两次“next”后出现画面中选择“Full review”，选择“Finish”。出现图 19.1 后，点击图 19.1 左框中的“Studies and References”，在右框中出现“ References to studies”，点击“Included studies”下的“Add study”。输入“Study ID”号，如为“1”，点击“Finish”。同样的方法把表 19.2 中的 14 项序号输入完毕。

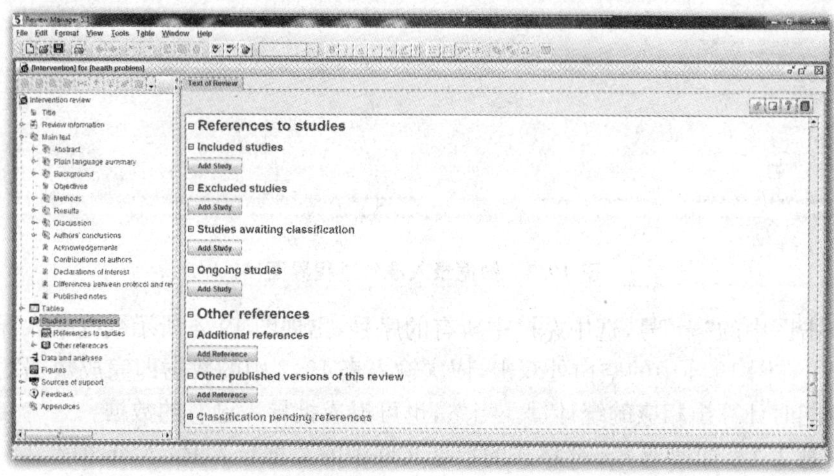

图 19.1　数据录入准备过程界面(1)

（2）点击左框中的“Data and analyses”，见图 19.2。

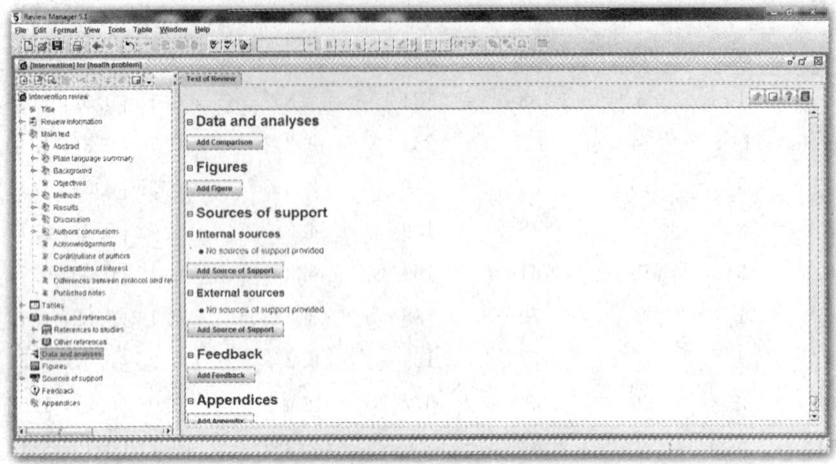

图 19.2　数据录入准备过程界面(2)

在右框中选择“Add comparison”，输入要比较的指标，如“疗效”，点击“Finish”。点击“Add outcome”，选择“Dichotomous”，直接点击“Finish”。出现图 19.3 所示数据录入准备过程界面。

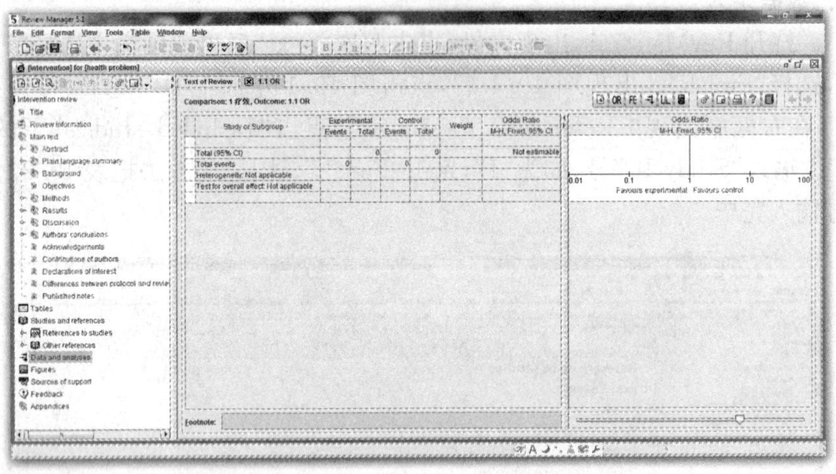

图 19.3　数据录入准备过程界面(3)

点击图中的“＋”号，选中左框中所有的序号，出现图 19.4 所示数据录入界面。

（3）在图 19.4 中的空白处双击，依次输入表 19.2 中的数据即完成数据的录入，软件也同时计算出相应的统计量。当然，也可以成批导入已有的数据。

问题 2.1　如何把 Excel 格式的数据文件中的数据导入 RevMan 中？

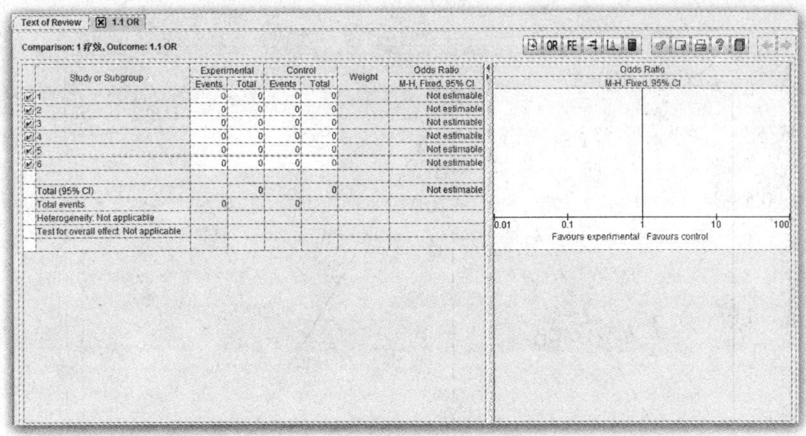

Study or Subgroup	Experimental Events	Experimental Total	Control Events	Control Total	Weight	Odds Ratio M-H, Fixed, 95% CI
1	0	0	0	0		Not estimable
2	0	0	0	0		Not estimable
3	0	0	0	0		Not estimable
4	0	0	0	0		Not estimable
5	0	0	0	0		Not estimable
6	0	0	0	0		Not estimable
Total (95% CI)		0		0		Not estimable
Total events	0		0			
Heterogeneity: Not applicable						
Test for overall effect: Not applicable						

图 19.4　数据录入界面

2. 统计分析

Ⅰ. 合并的效应

合并的效应如图 19.5 所示。

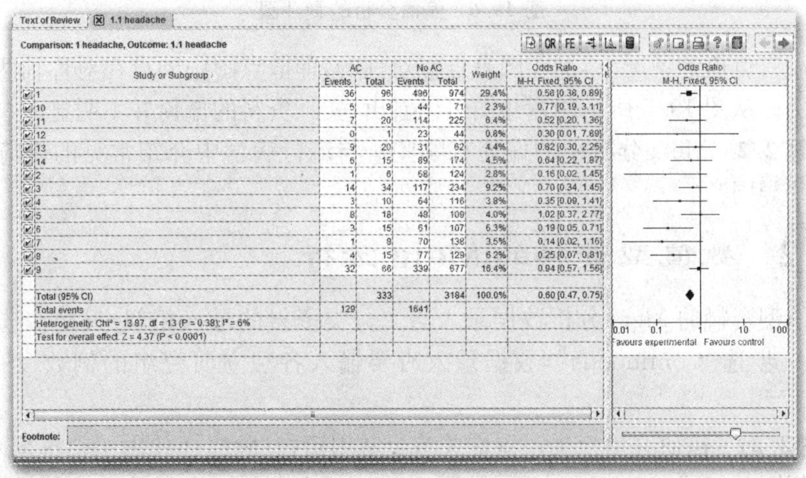

Study or Subgroup	AC Events	AC Total	No AC Events	No AC Total	Weight	Odds Ratio M-H, Fixed, 95% CI
1	36	96	496	974	29.4%	0.58 [0.38, 0.89]
10	5	9	44	71	2.3%	0.77 [0.19, 3.11]
11	7	20	114	225	6.4%	0.52 [0.20, 1.36]
12	0	1	23	44	0.8%	0.30 [0.01, 7.69]
13	9	20	31	62	4.4%	0.82 [0.30, 2.25]
14	6	15	89	174	4.5%	0.64 [0.22, 1.87]
2	1	6	68	124	2.8%	0.16 [0.02, 1.45]
3	14	34	117	234	9.2%	0.70 [0.34, 1.45]
4	3	10	64	116	3.8%	0.35 [0.09, 1.41]
5	8	18	48	109	4.0%	1.02 [0.37, 2.77]
6	3	15	61	107	6.3%	0.19 [0.05, 0.71]
7	1	8	70	138	3.5%	0.14 [0.02, 1.16]
8	4	15	77	129	6.2%	0.25 [0.07, 0.81]
9	32	66	339	677	16.4%	0.94 [0.57, 1.56]
Total (95% CI)		333		3184	100.0%	0.60 [0.47, 0.75]
Total events	129		1641			
Heterogeneity: Chi² = 13.87, df = 13 (P = 0.38); I² = 6%						
Test for overall effect: Z = 4.37 (P < 0.0001)						

图 19.5　Meta 分析中的各种统计量

由软件计算出的统计量，同质性检验的 $\chi^2=13.87$，$P=0.38$，因此，不拒绝 H_0，没有理由认为这 14 项独立的研究间存在异质性，所以，选择固定效应模型，合并后的 *OR* 及其 95%可信区间为 0.60 [0.47, 0.75]。综合评价为：激素能预防新生儿肺透明膜病（*OR*=0.60）。如果拒绝了 H_0，只能选随机效应模型，在图 19.5 中点击“PE”按钮，软件自动以随机效应模型计算各统计量。

Ⅱ. 偏倚分析

在 Meta 分析中，文献资料是否存在偏倚，可近似从漏斗图直观看出，如图 19.6

所示。

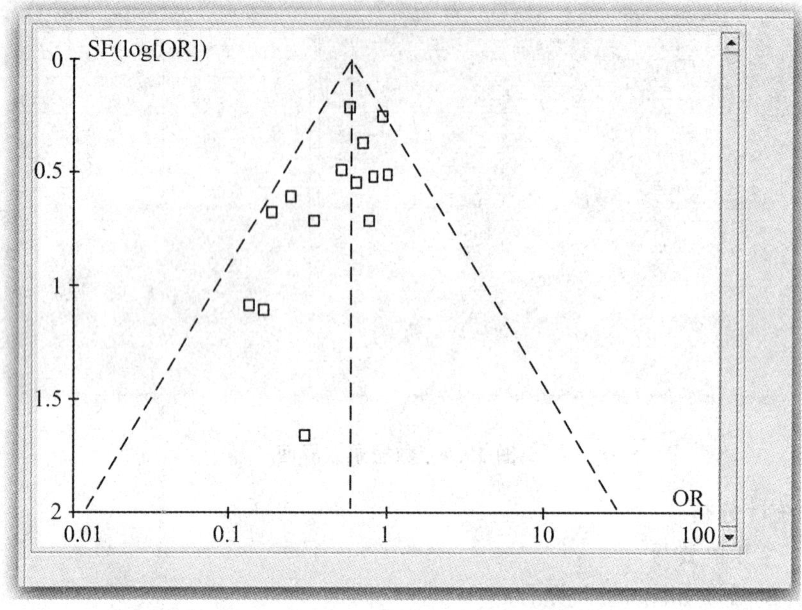

图 19.6　偏倚分析的漏斗图

在没有偏倚的情况下，漏斗图是近似对称的，即散点图中的点在对称轴两边是对称分布的。从图 19.6 所示的漏斗图可以看出，文献资料的偏倚并不明显。

问题 2.2　Meta 分析中的偏倚有哪些？与流行病学中介绍常见的偏倚进行比较有哪些异同？

2.2　数值型资料的 Meta 分析

数值型资料的 Meta 分析数据录入与二分类资料的录入相似，只是在选择变量类型这一步选"Continuous"，数据录入时要输入各独立研究组的例数、均数及标准差。

【例 2.2】　欲研究治疗类风湿性关节炎常用药物(肿瘤坏死因子拮抗剂)对携带肿瘤坏死因子基因 α-308G/A 不同基因型(GG，GA+AA)患者的治疗效果，研究者搜集了 7 项相关研究，观察携带不同基因型患者接受治疗后 ACR20 评分下降情况，数据见表 19.3。

表 19.3　携带不同基因型患者治疗后 ACR20 评分下降情况

序号	GG 基因型患者的得分			GA+AA 基因患者的得分		
	人数	均数	标准差	人数	均数	标准差
1	51	2.50	1.30	19	1.80	1.30
2	68	2.23	1.19	18	1.69	1.13

(续)表 19. 3

序号	GG 基因型患者的得分			GA+AA 基因患者的得分		
	人数	均数	标准差	人数	均数	标准差
3	147	1. 79	1. 44	51	1. 57	1. 61
4	682	2. 43	1. 50	359	2. 61	1. 57
5	86	1. 42	1. 36	27	1. 58	1. 52
6	45	2. 29	1. 13	14	1. 24	1. 74
7	37	2. 72	0. 70	17	1. 38	0. 13

1. 数据录入

仿分类型变量的方法建立数据，数据录入成功后，如图 19. 7 所示。

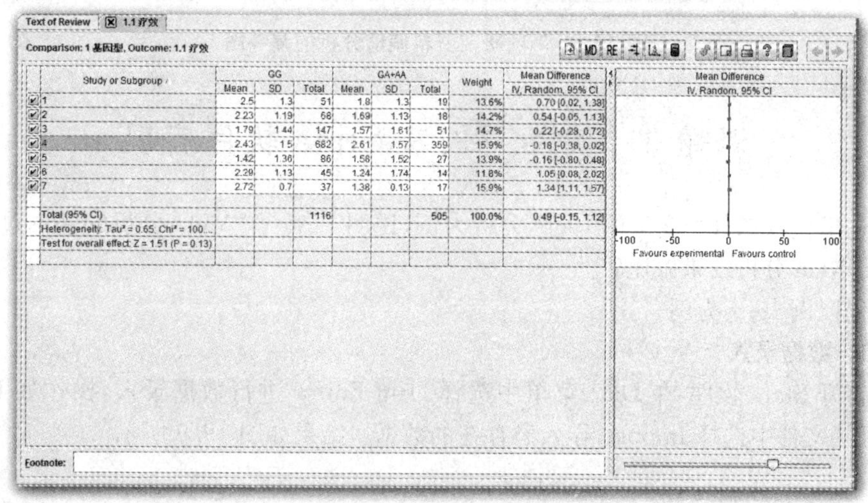

Study or Subgroup	GG Mean	GG SD	GG Total	GA+AA Mean	GA+AA SD	GA+AA Total	Weight	Mean Difference IV, Random, 95% CI
1	2.5	1.3	51	1.8	1.3	19	13.6%	0.70 [0.02, 1.38]
2	2.23	1.19	68	1.69	1.13	18	14.2%	0.54 [-0.05, 1.13]
3	1.79	1.44	147	1.57	1.61	51	14.7%	0.22 [-0.28, 0.72]
4	2.43	1.5	682	2.61	1.57	359	15.9%	-0.18 [-0.38, 0.02]
5	1.42	1.36	86	1.58	1.52	27	13.9%	-0.16 [-0.80, 0.48]
6	2.29	1.13	45	1.24	1.74	14	11.8%	1.05 [0.08, 2.02]
7	2.72	0.7	37	1.38	0.13	17	15.9%	1.34 [1.11, 1.57]
Total (95% CI)			1116			505	100.0%	0.49 [-0.15, 1.12]
Heterogeneity: Tau² = 0.65; Chi² = 100...								
Test for overall effect: Z = 1.51 (P = 0.13)								

图 19. 7　数据型资料的数据录入结果

2. 统计分析

Ⅰ. 合并的效应

如图 19. 7，由软件计算出的统计量，同质性检验的 $\chi^2=100.99$，$P<0.00001$，因此，拒绝 H_0，可以认为这 7 项独立的研究间存在异质性，所以选随机效应模型。合并后的均数差及 95%可信区间为 0. 49[−0. 15，1. 12]。

Ⅱ. 偏倚分析

漏斗图见图 19. 8，由图 19. 8 可以看出，这 7 项研究间不存在明显的偏倚。

Funnel plot
SE(MD)
0
0.1
0.2
0.3
0.4
0.5
−100
−50
0
50
100
MD
Add as Figure
Cancel

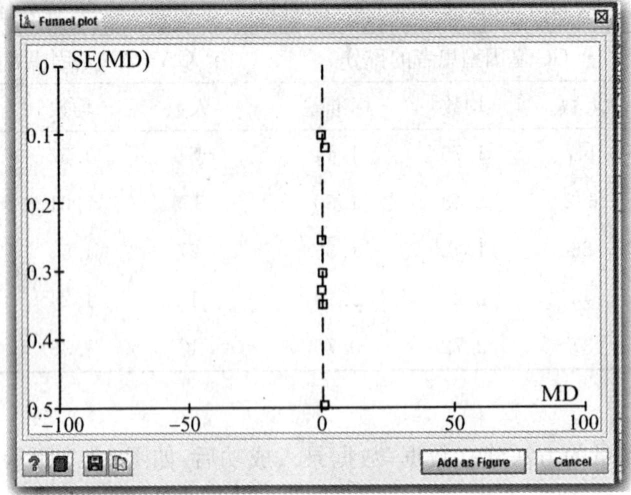

图 19.8　7 项研究资料偏倚分析的漏斗图

课题 3　实际事例及 Stata 软件实现

这里仅以二分类变量的 Meta 分析为例，说明 Stata 作 Meta 分析的基本过程并与 RevMan 分析结果做比较。

仍以例 19.1 为例。

1. 数据录入

打开 Stata 软件，在 Data 菜单中选择 Data Editor 进行数据录入，操作如 Excel（也可从文件中选择 Import，导入已存在的数据），结果如图 19.9 所示。

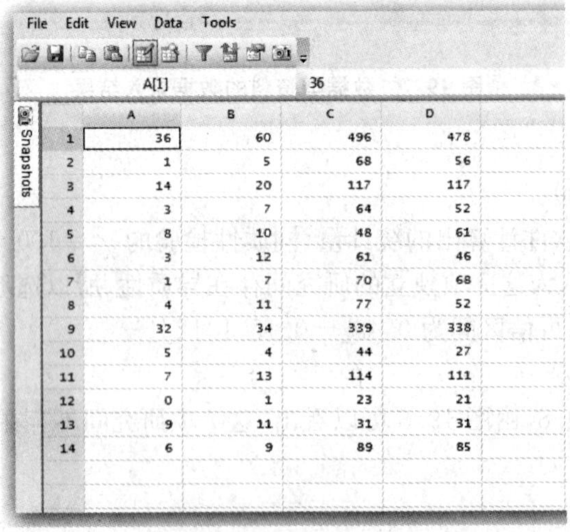

File Edit View Data Tools
A[1]
36
Snapshots
A B C D
1 36 60 496 478
2 1 5 68 56
3 14 20 117 117
4 3 7 64 52
5 8 10 48 61
6 3 12 61 46
7 1 7 70 68
8 4 11 77 52
9 32 34 339 338
10 5 4 44 27
11 7 13 114 111
12 0 1 23 21
13 9 11 31 31
14 6 9 89 85

图 19.9　实际数据录入后的界面

问题 3.1　Stata 对二分类的数据格式要求与 RevMan 有什么不同?

2. 统计分析

Stata 可以选择菜单操作,也可以在 Command 窗口用简短的命令操作,菜单操作简单,这里选择用"命令"操作。在 Command 窗口命令行输入以下命令:

metan A B C D,or　/注释:这里 A,B,C,D 分别是数据中的变量名,"or"是计算 Meta 分析中的参数,即"OR"。

在输出结果中可观察到一些 Meta 分析的基本信息:

Ⅰ. 合并的效应

合并的效应如图 19.10 所示。

```
. metan A B C D,or

         Study     |     OR    [95% Conf. Interval]     % Weight
-------------------+---------------------------------------------------
1                  |  0.578     0.375     0.891         29.39
2                  |  0.165     0.019     1.451          2.76
3                  |  0.700     0.338     1.452          9.23
4                  |  0.348     0.086     1.414          3.76
5                  |  1.017     0.373     2.774          3.99
6                  |  0.189     0.050     0.707          6.34
7                  |  0.139     0.017     1.158          3.55
8                  |  0.246     0.074     0.813          6.21
9                  |  0.938     0.566     1.556         16.39
10                 |  0.767     0.189     3.109          2.32
11                 |  0.524     0.202     1.363          6.39
12                 |  0.305     0.012     7.894          0.79
13                 |  0.818     0.297     2.251          4.39
14                 |  0.637     0.217     1.865          4.48
-------------------+---------------------------------------------------
M-H pooled OR      |  0.597     0.473     0.753        100.00
-------------------+---------------------------------------------------

  Heterogeneity chi-squared =  13.87 (d.f. = 13) p = 0.383
  I-squared (variation in OR attributable to heterogeneity) =   6.3%
```

图 19.10　Meta 分析中的各种统计量

统计量的意义同例 19.1 中解释,这里不再重复。

Ⅱ. 偏倚分析

Stata 中除了用漏斗图观察偏倚外,还可进一步用 Begg,Egger 进行发表偏倚的假设检验。

命令行语句:

gen logor=log(_ES)　/注释:gen 是产生新变量"logor",并把变量"log(_ES)"的值赋给它。

gen selogor=_selogES

metabias logor selogor, graph(begg)　/注释:可用 help metabias 观看命令"metabias"的用法。

主要结果如图 19.12 所示。

从图 19.12 中可以看出,本事例存在发表偏倚,$P<0.1$。

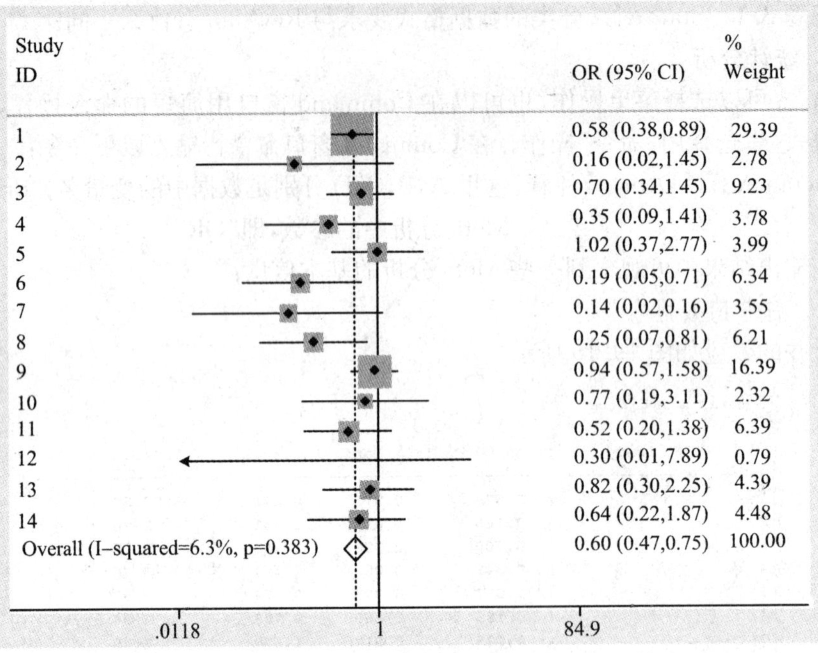

图 19.11　Meta 分析中森林图

```
Tests for Publication Bias

Begg's Test

  adj. Kendall's Score (P-Q) =      -35
          Std. Dev. of Score =    18.27
           Number of Studies =       14
                           z =    -1.92
                    Pr > |z| =    0.055
                           z =     1.86 (continuity corrected)
                    Pr > |z| =    0.063 (continuity corrected)

Egger's test

    Std_Eff |     Coef.   Std. Err.      t    P>|t|     [95% Conf. Interval]
------------+----------------------------------------------------------------
      slope |  -.0197815   .2215328   -0.09   0.930     -.50246     .4628969
       bias |  -1.174369   .4909599   -2.39   0.034   -2.244079    -.1046592
```

图 19.12　Meta 分析中发表偏倚的假设检验统计量

问题 3.2　Stata、RevMan 在做 Meta 分析时输出的结果有什么异同？

（蚌埠医学院　　吴学森）

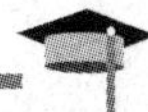

实习 20　综合实验——砷中毒的环境流行病学调查

【目的】 熟悉环境污染对人群健康影响的流行病学调查方法；学会针对不同现场或实验的设计、调查、整理和分析资料的方法。

【时间】 3 学时。

【内容】 贵州省黔西南州地处东经 105°，北纬 260°，位于贵州省西南部，云贵高原东南端。全州所辖 8 个县(市)和 1 个开发区。其中，兴仁、兴义、安龙 3 个县(市)是我国砷中毒的主要病区。兴仁县雨樟镇(原交乐乡)砷中毒程度国内外罕见，自 1976 年发现该病 877 例以来，1991 年砷中毒病人增至 1 549 例，2001 年病例已超过 2 100 人，严重影响了砷中毒病区患者的生产与生活。

为了调查环境砷污染对居民健康的影响，研究者进行了下列工作。

课题 1　环境中砷污染状况的调查

一般概况：雨樟镇(原交乐乡)地处贵州省的西南部，海拔 1 400 m，年平均气温在 10～20 ℃，年降雨量 1 100～1 200 mm，相对湿度约 70%。全年无霜期 210 天，阴多晴少，四季不分明，属亚热带湿润季风气候。西面山脉，北高南低。北部为煤区，40 年前为森林覆盖，因砍伐现已成荒岭，小煤窑到处可见。22 个行政村，居民散居在中南丘陵谷地及坝子中。20 世纪 70 年代后期，村民逐渐用煤代替木材作为燃料。

研究者分别采集了砷中毒区和对照地区大气、水体、土壤及食物，空气采样用滤膜法(位于立位呼吸带)，土壤采自田间耕作层(距离表层土壤 20～30 cm)，水样采自调查点的饮用水源。按照 3 层 5 点的采样方法采集调查对象家中的煤样以及干燥保存 3 个月后的辣椒和玉米。现场人员严格按照方案培训后开展工作，采样后用独立密闭包装袋保存，样品抽取后 1 周内送实验室进行检测分析。样本检测时使用国家标准物质进行质量控制。样品中砷的含量测定结果见表 20.1.

表 20.1　砷中毒病区环境介质及食物中砷含量的测定结果

检测项目	2006 年				1998 年				参考标准
	n	砷(M)	范围	超标倍数	n	砷(M)	范围	超标倍数	
煤	6	93.01	39.46～211.74	2.1	7	397.20	166.56～816.04	8.8	<45.00
土壤	6	12.13	4.23～34.82		6	15.07	10.28～21.12		<40.00
辣椒	10	3.46	0.55～16.76	4.9	8	45.07	15.60～76.66	64.4	<0.70

(续)表 20.2

检测项目	2006年				1998年				参考标准
	n	砷(M)	范围	超标倍数	n	砷(M)	范围	超标倍数	
玉米	6	1.50	0.30~4.14	2.1	8	2.64	0.94~8.67	3.8	<0.70
大米	7	0.65	0.30~0.98		—	—	—		<0.70
室内空气	6	0.0790	0.0530~0.1170	2.6	10	0.0880	0.0100~0.2200	2.9	<0.030
室外空气	6	0.0070	0.0023~0.0154	2.3	13	0.0220	0.0004~0.0440	7.3	<0.0030
饮用水	7	0.043	0.012~0.089		6	0.008	0.005~0.012		<0.050

注：水 mg/L，空气 mg/m^3，其他项目单位 mg/kg。

—：表示 1998 年未测定大米含砷量；空白处表示未超标。

(引自：罗鹏，张爱华，洪峰，等. 贵州省燃煤污染型砷中毒病区 9 年前后环境危险因素比较分析[J]. 中国地方病学杂志，2009，28(1)：66~70.)

问题 1.1 环境介质中样品应如何采集与处理?

问题 1.2 该地砷污染的途径可能是什么?

课题 2 人群体内生物学砷暴露水平的调查

选择已确诊的雨樟镇砷中毒患者 107 例，其中，男 68 名，女 39 名，平均年龄 45 岁(20~65 岁)。分为轻度砷中毒组、中度砷中毒组及重度砷中毒组。平均接触砷的年限为 20 年，大于 20 年占 73%。另选择非砷污染区、无燃用高砷煤史，且生活方式、生活习惯相近，年龄、性别经配比均衡的居民 30 例为对照组。所有对象半年内均未染发或烫发，也无接触冶炼和金属烟尘等职业史。取枕部距头皮 3 cm 内新生头发，测定两组头发中的微量元素，结果见表 20.2。

表 20.2 砷中毒患者与对照组头发中微量元素含量的比较(μg/g)

微量元素	对照组		轻度砷中毒		中度砷中毒		重度砷中毒		砷中毒合计	
	n	$\bar{x}\pm s$	n	$\bar{x}\pm s$	n	$\bar{x}\pm s$	n	$\bar{x}\pm s$	n	$\bar{x}\pm s$
砷	30	0.24±0.18	26	9.81±3.90	38	10.25±3.87	39	11.95±6.25	103	10.78±4.96**
硒	30	0.34±0.09	26	0.26±0.15	37	0.23±0.12	37	0.21±0.13	107	0.23±0.18**
铜	30	7.01±1.48	26	7.66±1.07	39	7.68±0.91	42	7.95±1.15	107	7.78±1.05*
锰	30	1.65±0.33	26	3.90±1.85	39	5.73±4.46	42	5.83±4.65	107	5.33±4.12**
锌	30	122.92±55.11	26	100.83±27.04	39	96.54±38.60	42	93.28±36.67	107	96.30±35.15*
铁#	30	1.44±0.13	26	1.87±0.29	39	2.00±0.41	42	2.08±0.40	107	2.00±0.39**
钙	30	1343.36±714.96	26	626.92±286.34	39	712.13±399.09	42	622.55±388.86	107	656.26±369.78**
镁	30	163.96±105.80	9	23.53±5.40	16	27.45±17.95	18	24.94±10.75	107	25.58±13.03**

注：#：Fe 为对数转换数据。

*：与对照组比较，$P<0.05$；**：与对照组比较，$P<0.01$。

(引自：张爱华，陈浪，张然，等. 燃煤污染型砷中毒患者头发中微量元素与砷中毒关系探讨[J]. 贵阳医学院学报，2008，33(6)：593~596.)

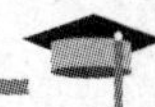

问题 2.1 如何检测头发中的微量元素?

问题 2.2 这些微量元素的生理功能是什么?通过对表中数据的分析,你得到哪些启示?

课题 3 居民健康效应的调查

3.1 病区慢性砷中毒患病情况

该镇 7 069 名被调查者中共查出慢性砷中毒患者 200 例,患病率为 2.83%。在临床资料完整的 177 例中,男性 110 例,女性 67 例;年龄 6~67 岁。按照我国新疆天然高砷水所致慢性砷中毒的诊断及分级标准,轻度 93 例,中度 59 例,重度 25 例。病程 3 个月至 30 年,多在接触高砷煤后 1~3 年发病。患者主述的主要症状频率由高到低依次为:眼花、肢体麻木、耳鸣、心慌、肢体酸痛、流泪、肢体僵硬、腹痛、食欲减退、恶心、便秘、腹泻、流涕、胸闷。患者的主要体征为皮肤损害,包括色素改变、角化和癌变。色素改变以脱色斑及脱色、褐色混合斑多见,多见于躯干与四肢。177 例均有不同程度的角化损害,以手掌、足趾散在或片状角化为主。3 例发生皮肤癌,均为男性,且接触高砷煤时间较长。

3.2 1991 年~2001 年居民恶性肿瘤死亡的调查

研究者在 1991 年对该镇进行了砷中毒普查,登记所有砷中毒病人,建立户卡,采用追踪、询问、核查与入户调查方法,调查内容包括:姓名、年龄、民族、燃煤方式、燃用高砷煤情况、吸烟及饮酒情况、有害物质接触史、家族疾病史、个人患病情况、死亡情况等项目。每年年底询问各村(村委会)死亡情况,核查死亡登记记录,并入户询问死者亲属,要求出示死亡证明。1991 年~2001 年 11 年间砷中毒患者恶性肿瘤死亡情况见表 20.3。将有砷中毒死亡者村的煤砷、总砷摄入量以及砷中毒发病等情况列于表 20.4。

表 20.3 砷中毒组和对照组恶性肿瘤死亡率比较

	组别	死亡数	人年数	死亡率(1/(10 万人年))
男	砷中毒组	91	32 337	281.41
	对照组	14	52 761	26.53
女	砷中毒组	32	27 936	114.54
	对照组	8	45 614	17.54
合计	砷中毒组	123	60 273	204.07
	对照组	22	98 375	22.36

(引自:李达圣,安冬,曾正,等.贵州燃煤型砷中毒患者患恶性肿瘤死亡观察[J].中国地方病学杂志,2004,23(1):42~45.)

问题 3.1 本研究采用了何种流行病学研究方法？简述普查与抽样调查的优缺点。

问题 3.2 请对表 20.3 中数据进行分析，研究者可从中获得什么启示？

表 20.4 煤砷、总摄砷量、砷中毒患病率及恶性肿瘤死亡人数关系

调查地点	煤砷(mg/kg)	总摄砷量(mg/d)	砷中毒累计患病		恶性肿瘤累计死亡	
			人数	患病率(%)	人数	死亡率(%)
1	3360.9	9.13	126	16.34	14	1.810
2	1227.6	7.31	512	21.14	66	2.680
3	807.2	5.31	829	33.75	35	1.430
4	480.6	4.67	104	4.90	2	0.094
5	125.0	4.84	52	3.41	2	0.130
6	103.1	2.58	76	5.99	2	1.180
7	96.8	2.02	22	1.92	2	0.170
8	40.8	2.24	21	1.28	0	0
合计			1742	12.99	123	0.920

（引自：李达圣，安冬，曾正，等. 贵州燃煤型砷中毒患者患恶性肿瘤死亡观察[J]. 中国地方病学杂志，2004，23(1)：42～45.）

问题 3.3 分析表 20.4 中煤砷含量、总砷摄入量与恶性肿瘤之间的关系。

3.3 病区先天畸形儿的调查

采用横断面调查方法，对该镇 19 个行政村的先天畸形发生情况进行调查，其中有砷中毒村（用高砷煤并有砷中毒患者行政村）8 个，非砷中毒村（不用高砷煤无砷中毒患者行政村）11 个。调查对象为 0～60 岁人群及近 30 年有生育史的妇女。调查人员由经培训的省、地、县、卫生院专业技术人员及乡村干部组成，采取整群抽样、定时定点入户调查与集中式调查相结合的方式共同完成调查。调查内容主要为畸形和砷中毒患病等情况，调查结果见表 20.5。

表 20.5 贵州省燃煤型砷中毒村和非砷中毒村先天畸形调查结果

	年龄(岁)	受检人数			先天畸形人数			现患率(‰)		
		男	女	合计	男	女	合计	男	女	合计
砷中毒村	0～	484	386	870	29	9	38	59.91	23.30	43.70
	10～	631	568	1199	21	11	32	33.30	19.40	26.70
	20～	418	317	735	4	2	6	9.60	6.30	8.20
	30～	415	408	823	5	2	7	12.00	4.90	8.50

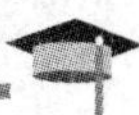

(续)表 20.5

	年龄(岁)	受检人数			先天畸形人数			现患率(‰)		
		男	女	合计	男	女	合计	男	女	合计
砷中毒村	40～	304	274	578	1	0	1	3.30	0.00	1.70
	50～	339	331	670	4	1	5	11.80	3.00	7.50
	合计	2591	2284	4875	64	25	89	24.70	10.95	18.26
非砷中毒村	0～	290	308	598	7	1	8	24.10	3.20	13.40
	10～	322	281	603	5	2	7	15.50	7.10	11.60
	20～	282	240	533	3	1	4	10.60	4.20	7.70
	30～	330	313	643	1	0	1	3.00	0.00	1.60
	40～	130	136	266	0	0	0	0.00	0.00	0.00
	50～	132	120	252	0	0	0	0.00	0.00	0.001
	合计	1486	1398	2895	16	4	20	10.76	2.86	6.91

(引自:李达圣,安冬,梁音,等.贵州省燃煤型砷中毒病区先天畸形调查[J].中国地方病学杂志,2005,24(2):176～178.)

问题 3.4 砷中毒村与非砷中毒村的先天畸形患病率有无差异?

问题 3.5 横断面调查常见的偏倚是什么?如何控制?

砷中毒村调查了 1177 名妇女,生产数为 3810 人(包括活产、死胎、死产、引产、产后 7 天内死亡者)。非砷中毒村调查 694 名妇女,生产数为 1581 人。两组生产先天畸形的情况如表 20.6 所示。

表 20.6 砷中毒村与非中毒村妇女生产先天畸形儿的情况

调查对象	调查人数	出生数	畸形	畸形出生率(‰)
砷中毒村妇女	1170	3810	84	22.05
非砷中毒村妇女	694	1581	17	10.75

(引自:李达圣,安冬,梁音,等.贵州省燃煤型砷中毒病区先天畸形调查[J].中国地方病学杂志,2005,24(2):176～178.)

问题 3.6 产妇砷接触史与畸形儿发生有无关系?

问题 3.7 先天畸形的病因主要考虑哪些方面?对砷健康损害的研究有何启示?

3.4 砷中毒的遗传学损伤

收集病区燃煤砷接触者 95 例,分为内对照(病区非病人组),A(一般病变组:包括色素增多及皮炎)、B(角化过度组)、C(癌前病变组:包括不典型增生、经久不愈溃疡)及 D(皮肤癌变组:包括 Bowen 病、基底细胞癌及鳞状细胞癌)。以病区 12km 以外的非燃高砷煤的居民41例作为外对照，探讨燃煤型砷中毒对机体的遗传损伤。结果见表20.7和表20.8。

表20.7 砷接触者和对照组的染色体损伤测定

组别	微核(MN)		染色体畸变(CA)		姐妹染色单体交换(SCE)	
	n	$\bar{x}\pm s$(%)	n	$\bar{x}\pm s$(%)	n	$\bar{x}\pm s$(平均交换次数/细胞)
外对照	23	1.54±0.59	21	6.17±2.51	22	3.02±0.76
内对照	12	1.85±1.11	13	10.71±4.93*	11	3.74±1.19*
A组	34	1.89±0.81	33	14.02±6.51**	32	3.93±1.53*
B组	21	1.95±0.95	20	14.67±5.94**	21	4.42±1.56*
C组	17	2.11±1.51	17	15.03±7.54**	17	4.58±1.79*
D组	12	2.11±0.96*	12	16.69±6.97**	12	4.76±1.52*△

注：与外对照组比较，* $P<0.05$，** $P<0.01$；与内对照比较，△ $P<0.05$。

（引自：杨光红，张爱华，蒋宪瑶等. 慢性砷中毒人群遗传损伤与皮肤损害的关系[J]. 中国地方病学杂志，2003，22(7)：463～465.）

表20.8 砷接触者和对照组的DNA损伤测定

组别	DNA单链断裂(SSB)		DNA-蛋白质交联(DPC)		DNA合成(DS)	
	n	$\bar{x}\pm s$(μm)	n	$\bar{x}\pm s$(Bq/μgDNA)	n	$\bar{x}\pm s$(cpm)
外对照	22	8.26±1.04	41	57 300.0±11 838.7	33	1 102.9±714.9
内对照	11	13.7±7.85*	13	64 770.3±20 850.6	13	332.2±90.5*
A组	20	20.0±9.27*△	20	70 494.4±32 814.5	34	330.7±159.6*
B组	20	29.2±14.9*△◇	21	77 628.7±30 040.2*	27	300.6±109.1*
C组	16	31.0±15.3*△◇	17	103 860.0±48 240.0*△◇#	17	295.0±133.2*
D组	12	37.1±14.2*△◇	12	130 640.0±48 660.0*△◇#	12	225.5±93.5*

注：与外对照组比较，* $P<0.05$；与内对照比较，△ $P<0.05$；与A组比较，◇ $P<0.05$；与B组比较，# $P<0.05$。

（引自：杨光红，张爱华，蒋宪瑶，等. 慢性砷中毒人群遗传损伤与皮肤损害的关系[J]. 中国地方病学杂志，2003，22(7)：463～465.）

问题3.8 分析上述结果，你得到什么线索？

问题3.9 何谓内对照与外对照？设立对照的目的是什么？

问题3.10 进行砷中毒的遗传学损伤研究有何意义？筛选砷中毒监测中的生物标记物，可从哪几方面考虑？

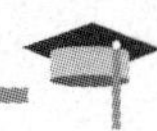

3.5 砷中毒环境危险因素的多因素分析

研究者采用整群抽样与典型调查结合的方法，以该镇 151 名砷中毒患者作为病例组，53 名距病区 12 km 以外的非病区居民作为对照组，两组在性别、年龄上无明显差异。采用统一的调查表对病例和对照进行询问调查，内容包括人口社会及经济情况、居住环境、生活行为方式、病史及家族史等共 24 项，并采集尿样及发样测定尿总砷、尿无机砷及发砷。调查人员事先经统一培训，现场调查和实验室测定均使用盲法进行质量控制。以患病与否作为因变量，性别、年龄、文化程度、家庭经济情况、燃用高砷煤年限、粮食干燥方式、居室通风情况、氟中毒、尿砷、发砷、吸烟及饮酒作为自变量，进行非条件 Logistic 回归分析，结果如表 20.9。

表 20.9 砷中毒危险因素的非条件 Logistic 回归分析结果

变量	回归系数	标准误	P	OR
家庭经济状况(元)	−1.0831	0.490	<0.05	0.34
燃用高砷煤年限	2.226	0.683	<0.01	9.64
居室通风情况	1.963	0.646	<0.01	7.12
氟中毒	0.889	0.394	<0.05	2.43
吸烟	1.315	0.556	<0.05	3.72

(引自：李新华，张爱华，黄晓欣，等. 燃煤型砷中毒流行因素的多变量分析[J]. 贵州医药，2000，24(4)：211～213.)

问题 3.11 该结果对砷中毒的调查研究有何启示？指出表中数据表达的不妥之处。

问题 3.12 现场调查和实验室检测如何进行质量控制？

课题 4 防治砷中毒的效果评价

自从 1976 年发现该病以来，贵州省在雨樟镇(原交乐乡)开展了全面综合性砷中毒防治工作。主要措施包括：

(1) 根据流行病学调查情况和实验室检测结果，对于煤砷＞100mg/kg 的煤窑，按照黔西南州《关于禁采高砷煤的管理办法》进行了强制封闭和炸毁。

(2) 在病区以各种方式对高砷煤的危害性进行宣传，强调不能食用高砷煤烘烤的食物。

(3) 在病区进行防砷改良炉灶工作。

(4) 对现有病患进行不同疗程的驱砷治疗。

(5) 对部分病人皮肤角化点进行手术切除。上述综合措施有效控制了砷中毒的蔓延和发展，1997 年为全面了解砷中毒的防治效果，选择兴仁病区完全停用高砷煤 5 年和 20 年的大地村、梨树村（以下简称 A 和 B 村），以及仍然继续使用高砷煤的癞子洞村（以下简称 C 村）作为调查点进行防治效果考评。结果如表 20.10 所示。

表 20.10　停用和仍用高砷煤村落的不同样品含砷量测定结果

	停用高砷煤		仍用高砷煤	外对照
	A 村	B 村	C 村	
煤(mg/kg)	10.03±10.3(14)	14.3±11.1(35)	506.9±1 505.1＊(35)	9.8±4.9(35)
空气(μg/m³)	2.0±1.1(7)	2.1±1.1(7)	101.0±165.0＊(8)	1.8±1.0(7)
烘烤玉米(mg/kg)	0.55±0.32(9)	0.56±0.27(9)	4.24±2.72＊(10)	0.39±0.19(10)
烘烤辣椒(mg/kg)	4.00±1.86(7)	3.14±1.73(7)	134.90±205.00＊(8)	2.61±1.56(7)
尿砷(mg/L)	0.106±0.186(31)	0.066±0.043(13)	0.44±0.43(33)＊	0.046±0.031(32)
发砷(μg/g)	2.99±1.73(18)	2.86±1.14(14)	11.31±13.84＊(12)	1.93±0.70(29)
患病率(％)1991 年	21.9	26.8	22.5	—
1997 年	20.7	20.4	33.6	—

注：(　)中为样品数；＊ $P<0.01$。

（引自：周运书，周代兴，郑宝山，等. 燃煤型砷中毒 20 年不同环境下的流行病学调查[J]. 中国地方病学杂志，1998，17(1)：1～4.）

问题 4.1　综合防治措施有无效果？表 20.10 中数据表达有不妥之处吗？

问题 4.2　上述关于贵州省黔西南州兴仁县砷中毒的环境流行病学调查采用了哪些经典的流行病学研究方法？这些研究方法各自的优点和局限性是什么？

问题 4.3　通过本次实习，你对环境污染对人群健康影响的流行病学调查有什么体会？

问题 4.4　自行拟定关于环境砷污染对人群健康影响的流行病学调查研究提纲，并指出本实习中所提供的材料还存在什么不足之处？

（皖南医学院　　袁　慧）

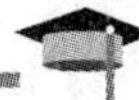

复习思考题

一、单选题

1. 流行病学方法可用于：
   A. 探讨某种疾病的病因及危险因素
   B. 筛检某种疾病的病人
   C. 对诊断试验或方法进行评价
   D. 评价治疗效果与预后
   E. A+B+C+D
2. 流行病学研究方法的核心是：
   A. 统计分析
   B. 对比分析
   C. 普查
   D. 抽样调查
   E. 人群筛查
3. 流行病学中的群体是指：
   A. 有典型症状的病人
   B. 无症状的健康人
   C. 在一定范围内的人群，可以小到一个家庭，大到全人类
   D. 传染病患者
   E. 病原携带者
4. 流行病学的分析性研究不包括：
   A. 病例对照研究
   B. 临床试验
   C. 队列研究
   D. 回顾性队列研究
   E. 匹配的病例对照研究
5. 流行病学与临床医学的区别在于：
   A. 在群体水平上研究疾病现象
   B. 研究疾病的病因学
   C. 提供诊断依据
   D. 不涉及药物治疗
   E. 不研究疾病的预后
6. 流行病学研究的观察法与实验法的根本区别在于：
   A. 设立对照组
   B. 不设立对照组
   C. 是否人为控制研究的条件
   D. 盲法
   E. 统计学检验
7. 流行病学研究的主要用途是：
   A. 进行统计学检验
   B. 探讨病因与影响流行的因素及确定预防方法
   C. 研究疾病的发生概率
   D. 研究疾病的死亡情况
   E. 研究疾病的临床表现
8. 流行病学的描述性研究不包括：
   A. 普查
   B. 抽查
   C. 队列研究
   D. 现患调查
   E. 生态学研究
9. 流行病学的实验性研究不包括：
   A. 临床试验
   B. 干预试验
   C. 人群现场试验
   D. 病例对照研究
   E. 防治实验研究
10. 对儿童进行急性呼吸道感染检测，测

量疾病频率的指标应选用：

A. 发病率

B. 罹患率

C. 患病率

D. 期间患病率

E. 时点患病率

11. 下列哪项因素可以引起发病率的变化？

A. 致病因素的作用明显加强和减弱

B. 治疗水平的升高或降低

C. 疾病诊断水平的提高或下降

D. 诊断标准的变化

E. 防疫措施的有效与否

12. 下列哪项因素与患病率的变化无关？

A. 发病率的升高或下降

B. 病死率的升高或下降

C. 人口总数自然增加或减少

D. 治疗水平的提高或降低

E. 存活时间长短

13. 进行感染性腹泻监测时应选用的疾病的频率测量指标是：

A. 发病率

B. 发病专率

C. 罹患率

D. 时点患病率

E. 期间患病率

14. 在比较不同地区发病率或死亡率时应注意使用：

A. 年龄别发病率，年龄别死亡率

B. 性别发病率，性别死亡率

C. 职业别发病率，职业别死亡率

D. 民族别发病率，民族别死亡率

E. 标化发病率，标化死亡率

15. 发病率指标来自：

A. 对住院病人的调查

B. 对门诊病人的调查

C. 对社区人群的调查

D. 对所有病人的调查

E. 对专科医院病人的调查

16. 患病率指标常来自：

A. 现况调查资料

B. 门诊病例资料

C. 住院病例资料

D. 专科医院病例资料

E. 对所有病人的调查

17. 对暴发性肝炎评价临床抢救效果时最恰当的指标应是：

A. 死亡率

B. 发病率

C. 患病率

D. 病死率

E. 罹患率

18. 对于一种危害严重的疾病，采取针对病因的措施后，在评价其预防效果时应采用哪些指标最合适？

A. 死亡率

B. 发病率

C. 患病率

D. 病死率

E. 罹患率

19. 某医院心血管内科 1985 年和 1986 年死于急性心肌梗死的病例数分别为 101 人和 121 人，那么和 1985 年相比：

A. 1986 年收治的心肌梗死病人死亡危险性更大

B. 1986 年收治的心肌梗死病人抢救失败的情况更为严重

C. 心肌梗死死亡危险的增加不会有统计学意义

D. 不能判断该科收治的心肌梗死病人的死亡频率的升降

E. 以上均不对

20. 据某高速公路交通事故统计，蓝色车辆较其他颜色的车辆出事故更多，由此推论驾驶蓝色车比其他颜色的车发生事故的危险性更高。该推论是：
A. 正确的
B. 不正确，因为没有采取对照组
C. 不正确，因为该比较不是基于率的比较
D. 不正确，因为未进行统计学检验
E. 不正确，因为用流行率而未用发病率

21. 当某一新疗法可延长病人生存时间但不能使疾病痊愈时，将会发生：
A. 该病发病率增加
B. 该病患病率减少
C. 该病患病率增加
D. 该病发病率降低
E. 发病和患病均减少

22. P和Q两个社区年龄调整死亡率相等，P社区粗死亡率较Q社区低，则可能得出结论：
A. 两个社区有相同的年龄分布
B. 诊断在P社区较Q社区更不准确
C. 诊断在P社区较Q社区更准确
D. P社区较Q社区有更多的青年人
E. P社区较Q社区有更多的老年人

23. 在一次某病的现况研究中，发现男性符合该病症状标准的为5/1000，而同年龄女性为10/1000。该年龄组女性发生该病危险性大的推论是：
A. 正确的
B. 不正确，因为未区分发病率和患病率
C. 不正确，因为未在性别之间作率的比较
D. 不正确，因为未设立对照
E. 不正确，因为随机分组

24. 一种疾病的病死率为：
A. 每100000人的粗死亡率
B. 该病的死亡专率
C. 某疾病的死亡结果
D. 该病死亡在各种死亡中的比例
E. 该病患者的死亡百分比

25. 死亡率是指：
A. 某人群在一定期间内的总死亡人数与该人群同期平均人口数之比
B. 某人群在一定期间内的总死亡人数与该人群同期暴露人口数之比
C. 某人群在一定期间内的总死亡人数与该人群同期患病人口数之比
D. 某人群在一定期间内的总死亡人数与该人群同期发病人口数之比
E. 某人群在一定期间内的总死亡人数与该人群同期期末人口数之比

26. 在发病率和病程长时期保持稳定的情况下，发病率、患病率与病程的关系可用如下的公式近似反映：
A. 发病率＝患病率×病程
B. 患病率＝发病率×病程
C. 发病率＝患病率＋病程
D. 发病率＝患病率－病程
E. 病程＝发病率×患病率

27. 周期性的正确解释是：
A. 疾病依规律性的时间间隔发生流行
B. 疾病突然升高的现象
C. 疾病发病率超过一般水平
D. 疾病发病率保持在一般水平
E. 以上都不是

28. 表示流行强度的一组术语是：
A. 散发、流行和暴发
B. 周期性、季节性和长期性

C. 发病率、死亡率和患病率的大小
D. 传染性、易感性和免疫性的大小
E. 以上都不是

29. 流行是指：
A. 发病率低，但持续时间长
B. 发病率高达 1%
C. 季节性出现的传染病
D. 性质相似的疾病的发生明显高出该人群一般发病水平
E. 每 100000 人发生的病例数

30. 流行病学最常用的指标有：
A. 发病率、死亡率、病死率
B. 发病率、出生率、病死率
C. 发病率、死亡率、患病率
D. 死亡率、缓解率、流行率
E. 患病率、生存率、感染率

31. 疾病流行的强度包括：
A. 散发、暴发、流行
B. 散发、流行、大流行
C. 流行、续发、暴发
D. 暴发、继发、流行
E. 续发、继发、散发

32. 罹患率是指：
A. 1 年内某病新发病例数与同期暴露人口数之比
B. 观察期间病例数与同期平均人口数之比
C. 观察期间新发病例数与同期期初人口数之比
D. 观察期间某病新发病例数与同期暴露人口数之比
E. 观察期间新旧病例数与同期暴露人口数之比

33. 关于患病率，下列哪项是错误的？
A. 患病率的增加不一定表示发病率的增加
B. 患病率的调查对于病程短的疾病没有多大用途
C. 患病率可以反映人群对疾病的负担情况
D. 患病率的单位是人年
E. 患病率是由横断面调查得出的频率

34. 关于描述疾病分布常用的率，下列哪项是错误的？
A. 死亡率反映一个人群的总死亡水平
B. 病死率常用来说明疾病的严重程度
C. 发病率是队列研究的常用指标
D. 患病率等于罹患率
E. 患病率又称流行率

35. 下列哪项不是疾病时间分布的变化形式？
A. 流行
B. 暴发
C. 周期性
D. 季节性
E. 长期变异

36. 在感染性疾病的暴发研究中，绘制流行曲线的目的是：
A. 帮助确定发病类型
B. 显示人群是否有免疫力
C. 帮助确定潜伏期
D. A 和 C
E. A、B 和 C

37. 年龄调整死亡率是用来：
A. 纠正因年龄而致的死亡率错误
B. 确定人群中特定年龄段的实际死亡人数
C. 纠正忽略了年龄信息的死亡率
D. 在相同年龄的人群中做比较
E. 在比较死亡率时消除人群中年龄分布差异的影响

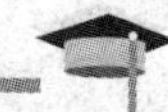

38. 两个工厂男性工人每年的癌症死亡情况如下表，B厂工人患呼吸系统癌症而死亡的危险性比A厂高(假设两厂的工人年龄分别相近)，下列哪项正确?

	A厂		B厂	
	死亡人数	构成比(%)	死亡人数	构成比(%)
呼吸系统	180	33	248	45
消化系统	160	29	160	29
泌尿生殖系统	80	15	82	15
其他	130	23	60	11
合计	550	100	550	100

A. 结论正确
B. 结论错误，应该用年龄别死亡率
C. 结论错误，没有可对比的人群
D. 结论错误，应该用归因死亡率
E. 以上都不对

39. 下表是某地肺癌的标化死亡比(SMRs)：

职业	SMRs	
	1949～1960年	1968～1979年
木匠	209	135
瓦匠	142	118

仅依据SMRs可得出：
A. 1949～1960年木匠死于肺癌的人数比同期瓦匠高
B. 1949～1960年瓦匠死于肺癌的人数比1968～1979年高
C. 瓦匠的年龄调整死亡率1949年～1960年比1968～1979年高
D. 1968～1979年木匠的肺癌死亡率比同年龄的各职业的人群预期死亡率高
E. 1968～1979年木匠肺癌的死亡百分比是同年龄的各职业的人预期死亡率估计死亡率的1.35倍

40. 进行人群高血压普查时应选择的疾病频率测量指标是：
A. 发病率
B. 发病专率
C. 罹患率
D. 时点患病率
E. 期间患病率

41. 临床医生进行社区诊断时最常使用的流行病学调查方法是：
A. 个案调查
B. 典型调查
C. 现况调查
D. 问卷调查
E. 暴发调查

42. 根据现况调查资料可计算出：
A. 发病率
B. 患病率
C. 死亡率
D. 治愈率
E. 病死率

43. 对某大城市20～25岁妇女进行的一项现患研究发现：在服用口服避孕药者中，宫颈癌年发病率为5/(10万)，而未服用者为2/(10万)。据此，研究者认为，服用口服避孕药是引起宫颈癌的危险因素。此结论是：
A. 正确
B. 不正确，因为没有区分新发病例与现患病例
C. 不正确，因为没有进行年龄标化
D. 不正确，因为本研究无法确定暴露与发病的时间关系
E. 不正确，因为没有做显著性检验

44. 欲调查某地HBsAg携带情况，可采用：
A. 个例调查
B. 前瞻性调查
C. 抽样调查
D. 暴发调查
E. 回顾性调查

45. 下列哪种情况适用于抽样调查？
A. 为发现某病全部病例并提供治疗
B. 为早期发现癌症患者以降低死亡率
C. 欲调查的人群人数很少
D. 欲知道某地一定时间内某病的患病情况
E. 要了解各种疾病的常年发病情况

46. 某乡 5000 户约 2 万人口，欲抽其 1/5人口进行某病调查，随机抽取 1 户开始后，即每隔 5 户抽取 1 户，抽到的户，其每个成员均进行调查。这种抽样方法为：
A. 分层抽样
B. 系统抽样
C. 整群抽样
D. 简单抽样
E. 多级抽样

47. 在抽样调查中，下列哪种抽样方法的抽样误差最大？
A. 单纯随机抽样
B. 系统抽样
C. 分层抽样
D. 整群抽样
E. 先分层再整群抽样

48. 在流行病学研究中，使用较多的一类方法是：
A. 观察法
B. 临床试验法
C. 病例询问法
D. 流行病学数学模型
E. 干预试验法

49. 现患研究主要分析指标是：
A. 死亡构成比
B. 某病的患病率
C. 某病的发病率
D. 某病的二代发病率
E. 某病的死亡率

50. 真正的普查是指：
A. 对某人群的系统追踪观察
B. 对某人群中的部分人进行调查
C. 对某人群中某事件的完全调查
D. 以发现隐性感染为目的的调查
E. 对某人群的大部分人进行筛查

51. 连续传播造成的流行或暴发的特点是：
A. 病例分批出现，可以划分成代
B. 发病曲线突然升高，很快下降
C. 有一个流行高峰
D. 全部病例在一个最长潜伏期内
E. 流行曲线一般不留拖尾现象

52. 关于描述性研究的叙述，下列哪项是正确的？
A. 描述性研究总是设立对照组
B. 生态学研究以个体为单位收集和分析资料
C. 描述性研究最大的优点是直接验证病因假设
D. 现患调查可描述疾病的分布特点，其结果可提供某病的病因线索
E. 抽样调查通常要求进行随机分组

53. 流行病学研究中最基本的方法是：
A. 现场观察
B. 实验工作
C. 调查分析
D. 统计处理
E. 写调查报告

54. 关于现患调查的叙述，哪项是错误的？
A. 抽样调查是一种观察法
B. 整群抽样适用于大规模调查
C. 单纯随机抽样所得代表性最好
D. 普查不适用于发病率很低的疾病
E. 相同调查人数下，抽样调查比普

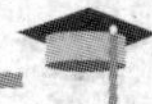

查覆盖面大

55. 如果孕妇孕期暴露于某因素与出生婴儿神经管畸形的相对危险度是3，意味着：
A. 暴露组孕妇生畸形儿的危险是非暴露组孕妇的4倍
B. 暴露组孕妇生畸形儿的危险是非暴露组孕妇的3倍
C. 暴露组孕妇生畸形儿的危险比非暴露组孕妇大4倍
D. 暴露组孕妇生畸形儿的危险比非暴露组孕妇大3倍
E. 暴露组孕妇生畸形儿的危险是非暴露组孕妇的2倍

56. 病例对照研究的缺点是：
A. 不能估计相对危险度
B. 不能调查多种可疑的病因
C. 容易产生医德问题
D. 回忆时易发生偏倚
E. 样本含量要求很大

57. 下列哪项不属于病例对照研究的特点？
A. 相对经济
B. 根据所得结果可以近似估计相对危险度
C. 可计算发病率
D. 选择无病者作为对照
E. 对暴露因素的估计可能存在偏性

58. 队列研究的最佳对象是：
A. 暴露于某种特定因素的病人和非病人
B. 未暴露于某种特定因素的病人和非病人
C. 暴露和未暴露于某种特定研究因素的病人
D. 暴露和未暴露于某种特定研究因素的病人和非病人
E. 暴露和未暴露于某种特定研究因素的健康人

59. 下列哪项不属于队列研究的特点？
A. 能研究多种因素与一种疾病的关系
B. 能研究一种因素与多种疾病的关系
C. 是由因到果的研究
D. 能计算研究因素所引起的发病率
E. 能直接计算相对危险度

60. 在进行子宫内膜癌病因的病例对照研究时，下列哪一组病例最为理想？
A. 一所肿瘤专科医院收治的所有子宫内膜癌病人
B. 一个地区多所医院诊断的所有子宫内膜癌病人
C. 一个地区肿瘤发病监测系统登记的所有子宫内膜癌病人
D. 一个地区肿瘤死亡监测系统登记的所有子宫内膜癌病人
E. 一个地区多所医院新诊断的子宫内膜癌病人

61. 在一个乳腺癌与产次关系的病例对照研究中，结果100例乳腺癌患者中有25人未产，100例对照中有10例未产，那么未产使妇女患乳腺癌的危险增大：
A. 2.0倍
B. 3.0倍
C. 2.5倍
D. 1.0倍
E. 1.5倍

62. 与队列研究相比，应用病例对照研究探讨某病可疑因素的作用的主要缺点是：
A. 花费昂贵，并且拖延时间较长
B. 在确定可疑因素有或无时可能存

在偏倚

C. 在确定所研究疾病有或无时可能存在偏倚

D. 较难获得对照

E. 难于保证病例组和对照组的可比性

63. 在一项有500名病例和500名对照的研究中，分别在400名病例和100名对照中发现可疑病因因素。具有该因素的人发生该病的绝对危险度是：

A. 80%

B. 40%

C. 16%

D. 20%

E. 由上述资料不能计算

64. 在一项有关某病50名病例和50名对照的研究中，关于某一可能的病因因素所发现的差异并无统计学显著性，由此可得出结论：

A. 该因素和疾病无联系

B. 该差异临床上可能有显著性

C. 该差异可能是由抽样误差造成的

D. 证明病例组和对照组有可比性

E. 观察和访视偏倚已被消除

65. 下列哪项是病例对照研究的优点？

A. 估计对危险因素的暴露情况时，很少或没有偏倚

B. 在选择出暴露因素后，可研究多种疾病的结局

C. 可减少研究对象对回忆的依赖性

D. 有可能确立该病的真实发病率

E. 可用于研究少见病的病因

66. 在一项病例对照研究中，500个病例中有暴露史者400人，而500个对照中有暴露史者100人。有暴露史者的发病率为：

A. 80%

B. 40%

C. 20%

D. 100%

E. 无法计算

67. 一份有关吸烟与肺癌关系的病例对照研究结果显示：$\chi^2=12.36$，$P<0.05$，$OR=3.3$，正确的结论是：

A. 病例组肺癌患病率明显大于对照组

B. 病例组发生肺癌的可能性大于对照组

C. 对照组发生肺癌的可能性大于病例组

D. 对照组肺癌的患病率明显大于病例组

E. 不吸烟者发生肺癌的可能性小于吸烟者

68. 在匹配病例对照研究时，为了节约样本，提高效率，常用1∶A配比，但A的取值一般：

A. <2

B. <3

C. <4

D. <5

E. <6

69. 在500名病例与500名对照的匹配病例对照研究中，有400名病例与100名对照具有暴露史。据此资料，计算OR值为：

A. 18

B. 16

C. 20

D. 10

E. 无法计算

70. 在设计病例对照研究时，对照的选择最好是：

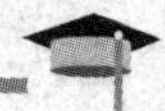

A. 从医院的其他病人中选对照
B. 从该地区未患该病的全人群中选对照
C. 从病人的亲属中选对照
D. 从病人的同事中选对照
E. 从不同人群中选择多组对照

71. 一项子宫内膜癌与雌激素应用之间关系的匹配病例对照研究，共计 63 对，病例和对照两组均有雌激素暴露史者 27 对，两组均无暴露史者 4 对，病例组暴露而对照组未暴露者 29 对，其余为对照组暴露而病例组未暴露者。据此计算 *OR* 值为：
A. 10.67
B. 9.67
C. 2.24
D. 1.24
E. 4.47

72. 在检验某因素与某疾病的因果联系时，下列哪种观察法最有效？
A. 现患调查
B. 生态学研究
C. 病例报告
D. 前瞻性队列研究
E. 抽样调查

73. 前瞻性队列研究与流行病学实验的根本区别是：
A. 是否人为控制研究条件
B. 是否设立对照组
C. 是否进行显著性检验
D. 是否在现场人群中进行
E. 是否检验病因假设

74. 与病例对照研究比较，前瞻性队列研究的最明显的优点是：
A. 用于探讨疾病的发病因素
B. 疾病与病因的时间顺序关系明确，利于判断因果联系
C. 适用于罕见病的研究
D. 有利于减少失访偏倚
E. 设立对照组

75. 队列研究的最大优点是：
A. 对较多的人进行较长时间的随访
B. 发生偏倚的机会少
C. 较直接验证病因与疾病的因果关系
D. 控制混淆因子的作用易实现
E. 研究的结果常能代表全人群

76. 评价一个致病因子的公共卫生意义，宜选用：
A. 绝对危险度
B. 相对危险度
C. 特异度
D. 归因危险度百分比
E. 人群归因危险度

77. 前瞻性队列研究最初选择的队列应由下列哪种人员组成？
A. 患该病的人
B. 未患该病的人
C. 具有欲研究因素的人
D. 具有该家族史的人
E. 不具有欲研究因素的人

78. 在进行队列研究时，队列必须：
A. 有相同的出生年代
B. 经过相同的观察期限
C. 居住在共同地区
D. 暴露于同种疾病
E. 有共同的疾病史

79. 可由下列哪项指标对患某病的危险进行测量？
A. 发病率乘以该病平均病程
B. 发病率
C. 患病率
D. 发病率除以患病率
E. 患病率乘以该病的平均病程

80. 某因素和某疾病间联系强度的最好测量可借助于：
A. 潜伏期
B. 传染期
C. 相对危险度
D. 整个人群的发病率
E. 以上都不是

81. 衡量病因危害强度的指标为：
A. r
B. χ^2
C. P
D. RR
E. 平均数

82. 关于相对危险度（RR）的叙述，下列哪项是正确的？
A. 不是流行病学病因调查的测量指标
B. 在估计公共卫生措施的影响时比特异危险度更有用
C. 在调查特定疾病的病因时比归因危险度更有用
D. 无效假设值为零
E. 以上都不是

83. 关于前瞻性队列研究基本特征的叙述，下列哪项最恰当？
A. 调查者必须在研究人群发病或死亡发生前就开始研究，同时确定暴露状况
B. 调查者必须根据疾病或死亡发生前就已存在暴露因素对研究人群加以分组，并能发现该人群中的新发病例或死亡
C. 调查者必须在研究开始时就分清人群队列
D. 调查者必须选择病例和对照，并测量暴露
E. 调查者必须比较队列中暴露组和非暴露组的发病率

84. 对 1945～1975 年间 1 000 名从事油漆镭盘的表厂女工，与从事电话员工作的 1 000 名妇女的骨癌发生情况进行对比，其间从事油漆镭盘的工人中发生了 20 例，电话员中发生了 4 例。从事油漆镭盘工人发生骨癌的相对危险度是：
A. 2
B. 4
C. 8
D. 5
E. 由上述资料不能计算

85. 在 Framingham 研究的最初检查中，人们发现 30～44 岁男女两组人群的冠心病患病率均为 5%，那么，该年龄组男女两性具有发生冠心病同等危险的结论是：
A. 正确的
B. 不正确的，因为没有区分发病率和流行率
C. 不正确的，因为当要求用率来支持这一推论时却采用了百分比
D. 不正确的，因为没有识别可能的队列现象
E. 不正确的，因为没有对照组

86. 在对 20～25 岁所有妇女进行的一项调查中发现，服用口服避孕药的妇女，子宫颈癌的年发病率为 5/(10 万)，未服用口服避孕药的妇女为 2/(10 万)。据此作出的口服避孕药引起子宫颈癌的推论：
A. 正确的
B. 不正确的，因为没有区分发病率和流行率
C. 不正确的，因为没有对应用者和不应用者年龄分布方面可能存在

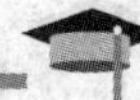

的差异进行调整

D. 不正确的，因为需要用率而不是比率来支持这一推论

E. 不正确的，因为在其他有关因素方面，这两组可能有差异

87. 在队列研究中：

A. 不能计算相对危险度

B. 不能计算特异危险度

C. 只能计算比值比

D. 既可计算相对危险度，又可计算特异危险度

E. 不能计算发病率

88. 在病例对照研究中，病例组有暴露史的比例显著高于对照组，则认为：

A. 暴露与该病有因果联系

B. 暴露是该病的原因

C. 该病是由这种暴露引起的

D. 该病与暴露存在联系

E. 该疾病与暴露无关

89. 在配对的病例对照研究资料分析中，计算比值比的公式中的分子的含义是：

A. 病例暴露、对照非暴露于某因素的对子数

B. 病例和对照均暴露于某因素的对子数

C. 病例非暴露、对照暴露于某因素的对子数

D. 病例和对照均不暴露于某因素的对子数

E. 以上都不是

90. 在病例对照研究中，选择对照的要求是：

A. 未患某病的人

B. 病例来源的人群中未患某病，其他特征与病例组相同

C. 病例来源的人群中未患所研究的疾病，某些可能影响患病的因素与病例组具有可比性的人

D. 未患某病，其他特征与病例组相同

E. 未患某病，与病例组具有同质的人

91. 病例对照研究中，调查对象应是：

A. 病例组选择怀疑患某病的人，对照组应选择未患某病的人

B. 病例组应是确定患某病的人，对照组为怀疑患某病的人

C. 病例和对照均未确定患某病

D. 病例和对照均是患某病的人

E. 病例应是确定患某病的人，对照应是不患某病的人

92. 相对危险度是：

A. 暴露组的发病率减去非暴露组的发病率

B. 暴露组的发病(死亡)率除以非暴露组的发病(死亡)率

C. 暴露组的死亡率加上非暴露组的死亡率

D. 病例组有某因素的比例减去对照组有某因素的比例

E. 以上都不是

93. 混杂因素是指：

A. 影响研究结果判断的因素

B. 影响统计处理的因素

C. 与所研究的疾病和对研究因子的暴露都有联系的因素

D. 与所研究的疾病有关的因子

E. 与所研究的暴露有关的因子

94. 以医院为基础的病例对照研究，最易出现的偏倚是：

A. 信息偏倚

B. 选择偏倚

C. 观察偏倚

D. 混杂偏倚

E. 以上都不是

95. 关于分析性研究的叙述，下列哪项是正确的？

A. 分析性研究属于流行病学实验

B. 流行病学的分析性研究包括数学模型和普查

C. 分析性研究属于观察法，主要包括病例对照研究和队列研究

D. 病例对照研究是一种从“因”求“果”的研究

E. 队列研究是一种从“果”推“因”的研究

96. 在分析流行病学研究中，下列哪项是暴露的最确切含义？

A. 暴露是指一个发病因素

B. 暴露是指多个危险因素

C. 暴露是指研究对象具有某种疑为与患病与否可能有关的特征或曾受到某种疑为与患病与否可能有关的因子的影响

D. 暴露是指接触了危险因素

E. 暴露是指感染了病原体

97. 病例对照研究的病例组最好选择：

A. 死亡病例

B. 旧病例

C. 可疑病例

D. 新发病例

E. 有待确诊的病例

98. 在病例对照研究中，匹配是指：

A. 病例组的样本数等于对照组的样本数

B. 在安排病例和对照组时，使两者的某些特征或变量相一致的方法

C. 在安排病例和对照组时，使两者的研究因素相一致的方法

D. 在安排病例和对照组时，使两者的所有特征或变量相一致的方法

E. 病例组的研究因素的数量与对照组完全一致

99. 在病例对照研究中，比值比（*OR*）的含义是指：

A. 病例组的发病率与对照组的发病率之比

B. 病例组的发病率与对照组的发病率之差

C. 病例组的暴露比值与对照组的暴露比值的比

D. 对照组的暴露比值除以病例组的暴露比值

E. 病例组的暴露比值与对照组的暴露比值之差

100. 前瞻性队列研究与回顾性队列研究的区别在于：

A. 研究观察的方向

B. 作为观察终点的事件在研究开始时是否已发生

C. 确定暴露因素的时间

D. 是否设立对照组

E. 是否随机选择研究对象

101. 在队列研究中，累积发病率是指：

A. 某固定人群在一定时期内某病新发病例数与时期开始时总人数之比

B. 某动态人群在一定时期内某病新发病例数与时期开始时总人数之比

C. 某动态人群在一定时期内某病新发病例数与同期平均人数之比

D. 某固定人群在一定时期内某病现患病例数与时期开始时总人数之比

E. 某动态人群在一定时期内某病

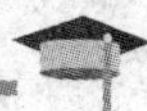

新发病例数与同期暴露人数之比

102. 在队列研究中，发病密度是指：
A. 在某动态人群中，某期间内现患（新旧）病例数与同期该人群提供的人时数总和之比
B. 在某动态人群中，某期间内新发病例数与同期该人群提供的总观察时间数之比
C. 在某动态人群中，某期间内新发病例数与同期该人群的总人数之比
D. 在某动态人群中，某期间内新发病例数与同期平均人口数之比
E. 在某动态人群中，某期间内新发病例数与同期该人群提供的人时数总和之比

103. 在队列研究中，率差是指：
A. 病例组的发病率或死亡率与对照组同种率之差
B. 病例组的暴露率与对照组的暴露率之差
C. 暴露组的暴露率与对照组的暴露率之差
D. 暴露组的发病率或死亡率与对照组同种率之差
E. 以上都不是

104. 关于相对危险度，下列叙述哪项不正确？
A. 相对危险度的取值范围为 0～∞
B. 相对危险度等于 1，说明暴露与疾病无联系
C. 相对危险度为 0.001 时，比相对危险度为 1.1 时的联系强度更弱
D. 相对危险度小于 1，说明其间存在负联系
E. 相对危险度大于 1，说明其间存在正联系

105. 下述哪项不是队列研究的特点？
A. 可直接计算发病
B. 多数情况下要计算人年发病（死亡）
C. 多用于稀有疾病
D. 每次调查能同时研究几种疾病
E. 因素可分为几个等级，以便计算剂量—反应关系

106. 关于分析性研究的叙述，下列哪项是错误的？
A. 队列研究中，相对危险度等于暴露组发病率除以对照组发病率
B. 病例对照研究中，相对危险度等于病例组发病率除以对照组发病率
C. 病例对照研究中，可用比值比估计相对危险度
D. 特异危险度等于暴露组发病率减去对照组发病率
E. 病例对照研究中，成组资料与匹配资料的效应测量值的计算公式不同

107. 下列哪项不是影响病例对照研究样本大小的主要因素？
A. 人群中暴露者的比例
B. 假定暴露造成的相对危险度
C. 要求的显著性水平
D. 要求的把握度
E. 要求研究的变量的性质

108. 在队列研究中缺少随机化导致的主要问题是：
A. 某因素导致暴露的可能性超过暴露本身产生疾病的可能性
B. 更大比例的研究人群可能暴露过

C. 更少比例的研究人群可能暴露过

D. 研究实施花费的时间长

E. 容易出现混杂

109. 队例研究中调查对象应选择：

A. 在有该病者中，选择有、无某种暴露因素的两个组

B. 在有该病者中选择有某种暴露因素的为一组，在无该病者中选择无某种暴露因素的为另一组

C. 在无该病者中选择有某种暴露因素的为一组，在有该病者中选择无某种暴露因素的为另一组

D. 在无该病者中，选择有、无某种暴露因素两组

E. 任选有无暴露的两个组

110. 在一项胰腺癌病例的病例对照研究中，17%病人被诊断为糖尿病患者，根据年龄、性别、种族和其他特征配对的对照组有 4%被诊断为糖尿病患者，由此得出糖尿病在胰腺癌中起了病因的作用：

A. 正确

B. 不对，因为没有对照组或可比人群

C. 不对，因为在糖尿病和胰腺癌的发生间没有建立时间顺序

D. 可能不对，因为在胰腺癌病例中缺少糖尿病的确诊

E. 可能不对，因为在非糖尿病患者中可能确诊胰腺癌

111. 用人年为单位计算发病率可信的一个前提是：

A. 样本量必须足够大

B. 追踪观察的时间必须足够长

C. 相对危险度必须足够大

D. 观察期相对危险度变异小

E. 暴露因素在人群中比例高

112. 提高筛检试验效益的手段为：

A. 对高危人群进行检测

B. 降低试验的灵敏度

C. 提高试验的特异度

D. 在患病率低的人群中检测

E. 以上均正确

113. 关于筛检下列哪项说法是错误的？

A. 可以实现二级预防

B. 筛检可确诊病人

C. 筛检可早期发现病人

D. 筛检可在人群中发现未被识别的病人

E. 在外表健康的人群中发现可能患病的人

114. 诊断试验可：

A. 用于表面健康的人

B. 用于有可疑检出结果的人

C. 用于人群组

D. 用一个标准武断结果

E. 由技术人员进行

115. 关于筛检的疾病下列哪些说法是错误的？

A. 有可识别的早期症状和体征

B. 应是临床前期患病率低的疾病

C. 是危害严重的疾病或缺陷

D. 疾病的自然史清楚

E. 有确诊的条件和办法

116. 下列哪些疾病适合做大规模的筛检？

A. 原位子宫颈癌

B. 全民检查 HBsAg

C. 艾滋病

D. 流行性感冒

E. 麻疹

117. 诊断试验被检对象确定为阳性结果时，表明他们确实有病的指标称：

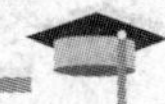

A. 灵敏度
B. 特异度
C. 阳性似然比
D. 阳性结果的预测值
E. 阴性结果的预测值

118. 实际有病，用该诊断标准正确判为阳性的能力称：
A. 灵敏度
B. 特异度
C. 阳性似然比
D. 阳性结果的预测值
E. 阴性结果的预测值

119. 如果某项检验指标高低度与疾病有联系，将诊断标准降低一个稀释度则很可能会导致：
A. 灵敏度和特异度都增加
B. 特异度减小而灵敏度增加
C. 灵敏度减小而特异度增加
D. 灵敏度、特异度都减小
E. 灵敏度增加，特异度则根据周围情况增加或减小

120. 在A、B两组人群中进行筛选、假定筛选试验的灵敏度和特异度是已知的，A人群患病率为10%，B人群为1%，则下列哪种结论是正确的？
A. A人群阳性结果者中真阳性的比例低于B人群
B. A人群中特异度低于B人群
C. A人群中可靠性高于B人群
D. A人群阳性结果者中假阳性者所占比例低于B人群
E. A人群中灵敏度高于B人群

121. 为提高诊断试验的特异度，对几个独立试验可：
A. 串联使用
B. 并联使用
C. 先串联后并联使用
D. 要求每个试验假阳性率低
E. 要求每个试验特异度低

122. 对某一疾病进行筛检时，经筛检检出的病例有较长的临床前期，这些病例的生存期可能较长。为此，用这类病例来研究疾病的存活期时可能引起：
A. 病程长短偏倚
B. 领先时间偏倚
C. 信息偏倚
D. 混杂偏倚
E. 以上都不是

123. 某一特定的筛检试验，当用于患病率较高的人群时，下列叙述哪项是正确的？
A. 阳性预测值升高、阴性预测值升高
B. 阳性预测值升高、阴性预测值降低
C. 阳性预测值降低、阴性预测值升高
D. 阴性预测值降低、阴性降低
E. 以上都不是

124～134题

Sketch用冠状动脉造影术与运动试验后的心电图改变对195个男性患者作检查，结果为：

分级踏旋器运动后心电图异常	冠状动脉造影显示≤75%狭窄为异常		合计
	+	−	
+	55	7	62
−	49	84	133
合 计	104	91	195

124. 阳性预测值为：
A. 53%
B. 92%
C. 8%

D. 47%

E. 89%

125. 阴性预测值是：

A. 63%

B. 53%

C. 92%

D. 8%

E. 47%

126. 灵敏度为：

A. 92%

B. 53%

C. 8%

D. 47%

E. 89%

127. 该试验的特异度为：

A. 53%

B. 89%

C. 8%

D. 47%

E. 92%

128. 该试验的假阴性率为：

A. 53%

B. 92%

C. 47%

D. 8%

E. 89%

129. 该试验的假阳性率为：

A. 53%

B. 92%

C. 8%

D. 47%

E. 89%

130. 该试验的阳性似然比为：

A. 5

B. 6.9

C. 6.6

D. 7.2

E. 7.5

131. 该试验的符合率为：

A. 52%

B. 63%

C. 74%

D. 71%

E. 80%

132. 该试验的阳性符合率为：

A. 50%

B. 52%

C. 60%

D. 70%

E. 75%

133. 该试验的阴性符合率为：

A. 50%

B. 52%

C. 60%

D. 70%

E. 75%

134. 该试验的正确诊断指数为：

A. 0.35

B. 0.45

C. 0.55

D. 0.60

E. 0.65

135～140 题

假定某一筛选计划检查了 1 000 人，某病的流行率为 4%，而这种筛选试验的灵敏度为 90%，特异度为 80%。

135. 被筛选出来的阳性者中假阳性者是：

A. 40 人

B. 4 人

C. 72 人

D. 192 人

E. 768 人

136. 被筛选出来的阴性者人数是：

A. 40 人
B. 392 人
C. 772 人
D. 192 人
E. 768 人

137. 被筛选出来的阳性者人数是：
A. 228 人
B. 392 人
C. 72 人
D. 192 人
E. 768 人

138. 被筛选出来的阴性者中真病人人数是：
A. 40 人
B. 4 人
C. 392 人
D. 192 人
E. 288 人

139. 被筛选出来的阴性者中非病人数是：
A. 40 人
B. 4 人
C. 392 人
D. 192
E. 768 人

140. 被筛选出来的阳性者中真病人人数是：
A. 40 人
B. 4 人
C. 36 人
D. 192 人
E. 768 人

141. 筛检的定义是：
A. 在大量人群中通过快速的试验和其他方法，去发现那些未被识别的病人、可疑病人或有缺陷的人
B. 在大量人群中通过快速的诊断试验确诊病人的过程
C. 在某个人群中随机抽取一部分人进行检查的过程
D. 对某个人群的全部人员进行调查
E. 在大量人群中通过快速的试验或其他方法确诊病人的过程

142. 在联合诊断试验中，平行试验是指：
A. 当使用两个或两个以上的试验进行诊断时，其中只要一个试验有一个阳性即诊断为阳性
B. 同时使用两个试验
C. 当使用两个或两个以上的试验进行诊断时，其中每个试验都有阳性时才诊断为阳性
D. 同时使用两个以上的试验
E. 当使用两个或两个以上的试验进行诊断时，其中只要一个试验有一个阴性即诊断为阴性

143. 在联合诊断试验中，系列试验是指：
A. 当使用两个或两个以上的试验进行诊断时，其中只要一个试验有一个阳性即诊断为阳性
B. 同时使用两个试验
C. 当使用两个或两个以上的试验进行诊断时，其中每个试验都有阳性时才诊断为阳性
D. 同时使用两个以上的试验
E. 当使用两个或两个以上的试验进行诊断时，其中每个试验都有阴性时才诊断为阴性

144. 两名儿科医生想研究一个新的用来证明链球菌感染的实验室检查，王医生用标准的传统检查，灵敏度为 90%，特异度为 96%，李医生用新的检查，灵敏度为 96%，特异度为

96%,如果对 200 名病人实施两种检查,则:

A. 王医生比李医生能检查出更多的链球菌感染者

B. 王医生比李医生能检查出更少的链球菌感染者

C. 王医生比李医生能检查出更多的非链球菌感染者

D. 链球菌患病率的确定取决于哪位医生能正确地检查出更多的患病者

E. 以上均不对

145. 某地结肠癌的患病率是 12/1 000,在该地进行一项结肠癌的筛检,若该检查的灵敏度是 70%,特异度是 75%,则阳性预测值是:

A. 33%

B. 3.3%

C. 96.7%

D. 66%

E. 45%

146. 在设计配对的病例对照研究时,确定配对条件的主要原则是:

A. 对所研究疾病有影响的项目均应列为配对条件

B. 对所研究疾病有较大直接影响的项目均应列为配对条件

C. 对所研究疾病有较大直接影响但并非研究的项目应列为配对条件

D. 对所研究疾病有较大影响的项目不应列为配对条件

E. 以上均不对

147. 流行病学研究病因出发点是宏观:

A. 群体水平

B. 个体水平

C. 团体水平

D. 队列水平

E. 生态水平

148. 缺乏某一因素不会引起该病,这个因素被称为:

A. 充分病因

B. 必需病因

C. 非必需病因

D. 非充分病因

E. 危险因素

149. Herbst 医师关于阴道腺癌病因研究的结果:

A. 证实雌激素是阴道腺癌的病因

B. 证实雌激素是阴道腺癌的病因之一

C. 证实雌激素是阴道腺癌的病因之外,尚存在其他病因因素

D. 提示己烯雌酚可能是阴道腺癌的病因线索

E. 证实己烯雌酚可能是阴道腺癌的诱发因素

150. 必需病因对疾病的作用在时间上必须在疾病发病:

A. 之后

B. 同时

C. 之前后

D. 之前

E. 之初

151. 判断因果联系时的必需条件是:

A. 联系的合理性

B. 联系的强度

C. 联系的一致性

D. 时间顺序——先“因”后“果”

E. 联系的剂量—反应关系

152～154 题

20 世纪 70 年代温州市出现一种原因不明脑炎。通过病例对照研究,服驱虫药者患病居首位,单因素分析病前服

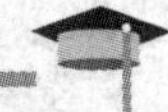

驱虫药为危险因素，多因素分析暴露于驱虫药发生脑炎的危险性增加20倍，被筛选为首要危险因素。队列研究，服用驱虫药发生脑炎，对照组未发生。驱虫药和病例曲线正相关。

152. 致脑炎因素与脑炎相关时间顺序：
   A. 服驱虫药在前，脑炎在后
   B. 服药与脑炎同时发生
   C. 服药与脑炎没有时间联系
   D. 脑炎在前，服药在后
   E. 以上都不是
153. 致病因子与脑炎发生相关强度：
   A. 不相关
   B. 正相关
   C. 负相关
   D. 简相关
   E. 偏相关
154. 系列研究表明，历年驱虫药销售量与脑炎分布：
   A. 相似
   B. 不一致
   C. 相一致
   D. 不相似
   E. 没关系
155. 下列哪项是病因的最确切含义？
   A. 病原微生物
   B. 物理因子
   C. 化学因子
   D. 心理因素
   E. 凡能使人们发病概率增加的因子
156. 疾病发生的基本条件是：
   A. 机体抵抗力下降
   B. 环境中有大量的病原体存在
   C. 人群中营养状况普遍不良
   D. 致病因素与宿主同时存在
   E. 致病因素、宿主和环境相互作用失去平衡
157. 验证病因假设最可靠的方法是：
   A. 病例对照研究
   B. 现患调查
   C. 动物实验
   D. 抽样调查
   E. 社区干预实验
158. 宿主状态是遗传因素与下列哪种因素终生相互作用的结果？
   A. 生物因素
   B. 物理因素
   C. 环境因素
   D. 化学因素
   E. 精神因素
159. 在判断因果联系的标准中，存在剂量—反应关系表明：
   A. 联系的强度不明显
   B. 随着暴露剂量增加（或降低）而联系强度也随之增大（或降低）
   C. 疾病的患病率升高
   D. 疾病的发病率降低
   E. 因果之间的联系存在许多偏倚
160. 关于病因研究的方法，下列叙述哪项不恰当？
   A. 病因研究的方法有实验医学、临床医学和流行病学
   B. 流行病学主要从群体水平探讨病因
   C. 临床医学主要从个体水平探讨病因
   D. 流行病学可为临床及实验研究提供病因线索
   E. 临床医学验证病因最可靠
161. 关于因果联系，下列哪项是错误的？
   A. 无剂量—反应关系表明不存在因果联系
   B. 联系的强度越大，存在因果联系

的可能性就越大

C. 联系的一致性好，说明存在因果联系的可能性大

D. 先因后果是判断因果联系的必要条件

E. 联系的合理性好，表明存在因果联系的可能性大

162. 下列哪项不是判断因果联系的标准？

A. 时间顺序

B. 联系的合理性

C. 样本大小

D. 剂量—反应关系

E. 联系的强度

163. 研究日本人移民到美国，发现某病 X 的标化死亡比：

人群	SMR(%)
住在日本的日本人	100
日本移民	105
日本人的孩子	108
美国白人	591

A. 环境因素是这些 SMR 的主要决定因素

B. 遗传因素是这些 SMR 的主要决定因素

C. 可能涉及与移民文化相关的环境因素

D. 选择的移民没有代表本国的人

E. 国际间某病 X 的死亡鉴定不同是这些 SMR 的主要决定因素

164. 传染源是指体内有病原体发育、繁殖并能排出病原体的：

A. 人和动物

B. 病原携带者

C. 病人

D. 鼠类

E. 家畜

165. 病原携带者作为传染源意义的大小，主要取决于：

A. 所携带病原体的型别、毒力

B. 携带病原体时间的长短

C. 排出病原体数量的多少

D. 有无间接排出病原体

E. 病原携带者的职业和个人卫生习惯

166. 某地 20 世纪 50 年代暴发一起病毒性肝炎，发病人数达 9 万例以上，饮用河水患病率为 2.05%，6 倍于其他水源，其最可能传播途径是：

A. 接触传播

B. 经水传播

C. 经食物传播

D. 经土壤传播

E. 垂直传播

167. 传染病在人群中发生流行的基本条件是：

A. 传染源、传播途径、易感者

B. 必须有易感者的存在

C. 必须有传染来源

D. 在外界因素的影响下，传染源、传播途径和易感者三个环节相互联系

E. 病原体有机会侵犯机体

168. 自病原体侵入机体到临床症状最早出现的一段时间称为：

A. 潜伏期

B. 传染期

C. 前驱期

D. 发病前期

E. 隔离期

169. 传染期是指：

A. 最短与最长潜伏期之间的时间

B. 病人能排出病原体的整个时期

C. 从感染病原体到症状出现的时期

D. 从临床症状出现到停止排出病原体的时期

E. 从症状出现到完全消失的时期

170. 决定传染病患者隔离期限长短的主要依据是：

A. 潜伏期

B. 前驱期

C. 传染期

D. 临床症状期

E. 恢复期

171. 确定接触者检疫期限长短的主要依据是：

A. 前驱期

B. 恢复期

C. 传染期

D. 潜伏期

E. 临床症状期

172. 疫源地是指：

A. 传染源能达到的范围

B. 传染源所在的地区

C. 传染源容易聚集的地方

D. 传染源向四周传播病原体所能波及的范围

E. 易感者聚集的地方

173. 慢性病原携带者的流行病学意义主要取决于：

A. 排菌数量的多少

B. 病原携带者的活动范围

C. 排菌持续时间的长短

D. 病原携带者的职业、个人卫生习惯以及当地卫生防疫工作的质量

E. 所携带病原体的类型

174. 疫源地范围的大小取决于：

A. 传染源数量的多少及其活动范围的大小

B. 传染源的数量、易感者在人群中的比例

C. 传染源的活动范围、传播途径的特点和周围人群的免疫状况

D. 传播途径的特点

E. 以上都不是

175. 下列哪项不是影响人群易感性降低的因素？

A. 新生儿增加

B. 计划免疫

C. 传染病流行后免疫人口增加

D. 隐性感染后免疫人口增加

E. 应急接种

176. 医学检验和留验的期限是根据：

A. 传染期

B. 潜伏期

C. 恢复期

D. 带菌期

E. 排菌期

177. 传染病的流行过程是指：

A. 传染源不断向外界排出病原体的过程

B. 病原体沿一定传播途径扩散的过程

C. 易感人群受病原体侵袭而发病的过程

D. 一系列相互联系、相继发生的新旧疫源地的过程

E. 病原体在外界环境中不断繁殖的过程

178. 关于传染病潜伏期的叙述，下列哪项是错误的?

A. 确定病人的隔离期限

B. 确定免疫接种的时间

C. 评价某些预防措施的效果

D. 判断疾病的流行面貌

E. 判断受感染的时间

179. 下列哪项不是饮用水传播的流行病学特征?

A. 发病有明显的季节性特点

B. 病人有饮用同一水源水的历史

C. 除哺乳婴儿外,不同年龄、性别、职业均可发病

D. 水源经常被污染,病例终年不断

E. 水源净化后流行即可平息

180. 下列哪种疾病一般不存在慢性或健康病原携带者?

A. 伤寒

B. 白喉

C. 细菌性痢疾

D. 甲型肝炎

E. 乙型肝炎

181. 下列哪项不是影响人群易感性升高的因素?

A. 新生儿增加

B. 易感人口的迁入

C. 免疫人口的死亡

D. 免疫人口免疫力的自然消退

E. 预防接种

182. 人工自动免疫是指免疫源物质接种人体,使人体产生:

A. 非特异性免疫

B. 人工免疫

C. 抗体

D. 免疫性

E. 特异性免疫

183. 用毒素免疫动物取得的含特异性抗体的血清称:

A. 抗毒素

B. 特异性抗体

C. 特异性血清

D. 免疫血清

E. 精制丙种球蛋白

184. 发现甲类传染病病人或疑似病人,报告时限为:

A. 3 小时以内

B. 4 小时以内

C. 6 小时以内

D. 7 小时以内

E. 2 小时以内

185～187 题

II 型糖尿病病人董某,体重 75kg,身高 1.75m,血糖 16.0mmol/L,体检心电图不正常,出现 Q 波。

185. 医生建议患者减轻体重,控制体重是:

A. 治疗

B. 一级预防

C. 二级预防

D. 保健措施

E. 三级预防

186. 医生进行心电图检查对心脏病属于:

A. 一级预防

B. 筛检

C. 早发现

D. 早诊断

E. 二级预防

187. 医生用降糖药物治疗,控制病情进展是:

A. 预防并发病

B. 防止复发

C. 三级预防

D. 减少不良作用

E. 减少伤残

188. 传染病的预防措施最确切的含义是:

A. 针对疫情出现后的措施

B. 针对疫情存在时的措施

C. 针对传播途径的措施

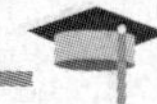

D. 指疫情未出现时，针对病原体可能存在的实体或可能受病原体威胁的人群所采取的预防措施
E. 针对传染源的措施

189. 预防接种的流行病学效果评价指标是：
A. 患病
B. 死亡
C. 病死
D. 保护
E. 比值比

190. 预防接种的免疫学效果评价指标是：
A. 患病
B. 死亡
C. 病死率
D. 相对危险度
E. 转化率

191. 预防接种的免疫学效果评价的对照常用：
A. 自身对照
B. 亲友对照
C. 邻居对照
D. 以未接种的健康人为对照
E. 该病的病例为对照

192. 在下列疾病流行期间，预防接种哪种生物制品可能诱发相应疾病？
A. 流行性脑脊髓膜炎多糖体菌苗
B. 伤寒、副伤寒菌苗
C. 麻疹疫苗
D. 流行性乙型脑炎疫苗
E. 脊髓灰质炎糖丸疫苗

193. 我国规定发现乙类传染病及其疑似病人时，应以最快方式向卫生防疫站报告，报告时限是：
A. 6 小时之内
B. 3 小时之内
C. 12 小时之内
D. 24 小时之内
E. 48 小时之内

194. 注射白喉抗毒素的同时，又接种白喉类毒素，这种免疫称为：
A. 自然被动
B. 自然自动
C. 人工被动
D. 人工自动
E. 人工自动被动免疫

195. 慢性病的三级预防措施是：
A. 病因预防、"三早"预防、对症防治
B. 病因预防、"三早"预防、心理治疗
C. 早发现、早治疗、预防并发症
D. 早发现、早治疗、对症防治
E. 早发现、对症治疗、心理治疗

196. 预防肠道传染病的综合性措施中，其主导措施是：
A. 早期隔离病人
B. 对密切接触者进行医学观察
C. 及时发现带菌者，并给予治疗
D. 对易感者进行预防接种
E. 切断传播途径，搞好"三管一灭"

197. 改善饮水卫生，最有利于减少哪种传染病的发病率？
A. 细菌性痢疾
B. 阿米巴痢疾
C. 乙型肝炎
D. 伤寒、副伤寒
E. 脊髓灰质炎

198. 饭店的碗筷，每次用后都进行消毒，这是：
A. 终末消毒
B. 疫源地消毒
C. 随时消毒

D. 预防性消毒

E. 化学消毒

199. 消毒是清除或杀灭停留在外界环境中的：

A. 细菌

B. 细菌芽胞

C. 病毒

D. 微生物

E. 病原体

200. 预防接种的时间一般要求：

A. 在夏季

B. 在秋季

C. 在冬季

D. 在流行季节前1～2个月

E. 在流行季节前3～6个月

201. 对大多数慢性病可施行二级预防，这是指：

A. 早发现、早诊断、早治疗的“三早”措施

B. 针对致病因素的措施

C. 防止疾病恶化的措施

D. 针对传染源的措施

E. 促进康复的措施

202. 一位伤寒患者住在传染病房治疗，此时应采取：

A. 预防性消毒

B. 终末消毒

C. 随时消毒

D. 化学消毒

E. 紫外线消毒

203. 下列哪项措施不是一级预防？

A. 预防接种

B. 合理营养

C. 消除病因

D. 定期复查

E. 保护环境

204. 下列哪项不是人工自动免疫使用的制剂？

A. 脊髓灰质炎活疫苗

B. 丙种球蛋白

C. 卡介苗

D. 麻疹活疫苗

E. 白喉类毒素

205. 下列哪项不是人工被动免疫使用的制剂？

A. 免疫血清

B. 免疫球蛋白

C. 丙种球蛋白

D. 麻疹活疫苗

E. 血清抗毒素

206. 院内感染是指：

A. 发生在门诊感染

B. 发生在住院感染

C. 发生在病房感染

D. 发生在手术室感染

E. 发生在医院感染

207. 一位患胃出血病人，手术中输了医院提供的血液，输血后30天出现肝区疼痛，转氨酶升高，HBsAg阳性，该患者是：

A. 自身感染

B. 住院感染

C. 院外感染

D. 院内感染

E. 带入感染

208～210题

一位住院患者，住院15日后出现类似伤寒症状，病情较轻，发热38℃，腹泻，腹部疼痛，粪便培养鼠伤寒沙门菌阳性。该患者发病前这个病室有一类似症状患者，两人有食物交换。

208. 该患者住院后所致感染是：

A. 院内感染

B. 住院感染

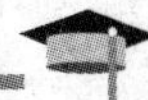

C. 医源性感染
D. 带入传染
E. 自身感染

209. 此处感染属于哪一种感染类型？
A. 自身感染
B. 交叉感染
C. 院内感染
D. 病室感染
E. 接触感染

210. 感染途径是：
A. 经手
B. 医疗用品
C. 血液制品
D. 输液制品
E. 经食物

211. 某医院收入一痢疾患者，该患者在入院时又感染了白喉杆菌。入院后发生白喉，这属于：
A. 交叉感染
B. 自身感染
C. 医源性感染
D. 带入感染
E. 以上都不是

212. 医院感染的含义是：
A. 病人在住院期间发生的感染
B. 所有发生在医院内的细菌感染
C. 医院内病人直接或间接传播引起的感染
D. 因为医疗器械消毒不严格造成的感染
E. 病人在住院期间或医院职工在护理或治疗患者过程中发生的感染

213. 医院感染者常发生的疾病是：
A. 肠道传染病
B. 呼吸道传染病
C. 表皮传染病
D. 泌尿道感染
E. 外伤感染

214. 发生医院感染时，停止收容新病人的时间是：
A. 该病最长潜伏期过去
B. 该病最短潜伏期过去
C. 该病平均潜伏期过去
D. 该病常见潜伏期过去
E. 观察一段时间没有新病人发生

215. 判断某传染病患者是否为医院感染引起的主要依据是：
A. 传染期
B. 临床症状期
C. 病程
D. 检查结果
E. 潜伏期

216. 医院感染最重要的传染来源是：
A. 各种病人
B. 病原携带者
C. 动物
D. 血液制品
E. 食品

217. 下列哪种是最重要的医院感染的传播媒介？
A. 衣物
B. 饮水
C. 手
D. 医疗器械
E. 食品

218. 目前引起医院感染最主要的病原体是：
A. 链球菌
B. 表皮葡萄球菌
C. 金黄色葡萄球菌
D. 大肠杆菌
E. 卡他球菌

219. 下列哪项不是医院感染的特点？

A. 易感人群抵抗力低,病死率高
B. 医院中病原体来源广泛
C. 医院中流行的菌株大多为多重耐药性
D. 在医院内一旦发生感染很容易播散
E. 在医院感染中人群的病死率很低

220. 医院感染的传播途径一般不包括:
A. 经空气传播
B. 经土壤传播
C. 经接触传播
D. 经共同媒介物传播
E. 经生物媒介传播

221. 衡量医院感染的常用指标不包括:
A. 发病率
B. 患病率
C. 漏报率
D. 时点患病率
E. 比值比

222. 平时医院感染的控制和管理措施不包括:
A. 加强消毒隔离
B. 设立检验科
C. 检疫
D. 加强传染病管理
E. 加强对医务人员的保护

二、多选题

1. 关于流行病学的叙述,下列哪些正确?
A. 以人群为研究对象
B. 主要研究疾病的分布及病因
C. 只研究传染病
D. 研究控制和预防疾病的对策与措施
E. 只研究非病人

2. 分析流行病学方法包括:
A. 生态学研究
B. 病例报告
C. 现患研究
D. 队列研究
E. 病例对照研究

3. 实验流行病学方法包括:
A. 现患研究
B. 病例对照研究
C. 临床试验
D. 现场干预试验
E. 病例报告

4. 流行病学研究方法的类型包括:
A. 观察法
B. 统计法
C. 实验法
D. 检测法
E. 理论与方法的研究

5. 流行病学的研究对象包括:
A. 传染病
B. 非传染病
C. 健康状况
D. 疾病的物理诊断
E. 病床检查

6. 分析疾病年龄分布的方法有:
A. 横断面分析
B. 实验室检查
C. 出生队列分析
D. 临床试验
E. 盲法研究

7. 发病率可用来:
A. 描述疾病的分布
B. 探讨发病的因素
C. 评价预防措施的效果
D. 提出病因假设
E. 研究死亡的严重程度

8. 年平均人口数的计算方法有:
A. 采用该年 6 月 30 日 24 时的人口数

B. 采用该年 7 月 1 日 0 时的人口数
C. 年初人口数加年终人口数被 2 除
D. 采用年初人口数
E. 采用年终人口数

9. 影响疾病种族与民族分布的主要因素有：
A. 生活习惯与经济条件
B. 职业
C. 遗传因素
D. 文化水平
E. 年龄大小

10. 影响传染病年龄分布特点的因素有：
A. 病后免疫巩固的程度
B. 预防接种的有效执行
C. 人群的经济情况
D. 暴露机会和方式的差异
E. 季节性的变化

11. 散发是指：
A. 较大地区内病例之间无明显联系的发病
B. 发病呈历年一般水平
C. 较大地区内年发病率未显著超过该地区前 3 年该病发病的平均水平
D. 发病保持在历年一般水平的 3～10 倍
E. 较小范围内的发病未超过其历年一般水平

12. 研究疾病的地区分布时可按：
A. 自然因素的差异来分析
B. 社会因素的差异来分析
C. 行政区划的不同来分析
D. 国家间、国内和城乡间的不同分析
E. 地区面积的大小来分析

13. 常见有暴发的疾病是：
A. 病毒性甲型肝炎
B. 病毒性乙型肝炎
C. 食物中毒
D. 伤寒
E. 麻疹

14. 研究疾病分布的意义有：
A. 获得与病因假设有关的资料
B. 判断疾病的传染性
C. 获得与流行因素有关的资料
D. 掌握疾病流行规律和特点
E. 可为分析流行病学研究提供基础信息

15. 在研究设计时，掌握背景材料的途径有：
A. 自己经验的总结
B. 向有关专家请教
C. 查阅文献资料
D. 通过一次主题现场调查
E. 实验方法更新

16. 在暴发调查中，对假设进行检验，应当能证明：
A. 所有病例、实验室资料和流行病学证据与初步假设是一致的
B. 没有其他假设与该资料相符
C. 统计学有显著性差别
D. 采取干预措施后效果不佳
E. 暴露程度越大，疾病的发生率越高

17. 同源暴发的暴露时间推算方法有：
A. 从位于中位数的病例的发病日期向前推一个平均潜伏期，即为暴露的近似日期
B. 最短潜伏期加最长潜伏期被 2 除
C. 从第一例发病日期向前推一个最短潜伏期，再从最后一个病例发病日期向前推一个最长潜伏期，这两个时点之间即为暴露的近似日期

D. 第一个病例发病的一个潜伏期
E. 最后一个病例发病前的一个潜伏期

18. 现况调查的目的和用途有：
A. 描述疾病的分布特点
B. 早期发现病人
C. 直接验证病因假设
D. 评价疾病的防治效果
E. 治疗病人

19. 抽样调查的基本原则是：
A. 抽样必须随机化
B. 选好研究因素
C. 样本必须足够大
D. 尽量选择发病率低的疾病
E. 所选择的目标人群总人数不太多

20. 关于现况调查的叙述，下列哪些是正确的？
A. 整群抽样调查对于总体是抽查
B. 普查结果绝对比抽查可靠
C. 当样本量接近总体时宜用普查
D. 抽样调查的基本原则是抽样必须随机化，样本足够大
E. 抽查比普查更容易设计

21. 单纯随机抽样的方法有：
A. 随机数字表法
B. 分层法
C. 抽签法
D. 抓阄法
E. 机械法

22. 单纯随机抽样的特点是：
A. 方法简便易行
B. 样本代表性比整群抽样好
C. 每个抽样单位有同等的机会被抽中
D. 要求每隔一定数量单位抽一个样本
E. 不适于抽样范围及工作量大的研究

23. 病例对照研究时常采用匹配，匹配使：
A. 匹配的变量在病例和对照中的分布齐同
B. 匹配变量的影响可予以研究
C. 研究结果可能不归咎于匹配变量的影响
D. 研究结果能包括产生选择的匹配变量的影响
E. 使研究效率提高

24. 病例对照研究中需要对照是因为：
A. 就可疑的病因因素与病例进行配比
B. 追踪观察他们以确定其是否发生所调研的疾病
C. 增大了样本，易于达到统计学显著性
D. 可以对病例中某特征或既往暴露是不是不同于产生该病例的群体中那些具有可比性的无病者的特点或既往暴露进行评估
E. 通过对比，可估计暴露的效应

25. 关于病例对照研究，下列哪些是正确的？
A. 比较的是暴露与非暴露两组
B. 时间上是回顾性的，是从果求因的
C. 研究结果可靠，可用于验证病因
D. 研究可采用成组比较，亦可以采用匹配比较
E. 常用于对工作假设的初步验证

26. 关于病例对照研究中选择的病例，下列叙述哪些正确？
A. 应符合统一的明确的诊断标准
B. 为保证病例诊断一致，应从同一所医院选择全部对象
C. 最好是新发生的病例

D. 应尽量选择具有某种可疑危险因素的病例

E. 最好选择较典型的重病例

27. 在病例对照研究中，若从病例的配偶或亲属中选择对照，则：

A. 工作易于进行

B. 有利于研究生活习惯的影响

C. 不利于研究遗传因素的作用

D. 应答率较高

E. 配偶对照对控制成年期环境的影响有利

28. 在病例对照研究中，若从邻居或同事中选择对照，则：

A. 有利于控制社会经济地位的混淆作用

B. 工作易于进行

C. 与病例有较好的可比性

D. 有利于研究生活习惯和个人嗜好的作用

E. 有利于研究文化和职业等的作用

29. 在病例对照研究中，病例的来源有：

A. 从医院病人中选择

B. 从某特定人群中选择病例

C. 从横断面调查得到的病人中选择

D. 从在某医院住院的某种疾病的全部病例中选择

E. 从多个医院的住院病例中选择

30. 在病例对照研究中，影响样本含量的因素有：

A. 人群中暴露者的比例

B. 假定暴露造成的相对危险度

C. 要求的显著性水平

D. 样本来源的人群的大小

E. 要求的把握度

31. 病例对照研究资料分析的主要指标有：

A. 比值比

B. χ^2 值

C. 比值比的95%可信区间

D. 人年发病率

E. 灵敏度

32. 关于队列研究的叙述，下列哪些是正确的？

A. 前瞻性队列研究的观察方向是从"因"到"果"

B. 回顾性队列研究的观察方向是从"果"到"因"

C. 回顾性队列研究的观察方向是从"因"到"果"

D. 前瞻性队列研究的观察方向是"因"与"果"同时出现

E. 回顾性队列研究的观察方向是"因"与"果"可能都已存在

33. 在队列研究中，随访结局可指：

A. 发病情况

B. 暴露情况

C. 死亡情况

D. 预期结果的事件

E. 随机分组

34. 造成失访的原因是：

A. 观察对象迁移

B. 对调查内容不感兴趣而不愿参与

C. 外出

D. 拒绝参加

E. 其他原因死亡

35. 回顾性队列研究具有下列哪些特点？

A. 原理上相似于病例对照研究

B. 具有研究期短、出结果快的特点

C. 必须具有完整可靠的研究对象，过去的暴露史或疾病史

D. 研究对象过去的暴露史或疾病史等资料能获得

E. 其应用较前瞻性队列研究更普遍

36. 在队列研究中，暴露资料的收集方法

一般有：

A. 职业暴露的测定可以工种（暴露量）乘以暴露时间（工龄）作为暴露剂量的估计

B. 环境暴露因子应考虑工作、家庭、社会环境三方面的综合作用

C. 与个人生活习惯有关的因子可通过询问调查获得

D. 与性格有关的因子可通过生理检查获得

E. 属于生理、生化指标的因子可通过实验测定

37. 队列研究随访的目的主要有：

A. 确定哪些人尚在观察之中

B. 确定哪些人已死亡及其死亡原因

C. 确定发病者经过何种治疗

D. 确定终点事件是否发生

E. 确定研究对象的暴露情况是否有变化

38. 队列研究应用的指征包括：

A. 有明确的检验假设

B. 该病的发病率较低（5‰）

C. 明确规定了暴露因素，并可获得观察人群的暴露资料

D. 明确规定了结局因素，并可获得观察人群的结局资料

E. 可获得足够的观察人群

39. 队列研究中的发病密度具有下列哪些特征？

A. 适应于一个观察人数变动较大的动态人群

B. 是表示一定时期内的平均发病率

C. 没有时间单位

D. 分子为一个人群在期内新发生的病例数

E. 分母是研究人群中成员所提供的人时的总和

40. 在队列研究中，评价某种暴露与某种疾病的联系的指标包括：

A. 比值比（*OR*）

B. 相对危险度（*RR*）

C. 特异危险度（*AR*）

D. 人群归因危险度（*FAR*）

E. 标准化死亡比（*SMR*）

41. 人群归因危险度具有下列哪些特点？

A. 是评价暴露的社会效应的主要指标

B. 说明在一般人群中某病的发生率可归因于该暴露的部分

C. 与 *RR* 有关

D. 与某危险因子在人群中的暴露率有关

E. 受人群的年龄、性别构成的影响

42. 标准化死亡比（*SMR*）具有下列哪些特点？

A. 当对暴露组与非暴露组的死亡率进行比较时，可用 *SMR*

B. 当对暴露组的死亡率与全人群的死亡率进行比较时，可用 *SMR*

C. 为了排除混杂，可用 *SMR* 作为效应测量指标

D. 当对 *SMR* 进行比较时，仍需进行年龄的标准化

E. 常用于职业病流行病学研究中

43. 在队列研究中，人年数的计算可采用下列哪些方法？

A. 对于固定人群，每一成员的观察年数是从观察开始直至终点事件出现或研究结束

B. 对于固定人群，总的观察人年数是每一成员的具体观察年数的总和

C. 对于小样本动态人群，亦可将每一成员的具体观察时间相加

D. 对于大样本动态人群，其总人时数等于观察人数乘以总的观察时间

E. 对于动态人群，当年加入或退出的均可按1/2人年计算

44. 关于病例对照研究中的匹配，下列叙述哪些是错误的？

A. 控制混杂因素作用的唯一方法

B. 匹配的混杂因子必须是已知的

C. 可采用未知的混杂因子

D. 可采用极为怀疑的混杂因子

E. 所有的研究因素作匹配

45. 关于队列研究的叙述，下列哪些是正确的？

A. 可分为前瞻性和回顾性队列研究

B. 是从因求果的研究

C. 在验证病因假设方面比病例对照研究更有说服力

D. 可适应于罕见病的研究

E. 只能用于病因研究

46. 是否进行筛检，应考虑下列哪些问题？

A. 对个人和社会是否是一个重要的健康问题

B. 是否有确切的筛检方法和有效的治疗方法

C. 早期治疗的效果比临床期治疗的效果是否好些

D. 是否有方法可查出Ⅰ临床前期病人以及这种病人所占比例的大小

E. 所要筛选的疾病的患病率的大小

47. 一般来说，有下列哪些特征的疾病可进行筛检？

A. 对该疾病可采用有效的一级预防措施

B. 某人群有较高患病率

C. 易于诊断但无治疗方法的一些疾病

D. 借医学干预能改变其自然史的一些疾病

E. 在人群中有较低的患病率

48. 在一次糖尿病调查中，使用A、B两种筛选试验标准，若A标准的筛选分界水平高于B标准，则意味着：

A. 应用标准A的灵敏度高于标准B

B. 应用标准A的特异度高于标准B

C. 应用标准A的假阳性多于标准B

D. 应用标准A的假阴性多于标准B

E. 应用标准A的假阳性等于标准B

49. 某一特定的筛检试验，当用于患病率较高的人群时，下列叙述哪些正确？

A. 阳性预测值升高

B. 阳性预测值降低

C. 阴性预测值降低

D. 阴性预测值升高

E. 阴性预测值不变

50. 筛选疾病时，所用试验方法的选择主要应考虑：

A. 经济效益及其诊断的正确性

B. 灵敏度

C. 结果的可靠性

D. 特异度

E. 先进性

51. 对漏诊后有一定危险的疾病要求诊断试验：

A. 灵敏度高些

B. 特异度高些

C. 假阴性率低些

D. 假阳性率低些

E. 灵敏度和特异度均高

52. 就一般的病例诊断标准而言，经常情况是：

A. 将所有的病人都能诊断出来

B. 有一小部分病人被判为非病人

C. 不会发生误诊
D. 有一小部分非病人被误诊为病人
E. 不会发生漏诊

53. 确定诊断标准的方法有：
A. 百分位数法
B. ROC 曲线法
C. 平均值加减两倍标准差
D. 按研究者的意愿规定的数值
E. 正态分布法

54. 目前在医学中，病因的研究方法有：
A. 实验医学
B. 临床医学
C. 病例发现
D. 流行病学
E. 健康状况研究

55. 病因与疾病之间存在统计学联系，则可能的关系为：
A. 虚假的联系
B. 间接的联系
C. 正确的联系
D. 因果的联系
E. 抽样误差大于 5%

56. 在病因研究中，常见的偏倚有：
A. 选择偏倚
B. 信息偏倚
C. 混杂偏倚
D. 测量偏倚
E. 文献偏倚

57. 关于混杂因素的叙述，下列正确的有：
A. 不是要研究的暴露因素
B. 是研究疾病的危险因素
C. 与所研究的暴露因素之间有统计学的联系
D. 是暴露因素与疾病之间的一个中间环节
E. 是一个外部变量

58. 疫源地消灭必须具备的条件是：
A. 传染源已被移走
B. 传染源已被消除排出病原体的状态
C. 用各种措施消灭了传染源排于外环境的病原体
D. 所有易感者经过该病最长潜伏期而无新病例或新感染者
E. 病人在现场得到治疗

59. 影响流行过程的因素有：
A. 气候因素
B. 地理因素
C. 社会制度
D. 宗教信仰与风俗习惯
E. 生产、生活及卫生条件

60. 消毒的种类包括：
A. 预防性消毒
B. 疫源地消毒
C. 饮食消毒
D. 食具消毒
E. 饮水消毒

61. 目前常用的免疫接种途径是：
A. 划痕
B. 皮下注射
C. 静脉注射
D. 口服
E. 肌肉注射

62. 预防接种的种类包括：
A. 局部免疫
B. 人工自动免疫
C. 被动自动免疫
D. 人工被动免疫
E. 随时免疫

63. 下列哪些疾病需要进行终末消毒？
A. 炭疽
B. 流行性乙型脑炎
C. 鼠疫

D. 流行性感冒

64. 医院感染病原体的特性包括：

A. 多数为正常菌群或条件致病菌

B. 免疫力低下者易感染革兰阴性杆菌

C. 大多具有耐药性

D. 与储菌场所有关

E. 真菌感染最常见

65. 发生医院感染时的管理措施有：

A. 隔离病人

B. 检疫

C. 检查病原携带者

D. 设立检验科

E. 制定预防计划

66. 在医院感染的发生中，不合理使用抗生素的原因有：

A. 无明显指征用药

B. 用药配伍不当

C. 广谱抗生素局部应用

D. 大量使用青霉素

E. 使用抗病毒药物

67. 医院感染的传染来源有：

A. 各种病人

B. 病原携带者

C. 已感染的动物

D. 媒介物，如衣物、食品、医疗器械

E. 一般人群

（安徽医科大学　　张志华）

（皖南医学院　　金岳龙）

复习思考题参考答案

一、单选题

1. E 2. B 3. C 4. B 5. A 6. C 7. B 8. C 9. D 10. A 11. B 12. C 13. A 14. E 15. C 16. A 17. D 18. B 19. D 20. C 21. C 22. D 23. C 24. E 25. A 26. B 27. A 28. A 29. D 30. C 31. A 32. D 33. D 34. D 35. A 36. E 37. E 38. D 39. D 40. D 41. C 42. B 43. D 44. C 45. D 46. C 47. D 48. A 49. B 50. C 51. A 52. D 53. C 54. C 55. B 56. D 57. C 58. E 59. A 60. C 61. A 62. B 63. E 64. C 65. E 66. E 67. E 68. D 69. B 70. B 71. B 72. D 73. A 74. B 75. C 76. D 77. B 78. B 79. B 80. C 81. D 82. C 83. B 84. D 85. B 86. E 87. D 88. D 89. A 90. C 91. E 92. B 93. C 94. B 95. C 96. C 97. D 98. B 99. C 100. B 101. A 102. E 103. D 104. C 105. C 106. B 107. E 108. E 109. D 110. C 111. D 112. A 113. B 114. B 115. B 116. A 117. D 118. A 119. B 120. D 121. A 122. B 123. B 124. E 125. A 126. B 127. E 128. C 129. C 130. C 131. D 132. A 133. C 134. B 135. D 136. C 137. A 138. B 139. E 140. C 141. A 142. A 143. C 144. B 145. B 146. E 147. A 148. B 149. D 150. D 151. D 152. A 153. B 154. C 155. E 156. E 157. E 158. C 159. B 160. E 161. A 162. C 163. B 164. A 165. E 166. C 167. D 168. A 169. B 170. C 171. D 172. D 173. D 174. C 175. A 176. B 177. D 178. A 179. A 180. D 181. E 182. E 183. A 184. E 185. B 186. E 187. C 188. D 189. D 190. E 191. D 192. D 193. D 194. E 195. A 196. E 197. D 198. D 199 E 200. D 201. A 202. C 203. D 204. B 205. D 206. E 207. D 208. A 209. B 210. E 211. D 212. E 213. B 214. A 215. E 216. A 217. C 218. D 219. E 220. B 221. E 222. C

二、多选题

1. ABD 2. DE 3. CD 4. ACE 5. ABC 6. AC 7. ABCD 8. ABC 9. AC 10. ABD 11. ABC 12. ABCD 13. ACD 14. ABCDE 15. ABCD 16. ABE 17. AC 18. ABD 19. AC 20. ACD 21. ACD 22. ABCE 23. ACE 24. DE 25. BDE 26. AC 27. ACDE 28. ABC 29. ABCDE

30. ABCE 31. ABC 32. ACE 33. ACD 34. ABCDE 35. BCD 36. ABCE 37. ABDE 38. ACDE 39. ABDE 40. BCDE 41. ABCD 42. ABCE 43. ABCE 44. ACDE 45. ABC 46. ABCDE 47. BD 48. BD 49. AC 50. ABCD 51. AC 52. BD 53. ABCDE 54. ABD 55. ABD 56. ABCD 57. ABCE 58. ABCD 59. ABCDE 60. AB 61. ABDE 62. BCD 63. AC 64. ABCD 65. ABC 66. ABC 67. ABD

参考文献

[1] 庄昉成,蒋器,龚岳平,等.甲型肝炎减毒活疫苗(H_2株)10年流行病学效果观察[J].中华流行病学杂志,2001,22(3):188～190.

[2] 卫生部,国家食品药品监督管理局.全国疑似预防接种异常反应监测方案[S].2009-06-03.

[3] 武文娣,刘大卫,李克莉,等.中国2010年疑似预防接种异常反应监测数据分析[J].中国疫苗和免疫,2012,18(5):385～397.

[4] 顾宝柯,陈健,张涛,等.2009年上海市中小学生甲型H1N1流感疫苗大规模接种流行病学效果评价[J].中华疾病控制杂志,2011,15(9):769～772.

[5] 张润官,王新华.2010年原平市流动儿童免疫规划疫苗接种率及其影响因素调查[J].预防医学论坛,2012,18(2):116～118.

[6] 北京医科大学.流行病学实习指导[M].北京:北京医科大学出版社,1988.

[7] Gross M B. Oswego County revisited[J]. Public Health Reports. 1976, 91: 160～70.

[8] Michael B Gregg.现场流行病学[M].3版.张顺祥,译.北京:人卫生出版社,2011.

[9] 中华人民共和国卫生部.消毒技术规范[M].3版.北京:人民卫生出版社,2002.

[10] 喻长友.一起甲型流感密切接触者定点隔离消毒措施[J].中国消毒学杂志,29(5):431～432.

[11] 潘发明.医用统计方法及其SPSS软件实现[M].中国科学技术大学出版社,2012.

[12] 方积乾.医学统计学与电脑实验[M].2版.上海:上海科学技术出版社,2001.

[13] RevMan手册.http://ims.cochrane.org/revman/documentation.